Leslie und Susannah Kenton

Kraft-
quelle
Rohkost

Vitalität und Gesundheit
durch naturbelassene Ernährung

Deutsche Erstausgabe

WILHELM HEYNE VERLAG
MÜNCHEN

HEYNE RATGEBER
08/9089

Titel der Originalausgabe
RAW ENERGY
Aus dem Englischen übertragen von Magdalena Holters

Copyright © 1984 Fisteba A.G., London
Copyright © der deutschsprachigen Ausgabe 1987 by
Wilhelm Heyne Verlag GmbH & Co. KG, München
Printed in Germany 1987
Umschlagfoto: Bildagentur Mauritius
Umschlaggestaltung: Atelier Ingrid Schütz, München
Gesamtherstellung: Presse-Druck Augsburg

ISBN 3–453–41741–0

Inhaltsverzeichnis

Teil III
Kraftquelle Rohkost – Ein neuer Lebensstil

Teil IV
Rohkostrezepte

Vorwort

›Kraftquelle Rohkost‹ ist der Titel dieses anregenden und wichtigen Buches. Anregend, weil die Ideen darin von dem Autoren-Team so frisch dargestellt werden wie die Ernährung, die es empfiehlt, und wichtig, weil es Wissenschaft über gesunde Ernährung ist, die hier beschrieben wird.

Gesunde Ernährung ist eine zeitlose Wissenschaft, mit der sich seit Tausenden von Jahren die verschiedensten Zivilisationen beschäftigt haben, die aber in unserem Jahrhundert erstaunlicherweise vernachlässigt wurde. Wir erhalten hier einen vollen Überblick über die Verwendung von Rohkost, um, worin die alte Tao-Tradition ein Ziel des Lebens sah, Harmonie zu erwerben.

Die verschiedensten religiösen, philosophischen und medizinischen Lehren haben Ideen hervorgebracht, wie man die gegensätzlichen Aspekte des menschlichen Lebens ausbalancieren kann. Manche sehen darin den Gegensatz des dynamischen, oft zerstörerischen männlichen Prinzips zum beständigen, nährenden, weiblichen Prinzip; das ›Schiwa‹ im Gegensatz zum ›Schakti‹ der indischen Philosophie, das ›Yang‹ im Gegensatz zum ›Yin‹ in der chinesischen Tradition. Moderne Wissenschaftler würden von katabolisch und anabolisch sprechen; von Säuren oder Basen produzierenden metabolischen Prozessen. Der Physiker Fritjof Capra schreibt in seinem kürzlich erschienenen Buch ›The Turning Point‹, daß wir nun langsam die Notwendigkeit erkennen, zu einer ausbalancierten Mitte zwischen diesen Polen zu gelangen, wenn wir den völligen Zusammenbruch sowohl auf persönlicher Ebene wie auch der ganzen Welt vermeiden wollen.

Dieses Buch zeigt uns, wie die Ernährung dem einzelnen helfen kann, diese Ausgewogenheit zu erreichen, indem weniger Säuren und mehr Basen im Blut erzeugt werden, der Mensch ruhiger wird und dadurch Streßsituationen besser auffangen kann. Wie dieses Buch beschreibt, ist Unterernährung nicht nur Folge zu weniger oder falscher Nahrung, sondern es kann sein, daß durch Kochen oder Haltbarmachen viel von der natürlichen Kraft, die in rohen Nahrungsmitteln vorhanden ist, zerstört wird.

Wie wahr, daß man nicht allein vom Brot lebt, selbst wenn es mit Vitaminen und Mineralien angereichert ist.

Das Thema ›Rohkostdiät‹ wird heute stark diskutiert, da die Öffentlichkeit von der Medizin eine ganzheitliche Betrachtungsweise fordert. Ärzte, die die Ernährung berücksichtigen, sind selten, besonders, wenn es sich um solche Faktoren wie Kleinstenergien bei lebenden Pflanzen und um Pflanzen-Enzyme handelt, wie sie die Kentons beschreiben.

Manche Ärzte erkennen mehr und mehr die Vorteile einer ballaststoffreichen Diät, um einer Reihe von Krankheiten – Herzkrankheiten bis Darmkrebs – vorzubeugen. Besonders durch die Arbeit der ›McCarrison Society‹ entdeckten sogar die Psychiater die ›Psychopharmakologie der Ernährung‹, wie es auf einer kürzlichen Konferenz der ›Royal Society of Medicine‹ ausgedrückt wurde.

Jedoch alle Patienten und auch die breite Öffentlichkeit könnten weitgehend von der Art der Ernährung profitieren, die so gut in diesem Buch dargestellt ist.

Malcolm Carruthers
November 1983

Dr. Malcolm Carruthers MRCPath., MD, MRCGP ist Direktor der ›Clinical Laboratory Services and Consultant Chemical Pathologist‹ an den Maudsley und Royal Bethlem Hospitälern.

Er ist außerdem Direktor des ›Positive Health Centre‹ in London.

Einleitung

Wenn uns Leute nach dem Buch fragten, das wir zusammen geschrieben haben, so sagten wir ihnen, sein Thema wäre Rohkost. Viele schauten uns dann ungläubig an. Sie dachten, wir wären entweder leicht verrückt oder zumindest sehr verschroben. Manche fragten uns, warum wir, »wenn es so viele wichtige Dinge gäbe, über die man schreiben könnte«, unsere »Zeit damit vergeudeten, den Effekt zu untersuchen, den das Kauen von Karotten auf die Gesundheit haben könnte«. Andere lächelten nachsichtig oder bewahrten ein höfliches Schweigen.

Wir verstanden ihren Standpunkt. Unsere Faszination gegenüber ungekochten Nahrungsmitteln muß jedem exzentrisch erscheinen, der nichts von dem ungeheuren Ausmaß europäischer Untersuchungen über die gesundheitsfördernde Wirkung roher Nahrungsmittel weiß oder der niemals die energiefördernde Wirkung einer Rohkostdiät erfahren hat. Wir haben Hunderte von Büchern und Untersuchungsberichten durchgesehen, die sich mit Biochemie und der klinischen Anwendung von ungekochten Nahrungsmitteln befassen. Dies muß jedem merkwürdig erscheinen, der nichts über die vorliegenden Ergebnisse erfahren hat, die überzeugend darlegen, daß eine intensive Rohkostdiät – d. h. eine Ernährung, die zu 75 Prozent aus rohen Nahrungsmitteln besteht –, nicht nur die körperliche Degeneration, die mit einer langen Krankheit einhergeht, zurückbilden kann, sondern auch imstande ist, den Alterungsprozeß hinauszuschieben, unglaubliche Energien freizusetzen und ein positiveres Lebensgefühl zu vermitteln. Wir haben uns gefragt, ob eine solche Ernährungsweise nicht auch Heilung von ernsten

Krankheiten bedeuten könnte, unter denen ein Großteil der Bevölkerung über 40 Jahren (manche auch viel jünger) in den Industrieländern leidet. Wir wußten, daß eine Rohkostdiät, basierend auf Nahrungsmitteln, die auf gesundem Boden wachsen und frisch gegessen werden, ohne Zweifel am besten die wesentlichen Nährstoffe liefert – sowohl bekannte wie unbekannte –, die in der Natur zu finden sind. Dieser Ansicht stimmen selbst die konservativsten Ernährungsexperten zu.

Könnte nun, so fragten wir uns, das hervorragende Zusammenwirken der Nährstoffe in rohen Nahrungsmitteln die Antwort darauf sein, warum diese imstande sind, die Gesundheit zu verbessern?

Hier begann unsere Suche nach Informationen.

Unser Ziel war einfach: Alle Fakten, die wir über die Auswirkungen von Rohkost finden konnten, zusammenzutragen. Unser Untersuchungsprojekt wurde immer interessanter. Sobald wir dachten, wir würden nun die zentralen Kernpunkte der therapeutischen Auswirkungen von ungekochten Nahrungsmitteln verstehen, entdeckten wir zu unserem Erstaunen eine ganz neue Kollektion von Informationen, die das Gesamtbild noch komplexer machten. Bevor wir die letzte Seite unserer Untersuchungen abschlossen, entdeckten wir, daß es viel mehr gesundheitsfördernde Eigenschaften in ungekochten Nahrungsmitteln gibt als ihr Gehalt an Vitaminen und Mineralien. Einige der Fakten, die wir bei unseren Untersuchungen entdeckten, haben unsere ganze Lebenseinstellung geändert. Doch darüber berichten wir später.

Dieses Buch ist nicht die Pflichtarbeit desinteressierter Wissenschaftler. Seine Triebkraft und Bedeutung resultiert aus zwei Tatsachen. Erstens haben wir während vieler Jahre die verschiedensten Arten der Ernährung ausprobiert und, wie viele andere, stellten wir fest, daß eine Diät, die zu etwa 75 Prozent aus Rohkost besteht, unser Aussehen und unser Wohlbefinden am positivsten beeinflußt, uns Energie und Widerstandskraft verleiht, um die täglichen Schwierigkeiten zu bewältigen, und uns vor unbedeutenderen Krankheiten wie Grippe und Erkältung schützt. Keiner von uns war je ernstlich krank!

Zweitens war die energiefördernde Wirkung, die die hochprozentige Rohkostdiät auf uns hatte, so stark, daß wir unbedingt wissen wollten, warum dies so ist. Was ist das Besondere an ungekochten Nahrungsmitteln? Was gibt ihnen die Kraft, selbst langdauernde Krankheiten zu heilen? Was steckt hinter dieser Diät von Säften und Rohkost – der typischen Diät in den exklusiven Kurkliniken der Welt –, die Männer und Frauen schon nach 14 Tagen um zehn Jahre jünger erscheinen läßt?

Zunächst glaubten wir, daß die Auswirkungen der hochprozentigen Rohkostdiät ganz persönlicher Natur seien – eine Art genetischer Neigung, die wir von einer Reihe kaninchenartiger Vorfahren geerbt hatten und die uns beide für den ›Rohkost-Effekt‹, so nannten wir ihn, biologisch aufnahmefähig machte. Dann schauten wir uns um. Wir sprachen mit vielen Ärzten auf beiden Seiten des Atlantiks, die bereits eine jahrelange Erfahrung in der Behandlung von Krankheiten mit Rohkost hatten. Wir begannen, Bibliotheken zu durchstöbern auf der Suche nach Büchern, in denen ähnliche Erfahrungen wie die unseren aufgezeichnet waren. Vieles, was wir über die Heilung mit diesen einfachen Substanzen lasen, überstieg bei weitem unsere eigenen Erfahrungen, da keiner von uns je wirklich krank gewesen war. Wir entdeckten, daß die Deutschen, die Schweden und die Schweizer seit Generationen die heilende Wirkung einer Ernährung mit reichem Anteil an frischen, rohen Gemüsen und Früchten systematisch erfaßt hatten. Wir stellten fest, daß man dieser Diät die Heilung von langfristigen Krankheiten wie Arthritis und Krebs, von Magengeschwüren, Diabetes und Herzkrankheiten zuschrieb. Wir fanden Berichte darüber, daß Sportler, die von ihrer üblichen Diät mit viel Protein, enthalten in gekochtem Fleisch, zu einer Rohkostdiät überwechselten, ihre Leistungen tatsächlich noch steigern konnten.

Wir begannen noch mehr Fragen zu stellen. Wir wollten wissen, warum diese ungekochten Nahrungsmittel dazu imstande waren, solche ›Wunder‹ zu bewirken. Eine Frage, die nicht leicht zu beantworten ist, denn klinische Berichte und biochemische Untersuchungen über die Wirkungsweise von rohen Nahrungsmitteln auf den Organismus existieren schon fast ein ganzes Jahrhundert. Sie sind komplex, widersprechen sich gelegentlich und sind in verschiedenen Fremdsprachen verfaßt.

Wir wollten schließlich in praktischer und verwendbarer Form Anleitungen für alle diejenigen aufstellen, die wie wir herausfinden möchten, inwieweit eine Ernährung mit hohem Rohkostanteil dazu beitragen kann, die ›Reichweite der menschlichen Gesundheit‹ weiter zu erforschen. Wir meinen damit eine Lebensform, bei der man sich morgens beim Erwachen frisch und wohl und im Einklang mit seiner Umgebung fühlt – ein Zustand, der unser körperliches und geistiges Potential für die während des Tags zu leistende Arbeit am besten aktiviert.

Wir glauben nämlich, daß wirkliche Gesundheit nicht nur die Abwesenheit von Krankheiten bedeutet. Sie ist ein dynamischer Zustand von Körper und Seele, der es uns ermöglicht, spontan an der Fülle des Lebens teilzunehmen.

Alle, die sich wirklicher Gesundheit erfreuen, fürchten sich nicht vor dem zukünftigen Altern und davor, den vielen degenerativen Krankheiten zum Opfer zu fallen. Sie sehen der Zukunft mit einer gewissen Erwartung entgegen, denn sie wissen, daß sie fähig sind, ihre Gesundheit im Laufe der Jahre positiv zu beeinflussen und ein noch erfüllteres Leben zu führen. Sie haben das Gefühl, daß »das Beste noch vor ihnen liegt«. Sie sind nicht länger durch das alte Denkmodell beeinflußt, welches besagt, daß Älterwerden naturgemäß mit Krankheiten einhergeht. Sie wissen es besser. Ihr Älterwerden vollzieht sich mehr nach den Worten des weltberühmten Altersforschers Johan Bjorksten, der davon spricht, »so vielen Menschen wie möglich so viele gesunde, aktive Jahre wie möglich« zu verschaffen.

Wir sind keine Wissenschaftler, wir sind nur Berichterstatter. Wir erheben nicht den Anspruch, durch Rohkost heilen zu können. Unser Anliegen ist, die Untersuchungen und Meinungen der Wissenschaftler – viele von ihnen Nobelpreisträger –, die sich in langen Studien mit den Auswirkungen von ungekochten Nahrungsmitteln auf die Gesundheit beschäftigt haben, und einige unserer eigenen Erfahrungen mit Rohkostdiät mit Ihnen zu teilen. Wir hoffen, daß die Informationen, die wir gesammelt haben, Ihr Interesse finden werden. Diese Informationen sind jedoch keinesfalls als Rezept gedacht. Kein Buch kann die notwendige medizinische Hilfe ersetzen. Wir schlagen vor, daß jeder Leser, der sich krank fühlt, die Hilfe und den Beistand eines Arztes aufsucht, der die Ernährung in seine Therapie mit einbezieht.

Unser Buch besteht aus vier Teilen:

Der erste beschäftigt sich mit wissenschaftlichen Untersuchungen und klinischen Erfahrungen von Wissenschaftlern, die Rohkost als Heilmittel angewendet haben. Sie können entweder alles durchlesen, um sich einen allgemeinen Überblick zu verschaffen, oder Sie können die einzelnen Kapitel überfliegen und das, was Sie besonders interessiert, genauer anschauen.

Der zweite Teil berichtet von unseren eigenen Erfahrungen mit Rohkostdiät und zeigt auf, wie ein hoher Rohkostanteil in der täglichen Nahrung dazu beitragen kann, den Alterungsprozeß hinauszuschieben, Streß abzubauen, Frauenprobleme zu lösen und die geistige und körperliche Kraft zu erhöhen.

In den beiden letzten Teilen geben wir praktische Hinweise für alle, die eine Antwort auf folgende Fragen suchen: Wie erforsche ich die Auswirkungen einer Ernährung mit hohem Rohkostanteil auf meine eigene Person? Was muß ich tatsächlich essen, wenn ich viel ungekochte Nahrungsmittel zu mir nehmen möchte?

Wir hoffen, daß Sie dieses Buch so gebrauchen können, wie es Ihren persönlichen Interessen und Bedürfnissen entspricht.

Wir glauben, daß alle Menschen weit mehr Anlagen für Glück, Gesundheit und Kreativität besitzen, als sie gemeinhin nutzen. Die Rohkostdiät hat uns eine so energievolle Gesundheit gebracht, daß wir mit Freude und Enthusiasmus in die Zukunft schauen. Wir möchten einige unserer Ergebnisse, unsere Erfahrungen und unseren Enthusiasmus mit Ihnen teilen.

Teil I

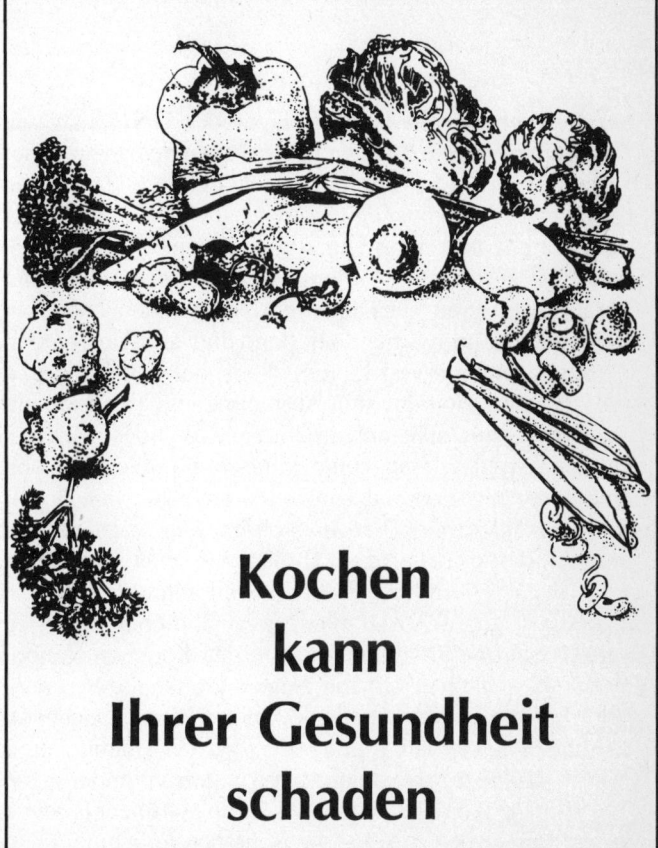

Kochen
kann
Ihrer Gesundheit
schaden

1
›Halb-Gesundheit‹
oder ›Super-Gesundheit‹?

Beim Experimentieren mit Tieren an der Universität von Rostock kurz vor dem Zweiten Weltkrieg entdeckte Professor W. Kollath ein außerordentliches Phänomen, das er mit ›Meso-Gesundheit‹ bezeichnete, was soviel wie ›Halb-Gesundheit‹ bedeutet. Er fand heraus, daß eine bestimmte Diät durchaus eine ›normale‹ Gesundheit aufrechterhalten kann. Er verabfolgte Tieren eine Diät, die aus gereinigten, chemisch behandelten Nahrungsmitteln bestand und keinerlei Mineralien (mit Ausnahme von Kalium, Phosphat und Zink) und praktisch keine Vitamine (mit Ausnahme von Thiamin) enthielt. Trotz ihres schlecht ernährten Zustandes wuchsen seine Tiere und wiesen keine klinischen Anzeichen von Krankheiten, nicht einmal von Vitaminmangel, auf. Später jedoch, nachdem die Tiere erwachsen waren, zeigten sie Degenerationserscheinungen, ähnlich wie sie bei Menschen in der westlichen, industrialisierten Welt auftreten – Karies, Verstopfung, große Ansammlungen gefährlicher Bakterien im Dickdarm und Kalziummangel in den Knochen. Autopsien der wesentlichen Organe zeigten krankhafte Veränderungen, wie sie bei Menschen vorkommen, die an Degenerationskrankheiten leiden. Keine noch so große Vitaminzufuhr schien imstande zu sein, diese krankhaften Veränderungen zu beheben. Das einzige, was half – wenn es frühzeitig genug verabreicht wurde –, war frische, rohe Nahrung mit grünen Blättern, Getreide, Feldfrüchten und Gemüsen. Professor Kollaths Erkenntnisse wurden später durch Wissenschaftler, die in Stockholm und München arbeiteten, bestätigt.

Wissenschaftler, die sich mit Untersuchungen über Rohkost und mit der Behandlung von Krankheiten durch Rohkost befassen, glauben, daß ein großer Teil der Menschheit in der industrialisierten Welt, wie Kollaths Tiere, wahrscheinlich in einem Zustand der ›Halb-Gesundheit‹ leben, einem Zustand von mäßiger Gesundheit, der durch jahrelange Ernährung mit entvitalisierten und weiterbehandelten Nahrungsmitteln hervorgerufen ist. Sie meinen, daß es möglich wäre, durch einen erhöhten Anteil an frischen, rohen Nahrungsmitteln und durch das Weglassen von vielen unserer gekochten, durch die Industrie weiterverarbeiteten, hochproteinhaltigen und stark fetthaltigen Nahrungsmitteln, die Gesundheit der Menschen zu verbessern, die bereits unter degenerativen Krankheiten leiden oder bei denen der langsame Degenerationsprozeß noch nicht sichtbar ist.

Es muß noch viel mehr Forschungsarbeit geleistet werden, um die weitreichenden, gesundheitsfördernden Wirkungen aufzuzeigen. Eins ist jedoch sicher: Man kann den augenblicklichen schlechten Gesundheitszustand des Menschen in England und Amerika nicht drastisch genug sehen.

Die Menschen werden nicht gesünder

Trotz eines ausgeklügelten medizinischen Systems, das auf wirksamen Drogen, dramatischen lebensrettenden Techniken und hochtechnologischen Eingriffen wie Herzschrittmachern, Nierendialyse und künstlichen Gelenken beruht, ist der Gesundheitszustand der meisten Menschen in Großbritannien und in den USA unzureichend. Die Krankheiten, unter denen wir leiden – Krebs, Herzbeschwerden, Diabetes, Arthritis, Atmungsbeschwerden (wie Emphyseme und Bronchitis) und Depressionen –, zeigen seit der Jahrhundertwende kaum einen Rückgang. Tatsächlich nehmen die meisten, wie Krebs und Geisteskrankheiten, ständig zu.

In Großbritannien zählt man jährlich etwa 200 000 Krebsfälle. Das nationale amerikanische Krebsinstitut (›American

National Cancer Institute‹) sagte 1981 voraus, daß einer von drei Amerikanern vor seinem 74. Lebensjahr an Krebs erkranken würde. Die Situation hinsichtlich Herzerkrankungen ist nicht viel besser. Dr. Robert Levy, Direktor des amerikanischen Herz-, Lungen- und Blutinstituts (›National Heart, Lung and Blood Institute‹) berichtete, daß etwa 35 Millionen Amerikaner unter zu hohem Blutdruck leiden, der Hauptursache von 1,25 Millionen Herzanfällen und einer halben Million Schlaganfällen pro Jahr. In England sterben jedes Jahr mehr als 150 000 Menschen an Schlaganfall und Herzversagen. Der Kampf gegen den schlechten Gesundheitszustand kostet den britischen Steuerzahler etwa 12 000 Millionen Pfund pro Jahr, und das Jahresbudget des nationalen Gesundheitsdienstes ist dreimal so hoch wie im Jahre 1949. In den USA stiegen die Ausgaben für den Gesundheitsdienst von 27 auf 200 Milliarden Dollar pro Jahr in den letzten 20 Jahren. Kurz gesagt, wir werden nicht gesünder, und die Gesundheit, die wir besitzen, kostet uns ein Vermögen. Ganz abgesehen von den Schmerzen, die damit verbunden sind und die man geldlich nicht ausdrücken kann.

Nun, da wir dank weitverbreiteter Impfungen, besserer öffentlicher Hygiene und der Entdeckung von Antibiotika so viele Viren und Bakterien gezähmt haben, sind die Krankheiten, die die westliche Welt des späten 20. Jahrhunderts geerbt hat, in der Hauptsache degenerativer Natur: Herzkrankheiten, Bluthochdruck, Zirkulationsstörungen, Krebs, Diabetes, Arthritis, Fettsucht, Hypoglykämie und Geisteskrankheiten. Dies sind Krankheiten, die wir durch unseren Lebensstil erworben haben. Sie sind das Ergebnis von Streß, Überernährung, zu wenig Bewegung und unserer kontaminierten Umgebung, hervorgerufen durch Strahlung, Chemikalien in der Luft oder Chemikalien in unserer Nahrung. Technisch hochentwickelte Medizin oder Abhilfe in der letzten Minute können kaum dazu beitragen, solche Krankheiten zu verhindern oder zu heilen. Der erste positive Schritt zu einer besseren Gesundheit ist, damit aufzuhören, unseren Körper wie einen »Volkswagen zu behandeln«, wie es

Kenneth Pelletier, der Autor des Buches ›Holistische Medizin‹ (Ganzheitsmedizin) ausdrückte. Wir müssen die Vorstellung aufgeben, daß wir uns so lange und so weitgehend, wie es uns beliebt, verausgaben können und dann vom Arzt erwarten, daß er uns wiederherstellt oder uns mit Ersatzteilen versorgt, wenn wir zusammenbrechen.

Die neue ökologische Auffassung

Ökologie ist jetzt das Schlüsselwort aller Lebensweisheit, und es ist Zeit, daß wir es auf unsere Gesundheit anwenden. Wir müssen erkennen, daß der Körper ebenso wie die Erde nicht unendliche Vorräte besitzt, und daß der Zustand, in dem wir uns nach zwei, drei, vier oder fünf Jahrzehnten unseres Lebens befinden, grundsätzlich davon abhängt, wie wir gelebt haben. Genauer gesagt, hängt er von einer Reihe von Umständen ab, über die letztlich nur wir selbst bestimmen können. Diese Umstände schließen zum Beispiel folgende Dinge ein: Wie kommen wir mit Streß zurecht, wie oft und bis zu welchem Grade nehmen wir Drogen, Alkohol oder Zigaretten zu uns, wieviel physische Bewegung üben wir aus, bis zu welchem Grade erlauben wir unserer Regierung das Niveau der Umweltverschmutzung als ungefährlich zu bezeichnen. Aber der wichtigste Einzelfaktor ist wahrscheinlich die Ernährung.

Eßgewohnheiten lassen sich am leichtesten ändern, viel leichter zum Beispiel als Vorschriften über den Bleiausstoß bei Kraftwagen, und Untersuchungen zeigen, daß Änderungen bezüglich unserer Eßgewohnheiten die Gesundheit ganz wesentlich beeinflussen. Zahlreiche Studien der jüngsten Vergangenheit zeigen, daß sich mit der besseren Ernährung auch die Gesundheit verbessert. Selbst kleine Veränderungen wie geringerer Verbrauch von chemisch behandelten Nahrungsmitteln, von Zucker, Alkohol und Fett können die Gesundheit relativ schnell verbessern. Die Veränderung zum Besseren ist meßbar. Der Cholesterin- und Triglycerid-Spiegel im Blut geht zurück, der Bluthochdruck wird niedriger und das Immunsystem, welches den Körper vor Infektionen, schlechtem Wachstum und zu frühem Altern schützt, funktioniert besser, und, was noch wichtiger ist, selbst eine verhältnismäßig geringfügige Veränderung in der Ernährung zeigt bereits eine starke Wirkung auf unser Aussehen und unser Befinden, der wichtigste Beweis für die Richtigkeit der geänderten Ernährungsweise.

Überholte Auffassungen hinsichtlich unserer Ernährung

Die meisten Ärzte haben eine naive und unvollständige Auffassung von Ernährung. Sie basiert weitgehend auf der wissenschaftlichen Vorstellung des 19. Jahrhunderts, welche annahm, daß die Krankheit ›A‹ durch den Mangel von ›B‹ hervorgerufen würde – das Eine-Ursache-eine-Wirkung-Modell für Krankheiten. Selbst heutige akademische Standardtexte über durch Ernährung hervorgerufene Krankheiten beschränken sich auf Mangelkrankheiten wie Skorbut und Beriberi. Die Liste ist kurz, und es sind jene Krankheiten, die durch das Fehlen eines bestimmten Ernährungsfaktors hervorgerufen werden. In Wirklichkeit kommen diese krassen Mangelerscheinungen in den entwickelten Ländern nur sehr selten vor. Dagegen sind klinisch festgestellte Mangelerscheinungen, die einen langsamen, aber sicheren Zerfall bewirken, nicht selten.

Der Durchschnittsarzt ist der Überzeugung, daß unsere Ernährung, vorausgesetzt sie ist wohl ausgewogen, genügend Inhaltsstoffe hat, um die Gesundheit zu gewährleisten. Dies ist jedoch nicht wahr, wie eine Anzahl breit angelegter Studien sowohl in England wie in den Vereinigten Staaten beweisen. Die drei Jahre lang während Gesundheits- und Ernährungsstudie, die durch Kongreßbeschluß an 28 000 Menschen zwischen 1971 und 1974 in Amerika durchgeführt wurde, ist ein ausgezeichnetes Beispiel. Selbst vorsichtige Schätzungen ergaben, daß die Hälfte aller Frauen, die überprüft wurden, an Kalziummangel leiden, daß Eisenmangel bei Menschen der verschiedenen Rassen, Einkommensgruppen und Kulturzugehörigkeit weit verbreitet ist und daß mehr als 60 Prozent aller untersuchten Personen mindestens ein Symptom für Unterernährung aufwiesen.

Ernährung und Evolution

Der menschliche Körper braucht für seinen Aufbau und seine Funktionen zwischen 50 000 und 100 000 verschiedene Chemikalien. Sie agieren untereinander auf so komplexe Art und Weise, daß der modernste Computer sich dagegen wie ein Rechenbrett ausnimmt. Die Ernährungswissenschaft hat bis heute etwa 17 Vitamine mit Co-Faktoren bestimmt und identifiziert sowie 24 Mineralien und 8 bis 10 Aminosäuren, die für die Gesundheit und Fortpflanzungsfähigkeit des menschlichen Körpers von Wichtigkeit sind. Es besteht kein Zweifel, daß es sehr viel mehr gibt; neue Substanzen werden laufend entdeckt. Gesundheit und Fitneß hängen weitgehend von der Qualität und der Vielfalt der Nahrungsmittel ab, die wir zu uns nehmen. Ohne sie könnte unser menschlicher Körper seine fleißig arbeitende Maschinerie nicht aufbauen und in Gang halten, und er könnte nicht die komplexen chemischen Vorgänge durchführen, von denen unser Leben abhängt. Diese wichtigen Nährstoffe arbeiten nicht isoliert voneinander, sie benötigen einander. Nur in Zusammenarbeit könnten sie die komplizierte Routinearbeit leisten, damit unser Körper funktioniert. Der menschliche Körper hat sich so entwickelt, daß er die unzähligen kooperativen und sich ergänzenden Substanzen, die in natürlichen Nahrungsmitteln vorkommen, verwendet. Es gibt große Ähnlichkeiten zwischen dem menschlichen Blut und Substanzen und Flüssigkeiten, die in der Natur vorkommen. So hat das Blutserum eine Zusammensetzung, die dem Meerwasser verwandt ist, das viele Mineralien enthält. Das Hämoglobin im Blut hat eine Molekularstruktur, die dem pflanzlichen Chlorophyll gleicht.

Natürliche Nahrungsmittel sind sehr komplex, und wie der große sowjetische Biochemiker Professor I. I. Brekhman sagte: »Sie sind reich an struktureller Information für die Gesundheit.« Kochen und andere Formen der Verarbeitung stören die komplexen Vorgänge und zerstören viel von dieser »strukturellen Information«. Michael Colgan, Autor von ›Ihr persönliches Vitamin-Profil‹, sagt folgendes: »Die vielseitigen Interaktionen dieser essentiellen Substanzen sind die Basis ihrer biologischen Funktion.«

Das richtige Funktionieren hängt von den Substanzen ab, die dem Körper in der gleichen Mischung und Konzentration zugeführt werden, wie sie in rohen, unverarbeiteten Lebensmitteln vorkommen. Aufgrund dieser Nahrungsmittel hat die Genesis während Millionen von Jahren der Evolution, den genauen Mechanismus entwickelt, um mit ihnen zurechtzukommen.

Es ist nicht zu verwundern, daß eine Diät, die allzusehr von dem abweicht, wofür unsere Körper genetisch programmiert wurden, zu einer fortschreitenden Unterernährung führt. Zunächst besteht eine Unterversorgung der Zellen, dann langsame Abnahme der Funktion des Immunsystems und schließlich Krankheit. Der amerikanische Biochemiker Roger Williams, eine im Westen anerkannte Autorität auf dem Gebiet der Ernährungswissenschaft, meinte »tatsächlich sei die Anzahl der Krankheiten aufgrund von Zellunterernährung zehnmal so groß wie klinisch festgestellt«. Die Krankheiten, auf die sich Williams bezieht, sind unter anderem Allergien, Arthritis, Arterienverkalkung, Herzkranzgefäßerkrankungen, psychische Störungen, Schlaflosigkeit, Zahnerkrankungen, Infektionen, Knochendeformationen, geistige Störungen und Störungen des Immunsystems. Wenn wir die augenblickliche Krise der westlichen Medizin meistern wollen, sagt er, dann müssen wir Wege finden, die Unterernährung der Zellen abzubauen. Das bedeutet, wir müssen unsere Bemühungen anders ausrichten. Fort von der Behandlung der Symptome einer Krankheit, wobei nach äußeren Ursachen geforscht wird! Statt dessen müssen wir uns auf die Vitalität und die Gesundheit insgesamt konzentrieren und das Immunsystem stärken.

Der einfachste und wirksamste Weg, dies über einen längeren Zeitraum zu erreichen, ist der, unsere Eßgewohnheiten zu verbessern.

Das außerordentlich wichtige Immunsystem

Das Immunsystem ist an erster Stelle verantwortlich für degenerative Krankheiten und frühzeitiges Altern. Es besteht aus zwei voneinander abhängigen Teilen – der Thymusdrüse mit ihren T-Lymphozyten oder T-Zellen, dem Hauptsystem der zellularen Immunität und den von der Thymusdrüse unabhängigen B-Lymphozyten oder B-Zellen, die uns vor den meisten Infektionen durch Viren und Bakterien schützen. Zahlreiche Studien haben gezeigt, daß die Nährstoffe, die in optimaler Zusammensetzung und Menge in frischen, ungekochten Gemüsen, besonders in selbstgezüchteten Sprößlingen und Gemüsesäften, vorkommen, die Lymphozyten-Produktion fördern und so den Widerstand gegen Krankheiten stärken. Die Substanzen, die das Immunsystem besonders günstig beeinflussen, sind die Vitamine E, C und A, viele der B-Vitamine und außerdem Zink. Ohne die gesamte Reihe dieser frischen Nährstoffe (und wahrscheinlich sind noch andere notwendig, die noch nicht überprüft und vielleicht noch nicht entdeckt sind) kann die Immunität nicht aufrechterhalten werden, und wir verdammen uns selbst zu einem Zustand der Mesotrophie. Der Körper besitzt natürlich eine erstaunliche Fähigkeit zur Kompensation; viele Jahre kann man die falsche Nahrung zu sich nehmen, ohne daß klinische Anzeichen einer Krankheit festgestellt werden. Aber der innere degenerative Prozeß ist am Werk. Früher oder später treten die versteckten degenerativen Veränderungen als ernsthafte Krankheit zutage.

Das Regulationssystem

Aufgrund unserer Forschungsarbeit über die klinische Anwendung von Rohkost-Diät zur Heilung von Krankheiten und aufgrund biochemischer Untersuchungen, die aufzeigen, warum Rohkost für die Gesundheit so wichtig ist, aber auch aufgrund unserer eigenen Erfahrungen sind wir zu der Überzeugung gelangt, daß eine Diät mit hohem Rohkostanteil zwei wertvolle Dinge mit sich bringt: Die Aussicht auf größere Widerstandskraft gegenüber Krankheiten und dem Alterungsprozeß und den Schlüssel zu intensiverem Leben und Vitalität.

Wahre Gesundheit kann nur in einem wohl abgestimmten, sich selbst regulierenden System entstehen. Wenn Sie ihre eigenen Bedürfnisse und Reaktionen genügend kennen, dann werden Sie auch zur ›Autorität‹ für das, was Ihnen selbst am besten bekommt. Niemand, der in der »zwielichtigen Zone von kranker Gesundheit«, also in Mesotrophie lebt, wie es der Schweizer Arzt Max Bircher-Benner ausdrückte, hat diese Möglichkeit. Wenn die Vitalität eines Organismus herabgesetzt ist oder wenn die biochemische Ausgewogenheit gestört ist, wird auch die Nachrichtenübermittlung der Organe an das Bewußtsein gestört. Man kann nicht erwarten, daß der automatische, sich selbst regulierende Mechanismus fehlerlos arbeitet, wenn sowohl die körperliche wie auch die geistige Wahrnehmung gestört ist. Vielleicht liegt der größte Erfolg einer Rohkostdiät in der Erfahrung einer fein abgestimmten Selbstregulierung Tag für Tag und Jahr für Jahr. ›Spirituell‹ ist heute kein beliebter Ausdruck. Trotzdem glauben wir, daß eine Diät mit hohem Rohkostanteil sowohl spirituelle wie physische Wirkungen zeigt.

Der amerikanische Arzt, Dr. John Douglass, entdeckte eine merkwürdige Tatsache, als er sich mit Patienten des Kaiser-Permanente-Medical-Center in Los Angeles unterhielt. Eine größere Anzahl von ihnen berichtete ihm, daß sie sich nach einigen Wochen mit Rohkosternährung vom westlichen Lebensstil ›deklimatisiert‹ fühlten, und ihre alten

Gewohnheiten wie Zigaretten- und Alkoholkonsum fanden sie abstoßend. Dies zeigt, daß eine Ernährung mit hohem Rohkostanteil den Körper allen Einflüssen gegenüber sensibler macht. Das kann sich sexuell und ästhetisch sehr befriedigend auswirken. Eine größere Sensibilität gegenüber jeglicher Art von Stimulans erleichtert das instinktive Reagieren auf alles, was einem bekommt und nicht bekommt. Wenn diese Signale empfangen und beachtet werden, tut man intuitiv das, was einem am besten bekommt.

Aber dies ist nur der Anfang der erstaunlichen Kraftquelle-Rohkost-Geschichte.

2
Rohkostpioniere

Ironischerweise entdeckten die enthusiastischen Pioniere einer Rohkost-Ernährung deren gesundheitsfördernde Wirkung als Resultat persönlicher Gesundheitsprobleme, die, wie es schien, nur mit Rohkost geheilt werden konnten. In den meisten Fällen ernteten sie schmachvollen Widerspruch ihrer Berufskollegen und die Dankbarkeit vieler Hunderter von Patienten, die befürchtet hatten, den Rest ihres Lebens krank zu bleiben.

Der Schweizer Art Max Bircher-Benner, geb. 1867, war einer der großen europäischen Pioniere auf dem Gebiet der Ernährungswissenschaft. Er entdeckte die Wirkung ungekochter Nahrung als er, als überarbeiteter junger Doktor einen Gelbsuchtsanfall erlitt. Er mußte mehrere Tage das Bett hüten, und es war ihm unmöglich, irgend etwas zu essen. Seine Frau, die eines Tages für eine Mahlzeit Äpfel schälte, steckte ihm ein kleines Stückchen dieser rohen Frucht zwischen die Lippen. Er fand es angenehm und im Gegensatz zu anderer Nahrung, die man ihm angeboten hatte, durchaus verdaulich. Einige Tage später, nach vielen gut zerkauten Äpfeln, war er völlig wiederhergestellt.

Bald danach wurde er zu einer Patientin gerufen, die offensichtlich nichts bei sich behalten konnte. Sie verhungerte langsam und war sehr schwach. Er erwähnte den Fall einem Kollegen gegenüber, der zufällig an der Geschichte des Altertums interessiert war. Ob er wüßte, so fragte ihn sein Kollege, daß 500 Jahre v. Chr. bereits Pythagoras über einen ähnlichen Fall berichtet hatte, den er mit nichts anderem als zerstampften rohen Früchten, etwas Honig und Ziegenmilch geheilt habe?

Bircher-Benner blieb trotz seiner eigenen Erfahrung mit rohen Äpfeln skeptisch. Solch ein ›Heilverfahren‹ war wider alle Regeln. Man hatte ihn, wie die meisten Ärzte auch heute noch, gelehrt, daß Rohkost für einen erkrankten Verdauungsapparat Probleme mit sich brächte. Da jedoch alles andere fehlgeschlagen war, entschloß er sich, das Heilmittel des Pythagoras auszuprobieren. Seine Patientin aß die Rohkost, die er ihr verabreichte, und Überprüfungen am nächsten Tag ergaben, daß sie die Nahrung richtig verdaut hatte. Ein Verdauungssystem, das keine gekochte Nahrung vertrug, funktionierte mit Rohkost. Angespornt durch die erstaunliche Wiederherstellung seiner Patientin, begann Bircher-Benner die besonderen Eigenschaften der ›lebendigen Nahrung‹, wie er sie nannte, zu untersuchen und sie auch bei anderen Krankheiten anzuwenden. Gleich welcher Art oder wie schwerwiegend die Krankheit war, seine Behandlung mit ›lebendiger Nahrung‹ wurde ein enormer Erfolg. Die Klinik, die er 1897 in Zürich gründete, ist noch heute eines der angesehensten Heilzentren in der ganzen Welt.

Bircher-Benner sah klar den epidemischen Umfang voraus, den die degenerativen Krankheiten in der westlichen Welt heute erreicht haben. Kurz vor seinem Tode 1939 schrieb er: »... wir sind niedergedrückt durch die Last unheilbarer Krankheiten, die wie eine dunkle Wolke über unserem Leben hängt. Es ist eine Last, die so lange nicht verschwinden wird, bis die Menschen sich der Grundgesetze des Lebens bewußt werden. So, wie es jetzt steht, müssen wir Ärzte unsere Aufmerksamkeit so sehr auf die Aufgabe konzentrieren, die Unheilbaren am Leben zu erhalten mit Hilfe von künstlichen ›Krücken‹, daß die uns von Gott zugedachte Aufgabe unseres Berufes – das Heilen der Kranken und die Verhinderung von Krankheiten – weitgehend in den Hintergrund gedrängt ist. Weder unser Berufsstand noch die Öffentlichkeit scheint die Tragödie dieser Situation zu sehen.«

Bircher-Benner war ein Befürworter der holistischen Medizin (Ganzheitsmedizin), lange bevor dieser Ausdruck geprägt wurde. Er bestand darauf, daß jeder Patient als ein unteilbares Ganzes zu behandeln sei, als psychophysische Persönlichkeit, mit der Zielvorstellung, nicht nur die Krankheit zu heilen, sondern auch alle Kräfte dieser Persönlichkeit bis an die Grenze ihrer Möglichkeiten zu stärken. Er sah jedes menschliche Wesen als eine Einheit, deren gegebene Voraussetzungen realisiert werden müßten, und er glaubte, daß eine Ernährung mit viel rohen Nahrungsmitteln, zusammen mit regelmäßigen Bewegungsübungen, eine zentrale Rolle in diesem Selbstregulations- und Selbstheilungsprozeß spiele.

Die universelle Heilung?

Die Krankheit, die den deutschen Arzt Max Gerson, einen Zeitgenossen von Bircher-Benner, zur Suche nach Heilungsmöglichkeiten durch Ernährung veranlaßte, war Migräne. Starke Migräne lag in seiner Familie, und zeitweilig waren seine von Übelkeit begleiteten Kopfschmerzen so stark, daß er in einem verdunkelten Zimmer liegen mußte und tagelang nichts tun konnte. Die damaligen medizinischen Experten erklärten ihm, daß es keine Heilung für Migräne gäbe. Wahrscheinlich würden seine Kopfschmerzen, wenn er 40 oder 50 Jahre alt wäre, von selbst verschwinden.

Gerson war zu jung und ungeduldig, um so lange zu warten, und so startete er Experimente mit seiner Ernährung. Zunächst versuchte er es mit Milch, im Glauben, daß das, was für Babys das richtige sei, vielleicht auch ihm helfen könnte und daß Milch leicht verdaulich sei. Aber bei dieser Diät fühlte er sich schlechter als zuvor. Dann versuchte er es mit Früchten. Wenn seine Affen-Vorfahren gesund von Früchten, Nüssen und grünen Gemüsen leben konnten, müßte er es auch können. Er begann mit Äpfeln und dehnte diese Grundernährung vorsichtig auch auf andere Früchte aus. Seine Kopfschmerzen verschwanden, außer, wenn er neue Sachen hinzufügte, die ihm nicht bekamen. Er aß für den Rest seines Lebens frische Früchte und Gemüse. Max Gerson war nach Meinung seines Patienten Albert Schweitzer »eines der bedeutendsten Genies in der medizinischen Geschichte«.

Als Gerson einmal einem jungen Mann, der an Migräne litt, seine Apfel-Diät vorschlug, erwartete er keine dramatischen Resultate. Der junge Mann berichtete jedoch, daß seine Kopfschmerzen bei dieser Diät ebenfalls verschwunden wären. Aber er berichtete noch etwas anderes: Eine andere Krankheit, unter der er litt, eine Art Hauttuberkulose, genannt Lupus, war gleichfalls verschwunden. Gerson behauptete, daß dies unmöglich sei. Lupus war absolut unheilbar. Niemand in der Geschichte der Medizin hatte je berichtet, daß eine Lupus-Wunde ausgeheilt sei. Jedoch andere Patienten, die Lupus hatten und von diesem Patienten zu Gerson geschickt wurden, gesundeten aufgrund seiner Migräne-Diät ebenfalls. Gerson behandelte sie alle kostenlos; er wagte kaum zu behaupten, daß seine Diät eine ernsthafte Therapie wäre. 1928 kam die Frau von Albert Schweitzer zu Gerson, weil sie an schwerer Lungentuberkulose litt.

Auch sie war nach der Migräne-Diät vollkommen gesund. Erst da begann Gerson wirklich zu glauben, daß seine Diät viel mehr als nur die Heilung von Migräne bedeutete. Sie war eine Art der Ernährung, die die Fähigkeit des Körpers, sich selbst zu heilen, wiederherstellte. Das erklärt, warum sie so effektiv auf eine ganze Reihe von Krankheiten einwirkte.

Gerson verordnete nun für alle möglichen Kranken, von geistigen Störungen bis zu Herzkranzgefäß-Erkrankungen, ungekochte frische Nahrungsmittel und Säfte, die aus rohen Gemüsen und Früchten gepreßt wurden. Am berühmtesten wurde er jedoch durch seine Krebsbehandlung. Sein Buch ›Eine Krebs-Therapie: Ergebnisse aus 50 Fällen‹, das 1958 zuerst publiziert wurde, ist noch heute das Handbuch aller Ärzte, die natürliche und metabolische Krebsbehandlung anwenden. Gerson glaubte, daß der Beginn aller Krankheit in der Unausgeglichenheit zwischen Natrium und Kalium liegt. Wenn man den Ausgleich wiederherstellt, indem man kaliumreiche, rohe Nahrungsmittel ißt, die den Körper stärken und reinigen, weil sie die Zellatmung verbessern, dann mobilisiert man die weißen Blutkörperchen, die die Krebszellen bekämpfen und vernichten. Gersons Rohkost-System befähigt viele Krebspatienten, ihren Krebs zu bekämpfen und zu zerstören.

Doktor, heil dich selbst

Viele Ärzte und Heilpraktiker haben ihre eigenen ernsten Krankheiten durch ungekochte Nahrung selbst geheilt. Als letzten Ausweg wendete sich die dänische Ärztin Kristine Nolfi der Rohkost zu, um ihren Brustkrebs zu bekämpfen. Sie gewann. Dann unterrichtete sie ihre Patienten über dieses natürliche Heilmittel. Ihr Erfolg war so groß (ebenso groß war die Wut, die ihre Behandlungsmethode unter ihren orthodoxen Kollegen auslöste), daß sie es ganz und gar aufgab, Drogen anzuwenden. Sie gründete das ›Humlegaarden Sanatorium‹ in Dänemark, welches sie bis zu ihrem Tod im Jahre 1957 leitete. Seitdem wird ihre Arbeit von Dr. F. Skott Andersen weitergeführt.

Der amerikanische Experte auf dem Gebiet der Rohe-Säfte-Therapie Dr. Norman W. Walker, heute 107 Jahre alt, befreite sich durch Rohkost von den entsetzlichen Schmerzen einer Neuritis.

Die Heilpraktikerin Ann Wigmore, Gründerin des ›Hippocrates Health Institute‹ in Boston, reist durch die Welt, hält Vorträge und schreibt über Rohkost, die ihr Leben verändert hat, als sie mit Fünfzig sehr krank war.

Der deutsche Wissenschaftler Arnold Ehret litt unter einer Herzerkrankung, einem Nierenleiden und der Brightschen Krankheit, bis er entdeckte, daß Fasten und frische Früchte ihn von allen diesen Krankheiten befreiten, und das zu einem Bruchteil der Kosten, die er früher für verschiedene Behandlungen ausgegeben hatte. Da er überzeugt war, daß eine falsche Ernährungsweise die Gesundheit zerstört und insbesondere eine ›innere Verunreinigung‹ des Dickdarms verursacht, entwickelte er seine berühmte schleimlose Diät, die er unter großem Beifall in Europa und Amerika lehrte.

›Primitive‹ Arten der Ernährung

Ein anderer Pionier einer Ernährungsweise mit hohem Rohkostanteil war der Amerikaner Weston A. Price. Von 1920 bis 1940 reiste er durch die ganze Welt und studierte die primitiven Gesellschaftsformen. Er betrachtete die Entwicklung ihrer Zähne und Knochen, das Vorkommen von Karies und den allgemeinen körperlichen und geistigen Zustand der isolierten Kulturen. Er untersuchte die Ernährungsweise der verschiedenen Völker, von den Bewohnern des Loetschentals hoch in den Schweizer Alpen bis hin zu den zerklüfteten Äußeren Hebriden. Das Ergebnis war ein faszinierendes Buch ›Ernährung und physische Degeneration‹, das 1945 herausgegeben wurde und in welchem er sehr sorgfältig seine Ergebnisse, komplett mit Fotografien und Statistiken, dokumentierte. Seine Schlußfolgerungen waren in der Tat niederschmetternd. Weiterverarbeitete Nahrungsmittel bringen für die menschliche Gesundheit große Gefahren mit sich. Er war davon überzeugt, daß die Gesundheit von der Ganzheit und Frische der Nahrungsmittel, die wir konsumieren, abhängt, und daß wahre Gesundheit kaum zu erlangen ist, wenn die Ernährung nicht weitgehend aus ungekochten Nahrungsmitteln besteht. Price entdeckte, daß trotz großer Unterschiede der speziellen Nahrungsmittel, die wir zu uns nehmen, die Ernährungsweise der Menschen, die weitgehend frei von Krankheiten sind, die eine gute Knochenstruktur und nur selten, wenn überhaupt, Karies aufweisen, etwas gemeinsam hat, nämlich das, was er eine ›primitive Diät‹ nannte, eine Diät, die aus einfachen, frischen und meist ungekochten Nahrungsmitteln besteht, die gesammelt und sofort verbraucht werden. Diese Menschen benutzen natürliche Düngemittel und wissen nichts von Insekten- und Pilzvertilgungsmitteln. Im Gegensatz hierzu besteht unsere moderne Ernährung aus einer Vielzahl von Nahrungsmitteln, viele davon in Dosen, eingefroren oder haltbar gemacht. Selbst unsere frischen Nahrungsmittel sind verfälscht, der Salat wird mit Chemikalien wie N-6 Benzyladenin behandelt, und viele der

Äpfel, die wir kaufen, sind mit Chemikalien besprüht. Die Stapelwaren der modernen Ernährung sind auch verändert. Es sind nicht mehr die frischen Früchte und Gemüse, Samen und Körner der isolierten Kulturen, wie Price sie beschreibt, sondern proteinhaltige Nahrungsmittel wie Fleisch, Fisch, Geflügel und Meiereierzeugnisse aus pasteurisierter Milch sowie Riesenmengen an raffiniertem Mehl und Zucker. Und wir nehmen jedes Jahr mehrere Pfund chemischer Nahrungsmittelzusätze zu uns, deren Wert selbst von jenen Experten stark in Zweifel gezogen wird, die die wohlausbalancierte britische und amerikanische Standardnahrung von Fleisch-und-zwei-Gemüse preisen.

Als Price das entlegene Loetschental in der Schweiz mit seinen 2000 Einwohnern im Jahre 1932 besuchte, besaß es nur eine einzige Verbindung mit der Außenwelt, eine eingleisige Eisenbahnlinie. Als Price Aufzeichnungen untersuchte, die er mehr als 200 Jahre zurückverfolgen konnte, stellte er fest, daß es bei den Talbewohnern nie einen Fall von Tuberkulose gegeben hatte. Sie hatten weder einen Polizisten noch ein Gefängnis, weder einen Doktor noch einen Zahnarzt und hätten auch keine Verwendung für sie gehabt. Price sah deutlich, daß die Auswirkungen einer Ernährungsweise nicht nur physiologischer Natur sind; sie beeinflussen auch Verhalten und Umgebung.

Nachdem seine Grundlagenforschung beendet war, kehrte Price nach Amerika zurück und begann, für eine Ernährung einzutreten, die aus einfachen frischen Nahrungsmitteln bestand, die auf organisch gedüngtem Boden geerntet wurden. Wie Gerson, Bircher-Benner und viele andere, die für eine Änderung in unserer Ernährungsweise eintraten, mußte auch Price erfahren, daß er von seinen Kollegen verfemt wurde. Seine Auffassung war zu radikal einfach und ökologisch, um von einer akademischen Gemeinschaft akzeptiert zu werden, die hochtechnologische Verfahren entwickelt hatte und sich bemühte, Krankheiten auf einzelne Ursachen mit einzelnen Auswirkungen zurückzuführen. Doch sind die Entdeckungen von Price, genauso wie die von McCarrison während der letzten 40 Jahre, mehr und mehr durch die Epidemie-Erforschung in der gesamten Welt bestätigt worden.

Die erstaunlichen Katzen von Pottenger

Eine weitere Bestätigung für die Auffassungen von Price lieferte der amerikanische Arzt Francis M. Pottenger. Seine Laborergebnisse über frische Nahrungsmittel und deren Auswirkungen auf die Gesundheit waren die gleichen wie Prices Epidemie-Studien. Während Pottenger Experimente mit den Nebennierendrüsen von Katzen durchführte, stellte er fest, daß die Tiere, die mit frischem Fleisch gefüttert wurden, viel gesünder waren. Operationen überstanden sie viel besser als die Tiere, die gekochtes Fleisch erhielten. Dies erschien ihm so bemerkenswert, daß er sich entschloß, kontrollierte Untersuchungen durchzuführen, um dieses Phänomen weiter zu erkunden. Seine Experimente wurden sorgfältig protokolliert. Sie genügen durchaus den heutigen wissenschaftlichen Ansprüchen, dauerten zehn Jahre und erfaßten mehrere Generationen von Tieren.

Pottenger fütterte einen Teil seiner Kolonie von 900 Katzen mit pasteurisierter Milch, gekochtem Fleisch und Lebertran. Er stellte fest, daß diese Tiere häufig an Allergien, Krankheiten und Knochendeformationen litten. Bei Kreuzungen innerhalb dieser Gruppe wurden die Würfe kleiner, die Kätzchen schwächer, und das Gewicht bei ihrer Geburt war geringer. Eine andere Gruppe von Katzen fütterte Pottenger auf die gleiche Art und Weise, nur diesmal mit rohem Fleisch und unpasteurisierter Milch. Diese Tiere waren gesund, wiesen eine gute Knochenstruktur auf und verhielten sich normal. Sie hatten mehrere Generationen von gesunden Nachkommen; ganz anders als die Gruppe, die mit gekochten Nahrungsmitteln gefüttert wurde. Pottenger wies nach, daß gekochte Nahrungsmittel das normale Verhalten von Tieren beeinflussen können und die schädlichen Auswirkungen von gekochten Nahrungsmitteln von einer Generation zur anderen weitergegeben werden. Schließlich entdeckte er, daß die ererbten Schäden, die durch das Füttern mit gekochten Nahrungsmitteln entstehen, erst durch vier richtig ernährte Tiergenerationen korrigiert werden können.

Nun begann Pottenger, die Auswirkungen der Ernährung auf die menschliche Gesundheit zu studieren und zu untersuchen, besonders im Hinblick auf die Schäden, die durch eine Ernährung mit chemisch behandelten, weiterverarbeiteten Nahrungsmitteln und denaturierten Proteinen entstehen. Seine Reputation für erstaunliche Heilungen von hartnäckigen Krankheiten verbreitete sich von seiner Klinik in Los Angeles und brachte ihm weltweite Anerkennung. Er bestand auf einer Rohkostdiät für seine Patienten, einschließlich roher Gemüsesäfte und eines rohen ›Lebercocktails‹, der wegen seiner gesundheitsfördernden Eigenschaften zwar sehr bewundert wurde, aber dem Vernehmen nach abscheulich schmeckte.

Die biogenetische Lebensauffassung

Es wäre unfair zu behaupten, daß Wert und Wirksamkeit roher Früchte und Gemüse eine Entdeckung des 20. Jahrhunderts ist. In den zwanziger Jahren entdeckte Edmond Bordeaux Szekely, ein junger französischer Philologe, der in den Archiven des Vatikans stöberte, zufällig die Schriften der Essener, einer mönchhaften Sekte, die zur Zeit Christi an den Küsten des Toten Meeres lebte. Diese uralten Texte, die zweifellos noch ältere Weisheiten beinhalten, geben ganz genaue Anweisungen für Gesundheit und über Heilmethoden und betonen den Wert von Fasten und rohen Nahrungsmitteln für eine volle geistige und körperliche Gesundheit. Szekelys Übersetzung dieser Manuskripte der Essener wurde 1937 in englisch herausgegeben und erregte große Aufmerksamkeit. Der französische Schriftsteller Romain Rolland, Gewinner des Literatur-Nobelpreises im Jahre 1915, war von den Schriften der Essener so fasziniert, daß er zusammen mit

Szekely die ›Internationale Biogenetische Gesellschaft‹ gründete. Diese Gesellschaft hat heute ihre Basis in Costa Rica, ist noch aktiv und widmet sich der Erforschung, Anwendung und Verbreitung der Lehren der Essener. Bis zu seinem Tode 1979 hielt Szekely ein- oder zweimal im Jahr Vorträge in der ganzen Welt, um die biogenetische Lebensauffassung zu lehren.

Alte Heilmethoden

Die Tradition, rohe Nahrungsmittel zu verwenden, um Heilung oder bessere Gesundheit zu erzielen, setzt sich in Europa noch in vielen berühmten Kliniken fort, wie zum Beispiel ›Bircher-Benner‹ (Zürich), ›Ringberg‹ (Tegernsee, Deutschland) und ›Biologisches Sanatorium‹ (Bayern, Deutschland). In Schweden sind Professor Henning Karstrom und fähige Kollegen von ihm bemüht, den Gebrauch roher Nahrungsmittel weiter zu erforschen und darüber Vorlesungen zu halten. Der Umfang und die Vielseitigkeit der Studien, die in Finnland von Wissenschaftlern wie A. I. Virtanen und Pentti K. Hietala durchgeführt werden, um die spezifischen biochemischen Eigenschaften und die physiologischen Wirkungen roher Nahrungsmittel zu erforschen, ist erstaunlich. Die Finnen haben ein besonderes Interesse an Rohkost, sowohl für Menschen als auch für Haustiere. In Großbritannien, Australien, Neuseeland und Südafrika gibt es viele Ärzte und Heilpraktiker, die ihre Patienten mit Rohkostdiät heilen. Sogar in Amerika, wo die hochtechnisierte, pillenorientierte Medizin am stärksten ist, wächst der Konsum von rohen Nahrungsmitteln. Das ›Kaiser-Permanente‹, eine der angesehensten medizinischen Vereinigungen in Amerika, ist stolz darauf, eine Abteilung zu besitzen, in der man Rohkost gegen Fettsucht, zu hohen Blutdruck und Diabetes verabreicht. In der ganzen Welt gehören lebendige Nahrungsmittel und Säfte zur ›sanften‹ Krebsbehandlung.

Trotz allem werden Heilmethoden, die Rohkost einbeziehen, in der Ausbildung der meisten Ärzte nicht erwähnt.

Übrigens haben britische und amerikanische Ärzte, die sich über dieses Thema in der wissenschaftlichen Literatur informieren wollen, den Nachteil, daß das meiste nicht in englischer Sprache veröffentlicht ist. Das zeigt, daß man in anderen Ländern diesem Thema mehr Aufmerksamkeit zuwendet. Aber es gibt keinen Zweifel darüber, daß die gegenwärtige Gesundheitskrise in der westlichen Welt und das steigende Interesse an einer Medizin, die bei Gesundheit und Krankheit die ganze Person mit einbezieht, dies alles ändern wird.

Die Zeit ist reif für eine Änderung unserer Lebensweise hin zu mehr Rohkost.

3
Vorsicht:
Kochen kann Ihrer Gesundheit schaden

Niemand wird bestreiten, daß gekochte Nahrungsmittel die Fähigkeit besitzen, Leben zu erhalten. Die Frage, die von Ärzten und Wissenschaftlern, die sich mit Untersuchungen von Rohkostdiät befassen, gestellt wird, lautet: »Sind gekochte Nahrungsmittel imstande, die Gesundheit wiederherzustellen und zu verbessern?« Denn, falls die genetische Erbmasse eines Menschen nicht besonders gut ist, kann eine Ernährungsweise mit zu viel gekochten Nahrungsmitteln zu einer langsamen, aber unaufhaltsamen Degeneration der Zellen und des Gewebes führen und frühes Altern sowie Degenerationskrankheiten bewirken.

Warum? Einige der Gründe liegen sicher in der Tatsache, daß viele wichtige Nährstoffe durch Kochen zerstört werden. Studien haben gezeigt, daß die Weiterverarbeitung und das Kochen – besonders bei hohen Temperaturen – zu Veränderungen in der Natur der Proteine, Fette und Fasern führen, die diese Nährstoffe für unseren Körper nicht nur weniger wertvoll machen, sondern ihm sogar schaden können. Wie H. Glatzel, der bedeutende deutsche Ernährungsforscher, es ausdrückt: »Kein anderes Medium als die Wärme ist imstande, in ihren verschiedenen Anwendungsbereichen so tiefgreifende Veränderungen bezüglich Struktur und Substanz roher Nahrungsmittel hervorzubringen.«

Die ›Kriegsgefangenen-Diät‹

Falls Sie während des letzten Krieges in Japan Kriegsgefangener waren, sind Sie folgendermaßen ernährt worden: Brauner Reis, verschiedene Gemüse und etwas Obst. Eine Diät von nur 729 bis 826 Kalorien am Tag pro 70 kg Körpergewicht.

In der folgenden Aufstellung wird gezeigt, um wieviel dies weniger ist als das empfohlene Minimum an Nährstoffen.

	Tägliche Kriegs-gefangenen-Ration	Empfohlenes Minimum an tägl. Ernährung
Protein	22−30 g	60−70 g
Kohlehydrate	164−207 g	200−400 g
Fett	7,5−8,5 g	10−11 g
Kalorien pro 70 kg Körpergewicht	729−826	2150

1950 hatte Dr. Masanore Kuratsune, Leiter der Medizinischen Abteilung an der Universität von Kyushu in Japan, die Idee, daß die japanische ›Kriegsgefangenen-Dät‹ eine phantastische Möglichkeit bieten müßte, frühere Untersuchungen über Vergleiche zwischen den Auswirkungen von rohen und gekochten Nahrungsmitteln zu bestätigen.

Die ›Meerschweinchen‹, die er dafür aussuchte, waren in diesem Fall er selbst und seine Frau. Beide befolgten eine bestimmte Rohkostdiät während dreier unterschiedlicher Jahreszeiten: 120 Tage im Winter, 32 Tage im Sommer und 81 Tage im Frühling. Während dieser Zeit gab Frau Kuratsune ihrem Baby die Brust, und sie und ihr Mann gingen ihrer gewohnten Arbeit nach. Beide erfreuten sich bester Gesundheit. Tatsächlich fand Frau Kuratsune, daß das Stillen weniger anstrengend war als vor dem Experiment.

Dann nahmen sie die gleiche Diät in gekochter Form zu sich, und alle die Hungersymptome, die sich so verheerend auf die Bewohner der japanischen Camps ausgewirkt hatten – Ödeme, Vitaminmangel und Zusammenbruch – zeigten sich sehr schnell. Sie mußten das Experiment abbrechen. Die gleiche ungenügende Diät, die ihre Gesundheit erhalten hatte, sogar die Gesundheit einer stillenden Mutter, verursachte große Schäden, als sie in gekochtem Zustand gegessen wurde. Um die gleiche Tatsache zu bestätigen, hat man mit vielen Tausenden von Labortieren Experimente gemacht.

In Indien fütterte Sir Robert McCarrison Affen mit ihrer üblichen Nahrung, aber in gekochter Form. Alle diese Tiere erkrankten an Colitis (Entzündung des Dickdarms), und Obduktionen ergaben Magen- und Darmtumore.

In der Schweiz führte O. Stiner ähnliche Arbeiten an Meerschweinchen durch. Bei der Diät mit gekochten Nahrungsmitteln erkrankten seine Tiere bald an Anämie, Skorbut, Karies, Degeneration der Speicheldrüsen und, falls 10 cm^3 pasteurisierter Milch ihrer täglichen Diät noch hinzugefügt wurde, auch an Arthritis. Später berichtete Francis Pottenger über Allergien und ererbte Abnormitäten in seiner Katzenkolonie, als er sie mit gekochter Milch und gekochtem Fleisch fütterte. Aus diesen und anderen Tierstudien kann man klar ersehen, daß die gleiche Diät in roher Form die Gesundheit erhalten und in gekochter Form die Gesundheit zerstören kann.

Lassen Sie uns nun einen Blick auf die wichtigsten Nahrungsbestandteile werfen – Vitamine, Proteine, Fette –, die gegen Erhitzen und andere Formen der Verarbeitung besonders anfällig sind.

Zerstörung wertvoller Vitamine

Vitamine sind organische Substanzen, die der Körper in sehr kleinen Mengen benötigt, um Tausende von Aufbau- und Abbau-Operationen durchzuführen. Einige Vitamine kann der Körper selbst produzieren, zum Beispiel das Vitamin D, aber die anderen muß er mit der Nahrung zu sich nehmen. Vitamin C und die Vitamine der B-Gruppe sind wasserlöslich, wodurch sie besonders anfällig sind. Sie sind empfindlich gegenüber Erhitzen und lösen sich aus der Nahrung, wenn diese eingeweicht, blanchiert oder gekocht wird. Wenn Sie Kohl in kaltem Wasser zum Kochen bringen, zerstören Sie 75 Prozent seines Vitamin-C-Gehalts. Wenn Sie frische Erbsen nur fünf Minuten kochen, vernichten Sie 20–40 Prozent Thiamin (eines der B-Vitamine) und 30–40 Prozent des Vitamins C. Andere B-Vitamine, die im Gemüse leicht zerstört werden können, sind Folat, Riboflavin und Inositol.

Oft werden natürlich auch die Reste dieser leichten Substanzen mit dem Kochwasser weggeschüttet. Unbehandelte Milch enthält 10 Prozent mehr B-Vitamine (B_1, B_6 und Folat) und 15 Prozent mehr Vitamin C als das hitzebehandelte, pasteurisierte Produkt.

Vitamine A, D, E und K sind fettlöslich und damit weniger anfällig. Sie bleiben bis zum Siedepunkt verhältnismäßig stabil. Aber auch dann können 50 Prozent des Vitamins E durch Braten oder Backen zerstört werden. Sogar die A-Vitamine Karotin und Retinol werden durch hohe Temperaturen zerstört.

Wichtige Vitamine werden durch Haltbarmachen und Einwecken vernichtet. Der amerikanische Experte für Spurenelemente und Mineralien, Henry A. Schroeder, fand zum Beispiel heraus, daß die tiefgefrorenen Gemüsesorten bis zu 47 Prozent weniger an wichtigen B-Vitaminen enthielten als die frischen. Durch das Eindosen werden die Vitaminverluste noch größer – bis zu 77 Prozent. Weizen und andere Kornarten verlieren, wenn sie weiterverarbeitet und raffiniert werden, fast ihren gesamten Vitamin-B_6-Gehalt und zwischen einem Drittel und Dreiviertel ihrer Pantothen-Säure. Ein großer Teil der Mineralien und der Spurenelemente im Korn geht ebenfalls während des Verarbeitungsprozesses verloren.

Deformierte Proteine

Ein Protein ist eine Kette von Aminosäuren, von denen etwas über 20 in der Natur bekannt sind. In bestimmter Reihenfolge aneinander gekettet, bilden sie alle vorhandenen Proteine. Jedoch nur acht bis zehn scheinen für die menschliche Ernährung wichtig zu sein. Wenn man Proteine erhitzt, werden einige dieser Aminosäuren so denaturiert (das heißt ihre Molekularstruktur ändert sich), daß sie nutzlos werden. Die Verdauungsenzyme können sie nicht weiterverarbeiten. Einige der Aminosäuren werden vollkommen zerstört. Wird ein Steak mit 115° C gegrillt, gehen die Aminosäuren Cystin und Lysin verloren. Glutamine, die vielleicht Arthritis verhindern können, werden durch Hitze wahrscheinlich ebenfalls zerstört. Proteine durch Erhitzen zu vernichten ist nicht nur kostspielig, sondern man muß nun auch mehr zu sich nehmen, damit der Körper die Aminosäuren, die er braucht, auch wirklich erhält, und das ist wiederum riskant, weil ein hoher Proteinverbrauch frühes Altern und viele Degenerationskrankheiten mit sich bringt. Etwa zehn Prozent der Proteine in der Molke (im flüssigen Teil der Milch), die einen höheren Nährwert haben als die Proteine im Quark (im festen Teil der Milch), werden durch Pasteurisieren denaturiert, 70 Prozent durch andere Weiterverarbeitungsprozesse und 75 Prozent, wenn die Milch in der Flasche sterilisiert wird. Außerdem gibt es Anhaltspunkte dafür, daß Proteine in gekochter Milch – ebenso wie die Proteine in gekochtem Fleisch, Geflügel und Eiern – mit lebenswichtigen Mineralien chemische Verbindungen eingehen, die sie für den menschlichen Körper unbrauchbar machen.

Ein anderes Ergebnis im Hinblick auf Proteine lieferten der Nahrungsmittel-Toxikologe Leonard Bjeldanes und seine Kollegen an der ›Berkeley Universität‹ in Kalifornien. Sie fanden heraus, daß gekochte Eier und Rindfleisch Substanzen enthalten, die bei den Bakterien, die sie gerade testeten, genetische Mutationen bewirkten. Je länger und höher die einwirkende Hitze war, um so stärker wurde die ›mutagenetische‹ Aktivität dieser Substanzen. Braten und Grillen wirkte sich besonders schädlich aus, Schmoren und Backen weniger.

Enzyme, die im Körper bei allen Ab- und Aufbauarbeiten als Katalysator wirken, sind auch Proteine und können als solche durch Hitze ebenfalls denaturiert oder zerstört werden. Einige der Enzyme, die in rohen Nahrungsmitteln vorkommen, scheinen wichtig zu sein, um andere Nährstoffe, die in diesen enthalten sind, aufnehmen zu können. In Kapitel 5 sagen wir noch mehr über Enzyme, doch für den Augenblick soll ein einziges Beispiel genügen. Milch enthält eine Gruppe von Enzymen, die Phosphatasen genannt werden und dazu dienen, phosphorhaltige Verbindungen aufzuspalten. Wird die Milch pasteurisiert, werden sie zerstört. Das Resultat davon ist, daß der größte Teil des Kalziums, den die Milch enthält, nicht mehr löslich ist und die Milch stopfend wirkt.

Warnung vor heißem Fett

Wenn Fette auf hohe Temperaturen erhitzt werden, ändert sich die Molekularstruktur ihrer Fettsäuren. So verändert, können sie nichtassimilierbar, giftig und sogar krebserregend werden. Dies ist der Grund, warum man Nahrungsmittel nicht mit hohen Temperaturen braten soll oder Bratfett wieder erhitzen oder Öl ein zweites Mal zum Braten verwenden soll.

Beim Herstellungsprozeß von Margarine, Speiseöl und unzähligen anderen halbfertigen Nahrungsmitteln verwandelt der Hersteller wertvolle ungesättigte Fettsäuren, die der Körper braucht und verwenden kann, in gesättigte Fettsäuren, die der Körper nicht brauchen kann. Neueste Untersuchungen ergaben, daß viele Menschen unter einem Mangel an Fettsäuren leiden.

Ungesättigte Fettsäuren, wie sie in Maisöl, Sonnenblumenöl, Sojaöl, Weizenkeimöl und in Margarine vorkommen, sind für Leben und Gesundheit in kleinen Mengen notwendig, werden aber durch Erhitzen giftig. Dr. Rakel Kurkela von der Universität in Helsinki bewies dies auf dramatische Weise an den Tieren in seinem Laboratorium. Einige fütterte er mit rohem, nicht erhitztem Distelöl, das reich an ungesättigten Fettsäuren ist, und die anderen fütterte er mit dem gleichen Öl, das erhitzt wurde. Obgleich beide Gruppen während der Dauer des Experimentes sonst mit der normalen Labor-Diät gefüttert wurden, gedieh die erste Gruppe und nahm an Gewicht zu, während die zweite Gruppe verfiel und schließlich starb. Kurkela analysierte das erhitzte Distelöl und auch andere ungesättigte Öle und fand heraus, daß sie verschiedene giftige Verbindungen enthielten. Einige davon sind starke Oxydationsmittel, die gefährliche Veränderungen an den Zellmembranen, dem Zellkern und den Proteinen verursachen. Andere wie Malonaldehyd sind sogar krebserregend.

Wenn man also Lebensmittel braten muß, dann ist Olivenöl wahrscheinlich am sichersten, denn es enthält nur vier Fettsäuren. Niemals jedoch sollte man das Öl bis zum Rauchen erhitzen.

Kampf gegen die Invasion gekochter Speisen

Obgleich durchaus eine Tendenz hin zu ballaststoffreichen und frischen Nahrungsmitteln und fort von Fleisch und Fett festzustellen ist, essen doch die meisten Menschen in Großbritannien und Amerika weiterhin viele gekochte und behandelte Nahrungsmittel. Geschieht dies über einen Zeitraum von vielen Jahren, entzieht eine solche Diät dem Körper wichtige Nährstoffe, und das führt zu unsichtbaren Mangelerscheinungen. Wenn aber die Mechanismen zur Erneuerung und Erhaltung des Körpers beeinträchtigt sind, verliert er seine Widerstandskraft gegen Streß, Müdigkeit und Krankheit.

Untersuchungen, die in den dreißiger Jahren von Paul Kouchakoff am ›Institut für klinische Chemie‹ in Lausanne durchgeführt wurden, geben interessante Aufschlüsse über das Phänomen der Widerstandskraft gegen gekochte Speisen. Was seine Arbeit darlegt, ist, daß der Körper gekochte und behandelte Nahrungsmittel als gefährliche Eindringlinge erkennt und alles tut, um sie unschädlich zu machen. Einfach ausgedrückt, die weißen Blutkörperchen (Leukozyten) stürzen zu dem Ort der ›Invasion‹ (Verdauungstrakt), sobald die Speisen in den Mund kommen. Dieses Phänomen nennt man ›Verdauungs-Leukozytose‹.

Bevor die Arbeiten von Kouchakoff bekannt waren, glaubte man, dies sei eine normale Reaktion auf jede Nahrungsaufnahme. Aber Kouchakoff stellte fest, daß die Verdauungs-Leukozytose bei der Aufnahme von rohen Nahrungsmitteln nicht stattfindet. Die Anzahl der weißen Blutkörperchen wurde nicht größer, wenn seine freiwilligen Helfer rohe Speisen zu sich nahmen. Behandelte und gekochte Speisen jedoch mobilisierten zuverlässig die weißen Blutkörperchen. Interessanterweise entsteht keine Leukozytose, wenn man etwas Rohes ißt, bevor man gekochte Speisen zu sich nimmt. Das Ausbleiben dieses Phänomens bei Einnahme von rohen Speisen mag auf bestimmte, in ihnen enthaltene aromatische Substanzen zurückzuführen sein, vielleicht auch auf eine spezielle Mischung von aromatischen Substanzen, Enzymen, Säuren und Fruchtzucker, die die Verdauung anregen und volle Assimilierung der Nährstoffe bewirken.

Die Begleiterscheinungen der Leukozytose sind folgende: Weiße Blutkörperchen versammeln sich im Verdauungsapparat, um mit den gekochten Speisen fertig zu werden; der übrige Teil des Körpers bleibt schutzlos. Dieser ständige Alarm – dreimal oder öfter am Tag, Jahr für Jahr – belastet erheblich das Immunsystem. Rohe Speisen geben die weißen Blutkörperchen für andere Aufgaben frei und ersparen dem Körper die Anstrengung der ›Verteidigungsaktion‹, und so kann er seine Widerstandskraft auf Krankheiten konzentrieren.

4
Rohkost gegen Krankheit

Die heilenden und gesundheitsverbessernden Eigenschaften
von ungekochten Speisen sind unzählige Male in den biolo-
gischen Kliniken Europas demonstriert worden.
Um nur einige berühmte zu nennen:
›Privatklinik Bircher-Benner‹ in der Schweiz
Dr. Lars-Erik Essens ›Vita Nova Klinik‹ in Schweden
Dr. Josef Issels ›Ringberg-Klinik‹ in Tegernsee
›Klinik Prof. Werner Zabel‹ in Bayern

Ungekochte Speisen in Verbindung mit anderen Naturheil-
verfahren wie Hydrotherapie und Bewegungsübungen werden zur Behandlung der verschiedensten Krankheiten eingesetzt – Krebs, Leukämie, Augenstörungen, Arthritis, Hor-
monstörungen, Geschwüre, Migräne, Erkältungen, Geisteskrankheiten, Herz- und Kreislaufstörungen, Diabetes, Streß-
krankheiten, Fettsucht, Rückenschmerzen, Anämie und hundert andere gewöhnliche Leiden.

Dem Körper helfen, sich selbst zu heilen

Die Philosophie der biologischen Lehre besagt, daß Krankheiten, ob durch Viren, Bakterien oder genetische Veränderungen hervorgerufen, auf Störungen im Ablauf der natürlichen chemischen Vorgänge im Körper zurückzuführen sind
und, wenn diese Störungen beseitigt werden, die selbstthei-
lende Kraft des Körpers auch die ›Ursache‹ beseitigen kann.

In welcher Form Rohkost dabei helfen kann, diese Ausgewogenheit wieder zu erreichen, wird bald deutlicher werden.

Als Professor Hans Eppinger, Chefarzt der I. Medizinischen Klinik an der Universität von Wien, und seine Kollegen Untersuchungen durchführten, warum ungekochte Nahrungsmittel sich als so erfolgreich bei der Behandlung von hartnäckigen Krankheiten wie Hypertonie, Nieren- und Blutkrankheiten, Alkoholismus und Arthritis erwiesen, fanden sie heraus, daß Rohkost auf verschiedene Art und Weise die Zellen des Körpers beeinflußt. Zum Beispiel erhöhen sie die mikroelektrischen Kräfte im ganzen Körper. Erhöhte elektrische Kräfte im Gewebe sind ein direktes Mittel, um die ›Lebendigkeit‹ der Zellen zu messen. Wo sie auftreten, verstärken sich die metabolischen Abläufe, Blutandrang und Schwellungen gehen zurück, die Zellatmung oder Sauerstoffanreicherung verbessert sich, die Widerstandskraft des Körpers gegen Krankheiten erhöht sich und die Heilvorgänge gehen schneller voran.

Die Kräfte der Vitalität

Gesundheit und Leben hängen von einem stetigen Austausch von Chemikalien und Energie zwischen dem Blutkreislauf und den Zellen ab. Der Blutkreislauf versorgt über die Kapillargefäße das Gewebe des Körpers mit Sauerstoff und Nährstoffen und trägt Zellabfälle mit sich fort. Dieser Austausch findet über zwei dünne Membranen und einen feinen Zwischenraum statt. Im lebenden Organismus ereignet sich das nur, weil die Zellen und Kapillaren eine ›Auswahlfähigkeit‹ besitzen, das heißt, sie sind imstande, die Substanzen, die sie benötigen, anzuziehen und, was schädlich oder unnötig ist, zurückzuweisen. Diese Auswahlfähigkeit ist das Resultat chemischer und mikroelektrischer Spannungen zwischen den Zellen. Je stärker diese Spannungen sind, um so gesünder und vitaler ist der Körper.

Auf der anderen Seite ist ein schlechter Gesundheitszustand dadurch charakterisiert, daß die chemischen, die mikroelektrischen Kräfte und die Auswahlfähigkeit abnehmen. Dies wiederum führt zu einer Abnahme des Metabolismus der Zellen, einer verlangsamten Zellerneuerung, einer Schwächung der Wände der Kapillaren und zu einem langsamen Anhäufen von ›klebrigen Stoffen‹ in den feinen Zwischenräumen durch zuviel Abfallprodukte. Dieser ›Gewebeschlamm‹ beschleunigt den Degenerationsprozeß, leistet der Entwicklung von Bakterien im Gewebe Vorschub und verstärkt die genetischen Schäden, die mit dem Altern zusammenhängen. Auf diese Weise beginnt der Teufelskreis der chronischen Krankheiten. Es mag eine Zeitlang dauern, bis die Symptome ans Tageslicht treten. In der Zwischenzeit fühlt sich der Mensch müde und unlustig. Er lebt in einem Zustand der ›Halb-Gesundheit‹ und ist sich nicht klar darüber, daß etwas nicht in Ordnung ist, denn es gibt ja noch keine eindeutigen Krankheitssymptome.

An der Wiener Universität haben die Wissenschaftler dargelegt, daß Rohkost die Auswahlfähigkeit verstärkt, weil sie die elektrischen Spannungen zwischen Gewebezellen und Kapillaren erhöht. Dies verbessert die Fähigkeit der Kapillargefäße, den Transport der Nährstoffe zu regulieren, und entgiftet langsam das System, indem der ›Gewebeschlamm‹ beseitigt wird.

Kurz gesagt, eine Rohkostdiät durchbricht diesen Teufelskreis und ersetzt ihn durch einen ›Kreislauf der Gesundheit‹.

Arthritis – fort mit den Giften

Nehmen Sie zum Beispiel Arthritis. Viele Menschen akzeptieren, daß die Steifheit und der Schmerz in arthritischen Gelenken eine unvermeidliche Beigabe des Alters sind. Aber ist Arthritis wirklich ein Teil des normalen Alterungsprozesses? Die meisten Rohkost-Experten behaupten, daß dies nicht so ist. Sie betrachten Arthritis als einen Vergiftungszustand, der durch falsche Ernährungsgewohnheiten hervorgerufen ist. Ein Reinigungssystem, basierend auf frischen ungekochten Speisen, gibt dem Körper die Chance, die schädlichen Gifte, die für die schmerzhaften Gelenke verantwortlich sind, loszuwerden, den Zellaustausch zu verbessern und die Zellvitalität zu erhöhen, so daß langsam ein Heilprozeß einsetzt.

Dr. Lars-Erik Essen von Schwedens ›Vita Nova Klinik‹, der für seine erfolgreiche Arthritis-Behandlung berühmt ist, verschrieb kurze Fastenzeiten von drei bis fünf Tagen, gefolgt von einer Rohkost-Reinigungs-Diät. Dr. Carl Otto Aly, ein Schüler von Are Waerland, dem Gründer der schwedischen Gesundheitsbewegung, verwendet eine Diät, die arm an Proteinen und reich an Rohkost ist. Praktische Ärzte in Großbritannien wie Dr. Gordon Latto und Dr. Phillip Kilsby haben mit Rohkostdiät viele resistente Fälle von Arthritis, die bereits zu Verkrüppelungen führten, geheilt.

Wie viele ihrer europäischen Kollegen behaupten sie, daß Rohkost den Körper anregt, sich selbst zu helfen.

Diabetes – die Rohkost-Heilung

Diabetes ist ein anderes weitverbreitetes Leiden, das durch Rohkost verringert werden kann. Diabetes ist eine Krankheit, bei der die Bauchspeicheldrüse nicht genügend Insulin produziert. Insulin wirkt wie ein Schlüssel, es macht die Zellmembran für die energiespendende Glukose aufnahmefähig. Wenn man nicht genügend Insulin hat, baut sich die Glukose im Blut auf und fließt schließlich in den Urin. Diabetiker müssen nicht nur mit ihrer Krankheit fertig werden, sie besitzen auch ein erhöhtes Risiko für Herzkrankheiten und Krebs. Bis vor kurzem glaubte man noch, daß Diabetiker keine Kohlehydrate essen sollten, um einen hohen Blutzuckerspiegel zu vermeiden. Statt dessen sollten sie viel Proteine zu sich nehmen. Eine Diät mit viel Proteinen und wenig Kohlehydraten im Verein mit Insulinspritzen ist die traditionelle Methode, diese Krankheit unter Kontrolle zu halten.

Aber ist es auch die beste Methode? Eine Diät mit hohem Rohkostanteil und wenig Proteinen ohne spezielle Diabetiker-Nahrungsmittel kann, so scheint es, nicht nur die Bedarfsmenge an Insulin reduzieren, sondern in einigen Fällen das Insulin ganz überflüssig machen.

Die Erfahrung Albert Schweitzers

Der große Albert Schweitzer litt an ernsthafter Diabetes. Als er die Hilfe des Rohkost-Pioniers Max Gerson suchte, war er in der Tat sehr krank und nahm große Dosen Insulin. Gerson änderte seine Diät mit hohem Proteingehalt und sagte ihm folgendes: »Wenn die Bauchspeicheldrüse die meisten Enzyme produzieren muß, die für die Verdauung von Proteinen gebraucht werden, und die Bauchspeicheldrüse bereits erkrankt ist, warum soll man ein totes Pferd noch schlagen? Schlecht verdaute Proteine produzieren nur noch mehr giftige Abfallstoffe.« Gerson setzte Schweitzer auf eine Diät mit frischen rohen Gemüsen und viel Gemüse- und Obstsäften, einschließlich Apfelsaft mit seinem ganzen Fruchtzucker. Zehn Tage später konnte Gerson den Insulinbedarf seines Patienten um die Hälfte kürzen. Einen Monat später brauchte Schweitzer überhaupt kein Insulin mehr. Seine Diabetes kam nicht wieder, und er blieb gesund und aktiv bis zu seinem Tode im Alter von 92 Jahren.

Weitere Beweismittel, daß Diabetes durch Rohkostbehandlung positiv beeinflußt werden kann, kommen von Dr. John Douglass, Leiter des ›Health Improvement Service‹ am ›Kaiser-Permanente Medical Center‹ in Los Angeles. Einige seiner Patienten konnten das Insulin völlig weglassen, während andere es auf ein Minimum reduzieren konnten. Einer seiner Star-Fälle, ein jugendlicher Diabetiker, wurde durch eine 90- bis 100prozentige Rohkostdiät vom Insulin und schließlich auch von Anti-Diabetes-Tabletten abgebracht. Jedoch ist Douglass der Meinung, daß manche Diabetiker nur eine begrenzte Menge an frischen Früchten essen sollten, weil Früchte sehr viel Fruchtzucker enthalten.

Faktor Ballaststoffe

Man glaubt, daß die Wirksamkeit der Rohkostdiät bei Diabetes mit den Ballaststoffen zusammenhängt. Natürlich ist eine Ernährung mit rohen Früchten und Gemüsen auch eine Diät mit viel Ballaststoffen. Was die Zuckerkrankheit anbetrifft, so ist die wünschenswerte Eigenschaft der Ballaststoffe, daß sie die Absorbierung der Glukose in den Blutkreislauf verlangsamen. David Jenkins in Oxford und andere haben dargelegt, daß nach einer Mahlzeit mit viel Ballaststoffen der Blutzucker nicht so schnell steigt wie nach einer Mahlzeit mit wenig Ballaststoffen.

Douglass stellte außerdem folgende Überlegungen an: Wenn Ballaststoffe in großen Mengen in 18 bis 24 Stunden den Verdauungstrakt passieren (die durchschnittliche westliche Nahrung aus gekochten Speisen braucht 80 bis 100 Stunden), dann ist die Gefahr, daß der Körper durch Abfallprodukte im Dickdarm geschädigt wird, viel geringer. Je länger Abfallprodukte im Dickdarm verbleiben, um so mehr zersetzen sie sich, bilden Gase, die in den Blutkreislauf wandern, und stören den Ablauf des Zuckerabbaues.

Das Redoxpotential

Wohl ebenso wertvoll bei der Behandlung von Krankheiten wie bei der Aufbesserung der Gesundheit ist eine andere Eigenschaft der naturbelassenen Nahrungsmittel, die bei der Diabetesbehandlung eine wichtige Rolle spielen mag. Das ist die aktive Natur vieler in ihr enthaltener Substanzen. Moleküle, die sehr aktiv sind, sind auch instabil, das heißt, sie zeigen eine starke Tendenz, Elektronen an andere Moleküle zu verlieren und Elektronen von ihnen aufzunehmen. (Ein Chemiker würde sagen, sie haben ein hohes Redoxpotential). Vitamin C besitzt diese Tendenz ganz besonders, aber auch viele andere Moleküle, andere Vitamine, Proteine, Enzyme, Fette, Mineralien und unbekannte Substanzen in natürlichen

Nahrungsmitteln. Ganz grob gesagt, sie aktivieren die fauleren Moleküle und veranlassen einen größeren Energieausgleich. Wenn aber diese Nahrungsmittel gekocht werden, dann ist die chemische Aktivität eines großen Teils ihrer Substanzen reduziert.

Douglass glaubt, daß das Redoxpotential naturbelassener Nahrungsmittel einen wichtigen Faktor ihrer Heilkraft darstellt. Wie Vitamin C aktivieren sie einen optimalen Elektronenaustausch, bringen Leben in die Körperzellen und in die Körpersysteme und steigern so die Gesundheit. Er weist darauf hin, daß eine optimale Elektronen-Transportgeschwindigkeit in denaturierten Proteinen vielleicht nicht auftritt, denn die Molekular-Matrix ist verändert. Ein anderer Wissenschaftler, Dr. Chiu-Nan Lai, der eine Anzahl von Studien durchführte, um die schützenden Eigenschaften des Chlorophylls in natürlichen Nahrungsmitteln zu beschreiben, sagt folgendes: »Naturbelassene Nahrungsmittel haben ein höheres Redoxpotential als gekochte Speisen. Kochen zerstört sowohl die sauerstoffhaltigen Enzyme als auch das Pflanzengewebe und macht die Speisen mehr anaerob. Fäulnisbakterien, die eine Umgebung mit niedrigem Redoxpotential brauchen, wachsen und gedeihen auf totem, aber nicht auf lebendem Gewebe. Naturbelassene Nahrungsmittel sind deshalb sauberer.«

Natürliche Nahrungsmittel gegen Krebs

Das hohe Redoxpotential natürlicher Nahrungsmittel ist wahrscheinlich der Hauptgrund, warum sie die Grundlage für die ›sanfte‹ Krebsbehandlung und Krebsvorsorge bilden. Der letzte Bericht der Akademie der Wissenschaften in den Vereinigten Staaten über die Zusammenhänge zwischen Ernährung und Krebs gründet sich auf die Studie von mehr als 10 000 Untersuchungsdokumenten. Er empfiehlt, bei der Ernährung größeres Gewicht auf frisches Obst und Gemüse zu legen. Die Vitamine A, C und E, die in großen Mengen in frischem Blattgemüse und Früchten vorkommen, sind dafür bekannt, daß sie eine Krebsentwicklung behindern. So zeigten diese Untersuchungen, daß bestimmte Arten des Vitamins A bei Menschen chemisch verursachte Gewächse in der Brust, der Blase und der Haut verhindern.

Vitamin C, so heißt es vorsichtig in dem Bericht, kann das Krebsrisiko – besonders Magen- und Kehlkopfkrebs – verringern. Am ›Linus Pauling Institute‹ in Kalifornien wurden über drei Jahre lang Studien an Mäusen durchgeführt, die man mit Rohkost fütterte, mit frischen Äpfeln, Birnen, Tomaten, Karotten, Weizenkeimen, Sonnenblumenkernen und Bananen. Man entdeckte, daß diese Diät, ähnlich wie eine normale, krebsverhütende Eigenschaften besaß, zuzüglich großer Mengen an Vitamin C. Der Widerstand gegen die krebserregende ultraviolette Bestrahlung wurde noch größer, als man die Rohkostdiät mit großen Vitamin-C-Beigaben anreicherte. Andere Tierversuche zeigen, daß Vitamin E die Kraft hat, chemisch verursachte Tumore zu verhindern. Pflanzliche Ballaststoffe können ebenfalls gegen bestimmte Arten von Krebs schützen. Bestimmte Gemüsearten – Rosenkohl, Weißkohl, Blumenkohl und Broccoli – enthalten Substanzen, die nachgewiesenermaßen die Wirkungen der Krebserreger unserer Umwelt herabmindern.

Diejenigen, die den Krebs mit biologischen Mitteln statt mit Drogen und Bestrahlung bekämpfen, glauben, daß bösartige Geschwulste das Endstadium einer langsamen Vergiftung, besonders der Leber, durch metabolische Abfälle und durch Umweltverschmutzung darstellen. Oft ist diese langsame Vergiftung das Resultat einer unausgewogenen Ernährungsweise mit viel Proteinen und Fetten und/oder raffinierten und vorbehandelten Nahrungsmitteln. Ein Übermaß an Proteinen und ein Defizit an vitalen Nährstoffen kann Veränderungen der Zellen verursachen. ›Müde‹ Zellen nehmen weniger Sauerstoff und Nährstoffe auf, funktionieren nicht so gut beim Abbau der Abfallprodukte und ändern die Ausgewogenheit von Natrium und Kalium (Säure-Base) im Körper, so daß der Boden für den Krebs vorbereitet wird.

Der Kalium-Faktor

Die Ausgewogenheit von Natrium und Kalium und die gute Sauerstoffversorgung der Zellen spielen bei der Verhinderung und Behandlung von Krebs eine besonders wichtige Rolle. Natrium und Kalium wirken zusammen, um den osmotischen Druck zwischen interzellularen Flüssigkeiten (den Flüssigkeiten innerhalb der Zellen) und außerzellularen Flüssigkeiten (außerhalb der Zellen) zu erhalten. Kaliumverbindungen herrschen hauptsächlich in den Muskelzellen, im Gewebe, in den Organen und den Blutadern vor. Natrium findet man hauptsächlich im Blutplasma und in den Zellzwischenräumen. Je stärker jedes Element in seinem eigenen Bereich vorherrscht, um so vitaler ist der Organismus.

Natrium und Kalium sind Antagonisten in der Ernährung. Wenn ein Element überwiegt, ist die Ausgewogenheit gestört, und es kommt zu einer Beeinträchtigung der Gesundheit. Die Unausgeglichenheit zwischen Natrium und Kalium liegt fast immer daran, daß zuviel Natrium und zuwenig Kalium vorhanden ist. Tatsächlich scheinen viele Menschen in Großbritannien und in den Vereinigten Staaten an einem gewissen Kaliummangel zu leiden. Dies liegt an den Speisen, die sie zu sich nehmen, und an der Art und Weise, wie diese gekocht und verarbeitet werden. Organisch gewachsene Nahrungsmittel, die man roh verzehrt, sind reich an Kalium und arm an Natrium. In künstlich gedüngten Pflanzen ist mehr Natrium und weniger Kalium enthalten. Beim Kochen fügt man den Speisen noch mehr Natrium in Form von Salz hinzu, und vorbehandelte Nahrungsmittel werden oft mit großen Mengen an Salz gewürzt. Zuviel Salz, zusammen mit Antibiotika und anderen Drogen, veranlassen das Natrium, in die Zellen einzudringen. Das Kalium zieht sich zurück, wenn die entsprechenden Mechanismen beeinträchtigt oder völlig gestört sind.

Wenn der vitale Unterschied zwischen der inneren und der äußeren Umgebung der Zellen kleiner und kleiner wird, leiden alle Abläufe darunter. Unfähig, wirkungsvoll zu absor-

53

bieren und abzustoßen, hören sie auf, wichtige Lebensaufgaben zu erfüllen; giftige Abfallstoffe bauen sich innerhalb und außerhalb der Zellen auf. Die Symptome, die sich aus den Ablagerungen und der Verlangsamung aller Aktivitäten ergeben, sind: Müdigkeit, verringerte Widerstandskraft und schließlich Krankheit. Rohkost dagegen mit seinem hohen Kaliumgehalt scheint diesem Prozeß entgegenzuwirken.

Experten der diätetischen Krebsbehandlung, wie Max Gerson, sind überzeugt, daß der Beginn aller chronischen Krankheiten im Kaliumverlust der Zellen liegt, als Resultat einer sich langsam entwickelnden Natrium-Kalium-Unausgewogenheit im Körper. Diese Unausgewogenheit, so behauptet Gerson, führt zu schweren Störungen im Chemiehaushalt des Körpers. Kalium ist nicht nur ein wichtiger Nervenleiter, es dient auch als Katalysator für viele Enzyme des Körpers und ist notwendig, damit alle Muskeln richtig funktionieren. Kalium ist außerdem für die Umwandlung von Glukose in Glykogen in der Leber vonnöten. Eine gesunde Leber enthält doppelt so viel Kalium wie Natrium. Zu wenig Kalium verursacht Herz-Abnormitäten und kann auch zu hohem Blutdruck führen. Ein niedriger Kaliumspiegel hängt mit chronischer Müdigkeit zusammen. Kalium besitzt auch eine Affinität zu Sauerstoff. Wenn es in genügender Menge vorhanden ist, erleichtert es die Zellatmung und die Aufnahme von Sauerstoff. Dies ist ein weiterer wichtiger Faktor bei der Verhütung und der Behandlung von Krebs.

Zellatmung – ein Schlüssel zur Gesundheit

Die Art und Weise, wie naturbelassene Nahrungsmittel die Anreicherung der Zellen mit Sauerstoff fördern, ist für die Heilung genauso wichtig wie für den Schutz vor Krankheit, inklusive Krebs. Bei der Entwicklung der meisten chronischen Krankheiten, gleich um welche es sich handelt, stellt man immer eine geringere Zellatmung fest. Ein Krebsexperte, der Nobelpreisträger Otto Warburg, Direktor des ›Max-

Planck-Instituts für Zellen-Physiologie‹ in Berlin, entdeckte, daß normale Zellen auf Sauerstoff basierende Reaktionen als Energiequellen benutzen. Krebszellen reagieren anders. Sie scheinen ihre Energie von einer Chemie auf Glukose-Basis zu beziehen.

Andere Wissenschaftler, wie Heinrich Jung und P. G. Seeger, bestätigten Warburgs Arbeiten und zeigten, daß Krebs, wie viele andere Degenerationskrankheiten, von einer Störung in der Zellatmung herrührt, was nicht nur zu einer Energieverminderung führt, sondern auch zu ernsten Störungen im Metabolismus des Gesamtorganismus. Wenn die normale Zellatmung durch Rohkost wiederhergestellt wird, dann belebt sich der ganze Organismus, und die Immunität steigt.

Schon in kurzer Zeit bewirkt Rohkost oder eine Diät mit hohem Rohkostanteil verschiedene Dinge. Sie baut akkumulierte Abfallstoffe und Gifte ab. Sie stellt eine optimale Natrium-Kalium- und Säure-Base-Ausgewogenheit wieder her. Sie liefert die Nährstoffe, die für eine optimale Zellfunktion wesentlich sind. Sie erhöht die Leistungsfähigkeit der Zellen, Sauerstoff aufzunehmen, wodurch Energie für die verschiedenen Aktivitäten frei wird. Angesichts dieser wünschenswerten Eigenschaften kann es kaum überraschen, daß sich Rohkost bei der Krebsbekämpfung als so wirkungsvoll erwiesen hat.

Anti-Krebs-Diät

Eine typische Krebs-Diät besteht aus organisch gewachsenen Nahrungsmitteln, die nicht mit Pilz- und Insektenvertilgungsmitteln und künstlichem Dünger (einige haben krebserregende Rückstände) oder mit Zusätzen, Farben und Haltbarkeitsstoffen behandelt wurden. Etwa 80 bis 90 Prozent der Speisen sollten roh gegessen werden und der Proteinverbrauch nicht 30 g pro Tag überschreiten. Zuviel Protein scheint der Gesundheit zu schaden und spielt bei Krebs eine besondere Rolle. Zu viel davon führt nicht nur zu einer Anhäufung von stickstoffhaltigen Abfallstoffen und einem Mangel an B-Vitaminen (Niacin und B_6), an Kalzium, Magnesium und anderen Mineralien, sondern überanstrengt auch die Bauchspeicheldrüse (Pankreas), das Organ, welches für die Produktion der protein-verdauenden und krebsverhütenden Enzyme verantwortlich ist. Tatsächlich sehen manche Wissenschaftler den Verlust der Pankreas-Funktionen als Hauptursache des Krebses an. Eine kräftige, gut funktionierende Bauchspeicheldrüse ist eine besonders gute Gesundheitsversicherung. Viele ernährungsorientierte Therapeuten glauben auch, daß bei Krebspatienten die Enzyme, die ihre Bauchspeicheldrüse produziert, besser für die Krebsbekämpfung zur Verfügung stehen sollten als für die Verdauung der Proteine.

Eine Anti-Krebs-Diät enthält auch wenig Fett. Nicht mehr als 10 bis 20 Prozent des täglichen Kalorienverbrauchs sollten aus Fett bestehen, das nicht erhitzt wird und aus frischen Samen, Nüssen, bestimmten Früchten und Gemüsen herrührt. Butter, Margarine und behandelte Pflanzenfette sind mit größtem Mißtrauen zu betrachten. Rohes Eigelb von Freilandhühnern ist erlaubt, aber die Milchprodukte müssen aus frischer Milch hergestellt sein, zum Beispiel Quark und zu Hause hergestellter, nicht erhitzter Yoghurt. Von Ziegenmilch glaubt man, daß sie mehr Anti-Krebs- und Anti-Arthritis-Substanzen enthält als Kuhmilch.

Fermente

Gegorene Nahrungsmittel wie vergorene Körner und Säfte, Sauerkraut, Nuß- und Samen-Käse spielen ebenfalls eine positive Rolle bei den meisten Krebsbehandlungsmethoden. Die Milchsäure begünstigt die Entwicklung der hilfreichen Darmbakterien (Acidophilus), die ihre schädlichen Verwandten (Escherichia Coli Bakterien, die durch Fleisch begünstigt werden, sind besonders schädlich) vernichten und Verdauung und Assimilierung verbessern. Da gegorene Nahrungsmittel sozusagen schon ›vorverdaut‹ sind, strengen sie das bereits erkrankte Verdauungssystem weniger an. Der deutsche Krebsforscher Dr. Johannes Kuhl, einer der ersten, der die Vorzüge der Milchsäure bei der Krebsbehandlung erkannt hat, behauptet, daß die tägliche Diät zu 50 bis 75 Prozent aus natürlich vergorenen Nahrungsmitteln bestehen sollte.

Sprößlinge aus Samen und Getreidekörnern sind ebenfalls häufig Bestandteil einer Krebsdiät. Sie reinigen den Körper von giftigen Ausscheidungen, sind außerordentlich reich an essentiellen Vitaminen, Mineralien und Enzymen, liefern leicht assimilierbare Proteine und neigen dazu, dem Blut mehr Basen zuzuführen. Diese basische Beschaffenheit naturbelassener Nahrungsmittel ist ebenfalls ein wichtiger Faktor der Krebsbehandlung. Unter anderem hilft sie der Bauchspeicheldrüse, krebsbekämpfende Enzyme zu produzieren. Der geachtete Krebsspezialist Hans Neiper meint, die größte Herausforderung bei der Krebsheilung liege darin, Wege zu finden, um die schützende Schleimhülle zu durchbrechen, mit der sich die Krebszellen umgeben.

Die Enzyme der Bauchspeicheldrüse haben die Kraft, diese Schleimbarriere zu zerstören, so daß die Krebszellen leichter durch das Immunsystem des Körpers vernichtet werden können. Bestimmte Substanzen in rohen Früchten und Gemüsen (insbesondere die Enzyme Chymotrypsinogen, Trypsin und Bromelains sowie das Vitamin Beta-Karotin) scheinen diese Kraft ebenfalls zu besitzen.

Lebende Säfte

Säfte aus rohen Früchten und Gemüsen sind ein wichtiger Bestandteil der Anti-Krebs-Diät. Rohe Säfte sind ebenso gesundheitsfördernd wie feste rohe Nahrungsmittel, aber sie strengen das Verdauungssystem weniger an. Konzentrierte Vitamine, Mineralien, Spurenelemente, Enzyme, Zucker und Proteine, die in ihnen enthalten sind, werden vom Blutkreislauf aufgenommen, sobald sie Magen und Dünndarm erreichen. Die amerikanische Immuntherapeutin und Krebsexpertin Virginia Livingston veranlaßt ihre Patienten, so oft wie möglich rohe Säfte zu trinken und empfiehlt einen Liter Karottensaft pro Tag; außerdem Säfte aus Äpfeln, Kohl, Gurken, Spinat, Tomaten und roter Bete. Natürlich sind riesige Mengen von frischen Früchten und Gemüsen nötig, um den Saft herauszupressen. Die Krebs-Diät von Dr. Gerson schreibt vor, zehn Gläser frischen Karotten-, Apfel- und Grünen-Gemüse-Saft pro Tag zu trinken.

Von den 60 Millionen jährlichen Todesfällen in der Welt hat Krebs einen Anteil von fünf Millionen, und die meisten davon ereignen sich in Europa und Nordamerika. Alle Behandlungsmethoden, die nicht auf der Ernährung beruhen, selbst die neuesten (Hitzetherapie, Kältetherapie, Lasertherapie) beruhen auf der Verwendung von äußeren Mitteln, um Wucherungen abzutöten. Sie können wenig dazu beitragen, den Körper anzuregen, mit dem kranken Gewebe fertig zu werden, und sie können nicht genügend Widerstand aufbauen, um erneut auftretenden Krebs zu bekämpfen. Die letzte ›Wunderdroge‹, die getestet wird, ist Interferon, eine gewerblich hergestellte Version einer Substanz, die der Körper selbst produziert.

5
Die erstaunlichen Pflanzen-faktoren

Zusätzlich zu Vitaminen und Mineralien enthalten unge-kochte Speisen noch zahlreiche Substanzen, deren Auswir-kungen auf den lebenden Organismus wir erst zu untersu-chen begonnen haben: flüchtige essentielle Öle, natürliche Antibiotika, Pflanzenhormone, Pigmente wie Bioflavonoid, Chlorophyll, Anthocyans und verschiedene Faserstoffe. Fast in allen pflanzlichen Nahrungsmitteln gibt es aktive Substan-zen, die einen positiven Effekt auf die menschliche Gesund-heit ausüben. Aber die Biochemie der Pflanzen ist außeror-dentlich komplex, und die Auswirkungen der pflanzlichen Substanzen auf den menschlichen Körper sind noch wenig untersucht worden. Einige dieser Substanzen, von denen die meisten durch Hitze zerstört oder drastisch verändert wer-den, scheinen für die Gesundheit außerordentlich wichtig zu sein. Verschiedene Arten von Ballaststoffen und Pigmenten, die in reichlicher Menge in einer Rohkostdiät vorkommen, haben nachweislich gesundheitsfördernde Eigenschaften. Manche von ihnen, wie Chlorophyll, Anthocyans und Pek-tin, helfen sogar dabei, den Körper gegen Schädigungen durch Luftverschmutzung und Strahlung zu schützen. Sie könnten ebenfalls bei der Krebsverhütung und beim Alte-rungsprozeß von Nutzen sein.

Der unspezifische Widerstand
gegen Krankheit und Altern

Russische Wissenschaftler wie Professor I. I. Brekhman und I. V. Dardymov von der russischen Akademie der Wissenschaften in Wladiwostok haben Jahrzehnte auf das Studium von Kräutern und pflanzlichen Nahrungsmitteln verwendet, die die Fähigkeit haben, die ›unspezifische Widerstandskraft‹ des menschlichen Körpers gegen Krankheit und frühes Altern zu stärken. Sie haben dargelegt, daß bestimmte Pflanzensubstanzen, enthalten in den Nahrungsmitteln, die wir verzehren, und den Pflanzen, die wir zur Heilung verwenden, nicht nur den Körper passiv beeinflussen – indem Verdauungssäfte angeregt oder Schleimhäute im Verdauungssystem beruhigt werden –, sondern auch ganz allgemein den Gesamtorganismus kräftigen. Anders als Tabletten, die ein Körpersystem anregen und ein anderes schädigen, werden diese Substanzen in Rohkost und Pflanzenpräparaten dem Körper in einer Verbindung zugeführt, die schon durch die Natur chemisch ausbalanciert ist. Das Vorhandensein dieser Faktoren in naturbelassenen Nahrungsmitteln erklärt auch, warum der schwedische Experte für Rohkost-Therapie Dr. Henning Karstrom sagt: »Selbst wenn Sie alle 50 bekannten Nährstoffe – das heißt Vitamine, Mineralien, essentielle Aminosäuren, Fettsäuren etc. – in Ihre Diät einschließen, so wird Ihre Gesundheit doch leiden, solange Sie nicht ebenfalls große Mengen an naturbelassenen Nahrungsmitteln zu sich nehmen.«

Lassen Sie uns einen Blick auf einige dieser Pflanzenfaktoren in rohen Nahrungsmitteln werfen.

Essentielle Öle und Bitterstoffe

Der Geruch einer Pflanze kann auf bis zu 50 verschiedene aromatische Verbindungen zurückzuführen sein, die man als essentielle Öle oder Essenzen extrahieren kann. Pfefferminze, die Schale von Zitrus-Früchten und andere stark duftende

Kräuter und Früchte sind besonders reich an ätherischen Ölen. Die Wirkungen der ätherischen Öle sind erstaunlich vielseitig. Äußerlich angewendet, können manche aufgrund ihrer milden antibiotischen Eigenschaften Hautreizungen beruhigen. Andere können Muskelverspannungen und Schmerzen erleichtern. Andere, oral (durch den Mund) genommen, erleichtern Husten und rauhe Kehle, aktivieren Leber und Galle, stimulieren leicht die Peristaltik (rhythmisches Zusammenziehen des Darms), reduzieren Vergärung und Zersetzung im Darm und schützen den Dickdarm vor schädlichen Chemikalien. Andere können auch inhaliert werden – gegen Blutandrang oder um eine Stimmungsänderung zu bewirken, wie in der Aroma-Therapie. Aber eine ihrer wichtigsten Wirkungen ist vielleicht die Anregung der Speicheldrüse und des Darms, Verdauungsenzyme auszuscheiden.

Bitterstoffe, die in frischen Pflanzensäften enthalten sind, wirken hauptsächlich auf die Verdauung. Sie fördern die Sekretion der Verdauungsenzyme, üben eine beruhigende Wirkung auf den Verdauungstrakt aus und fördern die Assimilation der Nährstoffe. Besonders reich an Bitterstoffen sind Beifuß, Wermut, Angelika, Benediktenkraut; viele Aperitifs, Verdauungsmittel und Liköre enthalten Bitterstoffe.

Pflanzenhormone können die Immunität fördern

Wie Tiere, brauchen auch Pflanzen Hormone, um chemische Prozesse einzuleiten. Tatsächlich nehmen die Hormone in den Pflanzen den Platz des Nervensystems ein. Die Struktur einiger Pflanzenhormone ist den menschlichen Hormonen so ähnlich, daß sie deren Aktionen verstärken. Secretine, eine Gruppe von hormonartigen Substanzen in Pflanzen, sollen die Bauchspeicheldrüse stimulieren und die Produktion von Hormonen fördern, die mit jugendlicher Haut zusammenhängen.

Enzyme: Kraftwerk für Gesundheit

Enzyme sind für die Gesundheit vielleicht die wichtigsten Pflanzenfaktoren. Sie werden durch Kochen vollkommen zerstört. Enzyme sind wichtige Auslöser für die metabolische Maschinerie eines jeden Lebewesens. Einige sind außerordentlich kraftvoll. Das Pepsin, das im Magen produziert wird, spaltet in wenigen Minuten Eiweiß in Protein-Unterabteilungen, genannt Peptide, aber im Laboratorium dauert der gleiche Prozeß 24 Stunden und auch nur, wenn das Eiweiß in starker Säure oder Base gekocht wird.

Es gibt Zehntausende von Enzymen, die im menschlichen Körper arbeiten; etwa 50 000 allein in der Leber. Sie spalten die Speisen auf und assimilieren sie, bauen neues Gewebe auf, reparieren es und produzieren weitere Enzyme, so daß die vitale Arbeit fortgesetzt werden kann.

Viele praktische Ärzte, die Rohkostdiät als Heilmittel verwenden, behaupten, daß die Enzyme in der Rohkost so wichtig sind, weil sie das körpereigene Enzymsystem unterstützen. Jede Speise, so sagen sie, enthält genau die Enzyme und Ko-Faktoren (Vitamine und Mineralien, die mit dem Enzym zusammenhängen), die zur Aufspaltung gerade dieser Speise notwendig sind. Wenn wir nun diese Enzyme durch Kochen oder Weiterverarbeitung zerstören, muß unser Körper mehr eigene Verdauungsenzyme produzieren, um die Speisen richtig verdauen und aufnehmen zu können. Falls Sie nicht ein ganz besonders kräftiges Enzyme produzierendes System geerbt haben, so wird im Laufe der Jahre ohne die Enzyme der Rohkost Ihre körpereigene Enzymproduktionsfähigkeit abnehmen. Wird Ihr Körper aber zusätzlich von außen her mit Enzymen versorgt, so sagen diese Ärzte, dann leben Sie länger, bleiben gesünder und sehen jünger aus.

Konservative Ärzte und Biochemiker neigen dazu, solche Argumente abzuwerten. Sie behaupten, daß exogene Nahrungsenzyme nicht notwendig sind. Sie meinen, daß die Enzyme nicht wichtiger als andere Proteine sind, und sie sagen, daß die Vorstellung, Enzyme könnten die Gesundheit in irgendeiner Weise beeinflussen, nur der Phantasie falsch informierter Ernährungs-Fans entspringt. Ein großer Teil der in Europa durchgeführten Untersuchungen zeigt jedoch, daß sie unrecht haben.

Professor Artturi Ilmari Virtanen, Biochemiker und Nobelpreisträger aus Helsinki, zeigt, daß Enzyme schon im Mund frei werden, wenn rohe Gemüse zerkaut werden. Bei der Zerkleinerung geraten die Enzyme in Kontakt mit ihrem respektiven Nährboden und bilden neue physiologisch aktive Substanzen, die wegen ihrer hohen biologischen Aktivität für die Gesundheit sehr wichtig sind.

Nahrungsenzyme leben weiter

Andere europäische Studien haben bewiesen, daß die Vorstellung, Enzyme würden durch den Verdauungsvorgang im Magen verändert, falsch ist. Ausgedehnte Tests von Kaspar Tropp in Würzburg, von Chalaupka und anderen haben gezeigt, daß der menschliche Körper imstande ist, die Enzyme zu schützen, während sie den Verdauungstrakt passieren, so daß 60 bis 80 Prozent den Dickdarm völlig intakt erreichen. Dort bewirken sie eine Änderung der Darmflora, indem sie den Sauerstoff, den sie vorfinden, anziehen und binden. Dieser Vorgang vernichtet die von Sauerstoff lebenden Bakterien, die für Gärung, Fäulnis und Vergiftung verantwortlich sind und die, auch nach Meinung der konservativen Wissenschaftler, zur Entwicklung der degenerativen Krankheiten, einschließlich Krebs, beitragen.

Schutz vor Dysbakterie

Eine gesunde Darmflora produziert Vitamin K und alle Vitamine des B-Komplexes. Wenn nun aufgrund von Antibiotika oder durch schädliche Bakterien die hilfreichen Bakterien zerstört werden, dann erhält man einen Zustand, der als Dysbakterie bekannt ist. Dysbakterie führt zu einer Schwächung des Immunsystems, zu Verdauungsstörungen und zur Bildung von chemischen Verbindungen der Gallensäure; diese sind giftig und können zu Krankheiten führen.

Die Wichtigkeit einer gesunden Darmflora wird heute von Wissenschaftlern, die sich mit Krebsverhütung beschäftigen, besonders hervorgehoben. Eine Anzahl von Studien hat dargelegt, daß die Ernährung stark die Aktivität der Enzyme und die Mikro-Organismen in der Darmflora beeinflußt. Eine Zeitlang hat man eine Ernährung mit hohem Fettgehalt mit der Krebsentwicklung in Verbindung gebracht, wahrscheinlich, weil bestimmte Mikro-Organismen im Darm krebsfördernde Stoffe aus der Gallensäure produzieren. Wenn Dysbakterie vorhanden ist und gesundheitsschädigende Fäulnisbakterien sich entwickeln können, dann bilden sich Histamine, die Allergien verursachen können. Außerdem scheiden sie Ammoniak und andere Chemikalien aus, die auf die Darmwand entzündlich wirken und in den Blutkreislauf gelangen, wodurch sie den Körper vergiften und für ernste Krankheiten anfällig machen. Gegen dies alles können die Enzyme in ungekochten Speisen schützen.

Tiefgefrorene Pflanzenenzyme kann man als Ergänzung zur Nahrung einnehmen. Zusammen mit Proteinen helfen sie bei der Verdauung und Assimilierung. Eins von ihnen ist Bromelain aus der Ananas. Ebenso Papain aus der Papayafrucht. Chemisch hergestelltes Papain ähnelt stark dem Pepsin, dem Protein verdauenden Enzym, das vom Magen produziert wird. Papain ist imstande, das 35- bis 100fache seines eigenen Gewichts an Proteinen zu verdauen. Rohe Papaya wird auch zum Heilen von Wunden verwendet; das darin enthaltene Papain verdaut das tote Gewebe, welches den Heilungsprozeß verzögert.

Ballaststoffe können Ihr Leben retten

Ätherische Öle, Hormone, Bitterstoffe und Enzyme sind nicht die einzigen Wunder wirkenden Pflanzensubstanzen. Zwei weitere sind außerordentlich wichtig: Plantix und Plant

Colorants. Sollten Sie noch nie von ›Plantix‹ gehört haben, so haben Sie eine ausgezeichnete Entschuldigung. Das Wort ist erst kürzlich von Wissenschaftlern am ›Syntex Laboratorium‹ in Kalifornien geprägt worden, um die weitverbreitete Idee zu zerstreuen, daß Kleie die einzige Art von pflanzlichen Ballaststoffen ist. Plantix oder Pflanzengewebe ist viel mehr als Kleie, die hauptsächlich aus Zellulose besteht. Plantix ist auch Lignin (holzige Baumfaser), Pektin, Gummi und Halb-Zellulose, eine Verwandte der Zellulose. Dies sind Substanzen, die man erst jetzt ernsthaft zu untersuchen beginnt.

Gewebe ist das, was übrig bleibt, wenn man alle Nährstoffe aus der Nahrung entfernt hat. Aber zu glauben, daß es inaktiv sei, wie viele Ernährungswissenschaftler lange glaubten, wäre falsch. Gewebe, besonders rohe Pflanzenfasern, üben aktive Wirkungen auf den Verdauungsapparat aus.

Viele pflanzliche Ballaststoffe in Ihrer Ernährung bewirken zumindest fünf wichtige Dinge:

1. Eine bessere Peristaltik (Magen- und Darmbewegung zum Weitertransport der Nahrung). Dies verringert die Verdauungszeit und reduziert damit die Gefahr der Einwirkung schädlicher Substanzen auf die Schleimhäute.

2. Mehr Masse in allen Teilen des Verdauungsapparates. Dies fördert die Peristaltik und verringert die Verdauungszeit. Außerdem verleiht es länger ein Sättigungsgefühl, was nicht unwichtig ist, wenn man weniger zwischen den Mahlzeiten essen will. Mehr Darminhalt sichert auch eine stetigere Nährstoffaufnahme, und die schädlichen Substanzen, von Ballaststoffen umgeben, können nicht so leicht an die Darmwände gelangen.

3. Weniger schädliche Bakterien. Sie verursachen Fäulnis im Kot, produzieren krebserregende Substanzen aus der Gallensäure und scheiden große Mengen Ammoniak und andere Chemikalien ab, die die Schleimhäute im Verdauungstrakt entzünden.

4. Anreicherung der hilfreichen Mikro-Organismen im Darm, einschließlich derer, die die wichtigen B- und K-Vitamine aufbauen.

5. Eine Reduzierung der Fettmenge, die während der Verdauung absorbiert wird, was wichtig für die Gewichtsregulierung ist.

Pektin beeinflußt den Metabolismus der Fette und senkt das Cholesterol im Körper. Wie jeder, der Marmelade kocht, weiß, haben Pampelmusen, Orangen und Äpfel viel Pektin. Pektin ›fängt‹ auch die Moleküle der Schwermetalle (Blei, Kadmium etc.) ein und entfernt sie aus dem Körper.

Eine schleimartige Faser, die man im Seetang findet und die ›Sodium Alginate‹ genannt wird, scheint die Absorbierung des radioaktiven Strontiums 90 verhindern zu können und reduziert wahrscheinlich auch die Schäden anderer Strahlenbelastungen. Die Art von Plantix, die man in der Luzerne findet, ist dafür bekannt, daß sie bei Tieren der giftigen Wirkung von Drogen, Chemikalien und Nahrungsmittelzusätzen entgegenwirkt.

Ernährung mit einem großen Anteil an rohen pflanzlichen Bestandteilen versorgt den Körper mit vielen nützlichen Ballaststoffen. Jeder Ballaststoff mit seinen eigenen schützenden Substanzen. Diese Entdeckungen sind im 20. Jahrhundert mit seinem städtischen Leben besonders wichtig, da wir mehr und mehr den schädlichen Wirkungen der Luftverschmutzung und den chemischen und giftigen Substanzen ausgesetzt sind, die wir mit der Nahrung und der Atemluft aufnehmen. Wie radioaktive Strahlung schädigen diese Gifte die Proteine des Körpers, die Zellmembranen und die Gene, die mit dem Altern zusammenhängen. Sie scheinen zur Vergiftung des Körpers beizutragen, was wiederum zu vielen Leiden, von Migräne bis zu Krebs, führt. Das Plantix in naturbelassenen Nahrungsmitteln trägt zum Schutze gegen diese schädlichen Auswirkungen bei.

Grüne Zauberkraft und Anthocyan

Die Pigmente, die therapeutisch wohl am interessantesten von allen wertvollen Pflanzenstoffen sind, heißen Chlorophyll, Anthocyan und Bioflavinoid. Lebende Pflanzen vollbringen das unglaubliche Meisterstück, Lichtenergie in chemische Energie umzuwandeln; ein Prozeß, der Photosynthese genannt wird. Dies würden sie ohne Chlorophyll, dem Pigment, das den Blättern seine grüne Farbe verleiht, nicht schaffen.

Dr. Hans Fischer, der 1930 den Nobelpreis gewann, wies darauf hin, daß das Chlorophyll sehr dem Hämoglobin ähnlich ist, einem Pigment, das dem menschlichen Blut seine Farbe verleiht und Sauerstoff transportiert. Der Unterschied zwischen beiden Pigmenten besteht darin, daß Chlorophyll einen Magnesiumkern und Hämoglobin einen Eisenkern besitzt. So eng ist diese Verwandtschaft, daß, wenn man anämische Kaninchen mit Chlorophyll füttert, sich schon innerhalb von 15 Tagen wieder die normale Menge an roten Blutkörperchen gebildet hat, und es ist vollkommen ungiftig. Das Chlorophyll jedoch, das chemisch behandelt wurde, um ›Unreinheiten‹ zu beseitigen, hat nicht diese korrigierende Wirkung auf Anämie. Im Gegenteil, es vergiftet wahrscheinlich das Knochenmark, wo die roten Blutkörperchen produziert werden. Spinat, Kohl und Brennesselsaft sind reich an Chlorophyll und sind mit großem Erfolg auch bei Menschen in der Anämiebehandlung eingesetzt worden. Der Kohlsaft hat sich als besonders wirkungsvoll bei der Heilung von Magengeschwüren herausgestellt. Tatsächlich hat Chlorophyll beachtliche Erfolge bei der Behandlung folgender Krankheiten zu verzeichnen: Herzkrankheiten, Arteriosklerose (Arterienverkalkung), Nebenhöhlenentzündung, Knochenmarkentzündung, Parodontalpyorrhoe und Depressionen.

Betrachtet man die Untersuchungen mit Bakterien an der Universität von ›Texas Systems Cancer Center‹ und anderswo, zeigt sich, daß Chlorophyll genetische Veränderungen blockiert, die die krebserregenden Substanzen im Zellkern verursachen. Oral oder rektal eingenommen, behindert es die Aktivitäten der schädlichen proteinzerstörenden Bakterien und der Enzyme, die die Proteine im Darm zur Fäulnis bringen. Durch Chlorophyll wird der Speichel mehr alkalisch, ein Vorteil, wenn man Kohlehydrate zu sich nimmt. Aus diesen und anderen Gründen wird Chlorophyll oder vielmehr rohe Säfte, die viel Chlorophyll enthalten, oft bei der Behandlung von Allergien und Verdauungsproblemen verschrieben.

Eine andere Pigment-Gruppe, die Anthocyane, wurde bis jetzt zur Behandlung von Krebs und Leukämie herangezogen. Rote Bete enthält in großen Mengen ein besonderes Anthocyan. Der Name, der am häufigsten im Zusammenhang mit der Anwendung von Rote-Bete-Saft zur Heilung und Verhinderung von radioaktiv verursachtem Krebs erwähnt wird, ist der von Dr. Siegmund Schmidt, einem unermüdlichen Streiter gegen nukleare Spaltstoffe.

Bioflavinoide, die erstaunlichen Störungssucher

Bioflavinoide sind Pigmente, die in besonders hoher Konzentration im Pelz der Pampelmusen, Orangen und Tangerinen vorkommen und auch in geringerer Konzentration in allen rohen pflanzlichen Nahrungsmitteln. Sie sind jedoch hochaktiv, instabil und werden leicht durch Hitze und an der Luft zerstört. Deshalb sind sie im Orangensaft nur in geringfügiger Menge enthalten. Um die Vorteile der Bioflavinoide auszunutzen, lassen Sie ein wenig von dem Pelz an der Frucht, wenn Sie sie schälen.

Die Existenz dieser besonders interessanten Gruppe von Farbstoffen wurde 1936 durch den Nobelpreisträger Albert Szent-Györgyi, einen ungarischen Biochemiker, entdeckt, der zum erstenmal das Vitamin C isolierte. Substanzen mit exotischen Namen bilden diese Gruppe: Hesperidin, Rutin, Vitamin P, Flavone, Flavonals, die sogenannten methoxylated Bioflavinoide Nobiletin und Tangeretin, Eriodictyol und so weiter. Seit 1930 wurden viele Untersuchungen in der Sowjetunion, in den Vereinigten Staaten und in Europa durchgeführt, die ihre gesundheitsfördernde und gesundheitserhaltende Kraft bewiesen haben.

In den Pflanzen selbst spielen die Bioflavinoide eine schützende Rolle; ebenso beim Menschen. Nobiletin und ein ihm nahe verwandtes Bioflavinoid scheinen eine größere entzündungshemmende Kraft zu haben als Cortison. Andere bekämpfen, allein oder in Kombination, aktiv infektiöse Bakterien, Viren und Pilze. Rutin, ein Bioflavinoid, das man im Buchweizen entdeckt hat, ist dafür bekannt, Depressionen lindern zu können. Selbst in kleinen Dosen verändert es die Gehirnwellen. Die Wirkung ist eine Kombination zwischen Beruhigung und Anregung. Rutin ist ein Bioflavinoid, das äußere blaue Flecke und geplatzte Blutäderchen in der Haut verhindert. Nobiletin und Tangeretin verstärken die Aktivität einer bestimmten Gruppe von Enzymen, die den Körper von Drogen, Schwermetallen und den unverbrannten Kohlenwasserstoffen der Autoauspuffgase befreien. Indirekt sind daher die beiden Bioflavinoide krebsverhütend. Ob dies einer der Gründe ist, warum so viele Krebsformen auf Rohkost ansprechen?

Hilfe für dickflüssiges Blut

Experimente bei Menschen und Tieren haben gezeigt, daß die methoxylated Bioflavinoide, die besonders in Orangen und Tangerinen vorkommen, das Verklumpen der roten Blutkörperchen stark reduzieren. Bei einem Versuch an Patienten mit zähflüssigem Blut, bei dem diese drei Wochen lang vier Orangen oder fünf Tangerinen täglich essen mußten, wurde die Zähflüssigkeit des Blutes um sechs Prozent heruntergedrückt.

Die allgegenwärtigen Mikroben, die Erkältungen, Grippe und verschiedene kleinere Infektionen verbreiten, scheinen die methoxylated Bioflavinoide zu fürchten. Ob dies einer der Gründe ist, warum die Rohkostenthusiasten weniger an Erkältungskrankheiten leiden?

Die weitreichenden Auswirkungen der Bioflavinoide sind noch längst nicht völlig untersucht worden. Einer ihrer interessantesten Aspekte ist, daß sie besonders aktiv und nützlich zu sein scheinen, wenn der Organismus unter größtem Streß steht. Deshalb nehmen Wissenschaftler an, daß es eine ihrer Hauptaufgaben sein könnte, die Schwankungen der Körperfunktionen bei Krankheit und Streß zu korrigieren. Tatsächlich üben die Bioflavinoide im Körper eine solche Fülle von Verteidigungsaktionen aus, daß die schützende Qualität der Rohkost wahrscheinlich auf sie zurückgeführt werden kann.

Kräuterweisheit

Fast alle Pflanzen haben spezielle Wirkungen, die man nicht den besonderen Faktoren zuschreiben kann, die wir soeben diskutiert haben. Nehmen Sie Knoblauch und Zwiebeln, denen man nachsagt, daß sie das Blut reinigen. Sie senken den Cholesterinspiegel und wirken den Fettablagerungen an den Innenwänden der Blutgefäße entgegen. Sie haben auch antibiotische Eigenschaften. Knoblauch, in bescheidenen Mengen über eine längere Zeit genossen, hilft dabei, schädliche Metalle aus dem Körper zu spülen. Brombeeren entfernen giftige Restbestandteile aus dem Körper. Artischocken stimulieren die Leber, Kohl ist entzündungshemmend und antibiotisch, Blattsalat wirkt beruhigend, Petersilie ist ein Nieren-Tonikum und ein natürliches Deodorant.

Das Wissen über Kräuter hat sich in der Menschheit seit Tausenden von Jahren angehäuft, jedoch werden viele der hochaktiven Substanzen, die den Pflanzen ihre sanfte, aber außerordentliche Kraft verleihen, durch Hitze zerstört.

6
Die geheime Kraft der Pflanzen

Die wiederbelebenden Eigenschaften der Rohkost können nicht völlig durch Begriffe wie Vitamine, Mineralien und andere Substanzen, die in ihr enthalten sind, erklärt werden. Bircher-Benner glaubte, daß die Vitalität, die Rohkost spenden kann, von ihrer ›Lebendigkeit‹ abhängt. Dies ist etwas, was mit der rein chemischen Analyse nicht in Einklang zu bringen ist.

Sonder-Energie

Bircher-Benner behauptete, daß Pflanzen eine besondere Form von Energie enthalten, die durch Photosynthese direkt von der Sonne stammt. Wenn wir Pflanzen essen, nehmen wir auch diese spezielle Energie in uns auf.

Bircher-Benner behauptete, daß die Pflanzen durch Photosynthese eine sehr hohe Ordnung der Sonnenenergie umwandeln und speichern. Da die Qualität dieser Energie durch alle möglichen Arten von physikalischen und chemischen Prozessen, wie Welken, Kochen, Weiterverarbeiten, herabgesetzt wird, erhalten wir die beste Art von Energie, die möglich ist, wenn wir frische rohe Pflanzenkost zu uns nehmen.

Aufnahme negativer Entropie

Etwa 40 Jahre später bestätigte der österreichische Physiker und Nobelpreisträger Erwin Schrödinger die Hypothese von Bircher-Benner mit seiner eigenen Theorie. Er versuchte sie jedoch so zu formulieren, daß auch Physiker es akzeptieren konnten:

»Was ist dieses wertvolle Etwas, das in Nahrungsmitteln enthalten ist und uns vor dem Tode bewahrt? Dies ist leicht zu beantworten. Jeder Prozeß, Vorgang, Ereignis – nennen Sie es, wie Sie wollen – mit einem Wort, alles was in der Natur vor sich geht, bedeutet eine Zunahme der Entropie in dem Teil der Welt, wo sie vor sich geht. So erhöht ein lebender Organismus ständig seine Entropie – oder Sie können auch sagen, er produziert positive Entropie – und nähert sich so dem gefährlichen Stadium der maximalen Entropie, welche der Tod ist. Er kann sich nur davor bewahren, das heißt lebendig bleiben, indem er ständig aus seiner Umgebung negative Entropie aufnimmt... Wovon sich ein Organismus ernährt, ist negative Entropie..., die in sich selbst eine Ordnungsgröße darstellt. So besteht das Mittel, durch welches sich ein Organismus auf einem hohen Niveau der Ordnung hält (= ein ziemlich niedriges Niveau der Entropie) in einer ständigen Aufnahme von Ordnung aus der Umgebung.«

Bircher-Benner wie auch Schrödinger glaubten, daß der Körper, um gesund zu bleiben, »Ordnung in sich aufnehmen« muß. Wir müssen also unserem Körper frische, ›lebendige‹ Nahrungsmittel zuführen mit der höchsten Qualität an Nahrungsenergie, einer Energie, die nicht durch Oxydation, Weiterverarbeitung oder Erhitzen entwertet ist.

Energie in struktureller Einheit

Brekhman prägte den Ausdruck ›strukturelle Information‹. Damit meinte er etwas, was Schrödingers ›Ordnung‹ sehr nahe kommt. Er meinte, daß nicht nur die Nährstoffe, die chemisch bestimmt werden können – Vitamine, Mineralien, Proteine und so weiter – für die Gesundheit von Wichtigkeit sind, sondern auch die komplexe Art und Weise, wie sie und andere unbekannte Stoffe in einer besonderen Nahrung kombiniert vorkommen und weiterhin die Qualität der Energie, die diese Nahrung enthält. Die Bearbeitung der Nahrung begrenzt die strukturelle Information an den Organismus und schränkt damit ihre gesundheitsfördernde Wirkung ein. Frische Nahrungsmittel enthalten mehr strukturelle Information als gekochte und weiterverarbeitete Nahrungsmittel. Sie sind biologisch aktiver.

In Experimenten hat Brekhman gezeigt, daß Tiere, die Nahrungsmittel mit viel struktureller Information erhalten, physische Aufgaben über einen weit längeren Zeitraum durchführen können als Tiere, die mit bearbeiteten Nahrungsmitteln gefüttert werden, selbst wenn beide die gleiche Kalorienmenge enthalten und damit, nach konservativem biochemischen Standard, den Organismus mit der gleichen Energiemenge versorgen. Brekhman ist an bestimmten, pharmakologischen Substanzen besonders interessiert, die offenbar den Körper in hohem Maße mit struktureller Information versorgen und ihm damit einen höheren Grad von Gesundheit und Energie verleihen. Er mißt die Wirkung einer Pflanzensubstanz oder einer Nahrung auf den Körper in Begriffen, die er »significant units of action« – SUA (bedeutsame Aktionseinheit) nennt. Dabei wird gemessen, wie lange ein Tier eine festgelegte Arbeit verrichten kann, wenn es mit einer bestimmten Nahrung gefüttert wird.

Der amerikanische Biochemiker Roger Williams, der wegen seiner Entdeckung der Pantothensäure, eines B-Vitamins, berühmt wurde, scheint in mancher Hinsicht die gleichen Ideen wie Schrödinger und Brekhman zu haben, wenn er sagt, daß es Zeit sei, damit aufzuhören, den Wert der Nahrung allein nach Kalorien zu bestimmen. Er sagt: »In unseren Laboratorien haben wir kürzlich nach einem alternativen Kriterium gesucht, um den Wert einer Nahrung zu bestimmen. Wir bemessen ihn nach seinem ›trophischen‹ Wert oder Nichtkalorienwert. Durch Experimente bestimmen wir, wieviel neues Gewebe die fragliche Nahrung produzieren kann, und zwar über das hinausgehend, was die Kontrolltiere produzieren, die statt des zu testenden Nahrungsmittels mit Kohlehydraten gefüttert werden. Diese Methode ... mißt das effektive Vorhandensein sämtlicher Nährstoffe, die für die Bildung und Heilung eines Gewebes notwendig sind, einschließlich der unbekannten Substanzen, falls sie existieren sollten.«

Williams scheint nichts von Brekhmans Arbeit zu wissen. Obgleich er sorgfältig herausstreicht, daß Kochen und weitere Bearbeitung Nährstoffe zerstören, tendiert er dazu, wie die meisten Ernährungsexperten in Großbritannien und den Vereinigten Staaten, von der Idee Abstand zu nehmen, daß naturbelassene Nahrungsmittel eine besondere Energiequalität besitzen.

Auf der Suche nach neuen Einsichten

Wenn Schrödinger und die anderen recht haben, wenn ein Organismus »Ordnungen aufnehmen« muß, um lebendig zu bleiben, und wenn der Grund dafür, daß naturbelassene Nahrungsmittel so viele wirkungsvolle Eigenschaften für die Gesundheit besitzen, dann müssen wir uns zwei Fragen stellen:

Erstens: Was ist die Natur dieser Ordnung?

Zweitens: In welcher Form wird sie durch die Nahrung, die wir essen, übertragen oder zumindest, wie können wir sie messen?

Dies sind Fragen, die einem konservativen Biochemiker und Ernährungswissenschaftler in der Tat sehr unbequem sind. Denn die Antworten können nicht durch eine chemische Analyse der Nahrungsmittel gefunden werden. Wenn man in das Reich der Mikrobiologie eintritt und von elektronischer Übertragung und der »Lebendigkeit der Zellen« spricht, kommt man der Sache schon näher. Man entdeckt einige erstaunliche Eigenschaften, die rohe Nahrungsmittel besitzen, aber man beschreibt doch nur die Schatten an der Wand. Wenige Wissenschaftler fühlen sich wohl bei dem Gedanken, daß es nicht die Wirklichkeit ist, die sie beschreiben, sondern nur ihre sich ewig verändernden, trügerischen

Formen, die für einen Augenblick aufscheinen. Sie nehmen den Schatten für die Sache selbst. Sie denken, wenn sie Nährstoffe chemisch im Laboratorium herstellen können, dann brauchen sie nur ein paar Kohlehydrate hinzuzufügen, um die entsprechende Kalorienmenge zu erhalten und können eine Nahrung herstellen, die genauso gut ist wie die, die sie kopieren.

Trotz revolutionärer Entdeckungen in der Physik halten die meisten Biochemiker noch an der traditionellen Vorstellung fest, daß das Universum aus Elementarteilchen besteht, und daß man alles Leben begreifen kann, wenn man diese auseinandernimmt und wieder zusammensetzt. Aber bevor ein Wissenschaftler eine dieser Fragen beantworten will, muß er erst die Voraussetzungen studieren, auf denen seine Methodenlehre aufgebaut ist und sich fragen, ob diese Voraussetzungen für das, was er entdecken will, noch angemessen sind.

Klassischer Dualismus ist nicht genug

Ärzte, die großen Wert auf Rohkost legen, haben oft die gleiche Einstellung zur Gesundheit wie Physiker auf hoher Ebene. Beide ersetzen die Newtonschen Lehren durch die Quantentheorie eines dynamischen Universums. Die Newtonsche Ansicht basiert auf einem klassischen Dualismus, auf dem nicht nur die Methodenlehren der Biochemie und der Ernährung beruhen; sie wurde auch zur wichtigen Voraussetzung der modernen Medizin, als sie in Descartes' Philosophie formuliert wurde.

Descartes teilt die Wirklichkeit in zwei separate und unabhängige Bereiche ein, den des Geistes und den der Materie – res cogitans und res extensa. Dieser Dualismus ermöglichte es den Wissenschaftlern, die Materie objektiv zu behandeln, als etwas von ihnen Unabhängiges, das auseinandergenommen, analysiert und kategorisiert werden konnte. Und tatsächlich war ein solches Paradigma der Gegebenheiten außerordentlich nützlich. Es machte im späten 19.

und frühen 20. Jahrhundert die Isolation und Kontrolle von Mikro-Organismen möglich, die sich hinter weitverbreiteten Krankheiten, von Tuberkulose bis Typhus und Pocken, verbargen. Im Bereich der Biochemie und Ernährung hat die dualistische Denkweise die Wissenschaftler befähigt, die Ursachen für die Krankheiten Beriberi und Skorbut zu finden. Sie isolierten die Substanzen, deren Fehlen die Symptome dieser Krankheiten hervorruft. Aufgrund dieser Vermutungen über die Naturgegebenheiten haben Biochemiker die 50 oder mehr lebensnotwendigen Nährstoffe, die wir bis jetzt kennen, isoliert, Mengen festgestellt und in Kategorien eingeteilt. Aber jedes vorherrschende Paradigma hat seine Grenzen. Im Bereich der Biologie und Physiologie hat diese Denkweise zu der Vorstellung geführt, daß der menschliche Körper mehr oder weniger eine Maschine ist, die aus vielen verschiedenen Teilen zusammengesetzt ist, die in einem Zusammenhang von Ursache und Wirkung stehen. Aus diesem Weltbild kommt die Vorstellung, daß die Krankheit etwas ist, was von außen kommt, ein grausamer Akt des Schicksals, verursacht durch eine externe Bedrohung wie eine Mikrobe, etwas, wofür wir nicht verantwortlich sind und was wir nicht selbst heilen können.

Eine Revolution
in den Wissenschaften ist erforderlich

Thomas Kuhn sagt in seinem Buch ›Die Struktur der wissenschaftlichen Revolutionen‹, daß jedes vorherrschende Paradigma schließlich an die Grenzen seiner Methodenlehren stößt und nicht länger von Nutzen ist. Wir glauben, daß dies augenblicklich im Bereich der Biochemie, Ernährung und Medizin geschieht. Die Newtonsche Physik und der Dualismus von Descartes erwiesen sich als nützlich für die Studien, die die Epidemien und die Krankheiten, die durch falsche Ernährung hervorgerufen werden, unter Kontrolle brachten.

Aber jetzt genügen sie nicht mehr, um mit den Krankheiten fertig zu werden, die man als ›Krankheiten der westlichen

Zivilisation‹ bezeichnet, Krebs, Diabetes, Arthritis, Magengeschwüre, Herzkranzgefäßerkrankungen, Emphyseme und so weiter.

Sie werden praktisch auch unnötig, falls die Wissenschaft Wege entdeckt, Männern und Frauen zu intensiverem Leben zu verhelfen; nicht gerade frei von offenen Krankheitssymptomen, aber so, daß sie sich gut fühlen und mehr Widerstand gegen den Alterungsprozeß entwickeln. Um diese Ziele zu erreichen, muß man vieles näher untersuchen, was miteinander in Wechselbeziehung steht. Das Verhältnis zum Streß, die psychologische Verfassung, soziale Faktoren und Faktoren der Umgebung und, was vielleicht am wichtigsten ist, die Ernährung. Alle diese Einflüsse sind viel zu komplex, um in ein Weltbild zu passen, das auf dem Dualismus von Descartes beruht. Wenn wir weiterhin versuchen, sie in unser System zu pressen und unsere Untersuchungen entsprechend ausrichten, dann werden wir nicht nur zwischen Massen von interessanten, aber unzusammenhängenden Tatsachen hin- und herschwanken, sondern unsere Anstrengungen werden statt produktiver Ergebnisse das Gegenteil bewirken. Um die Fragen, die wir gestellt haben, beantworten zu können, werden Biochemie, Medizin und Ernährungswissenschaft ihre Vorstellung über die Atome ausweiten müssen. Sie werden über die Grenzen des Newton-Descartes-Weltbildes hinausgehen und ein neues beherrschendes Paradigma entdecken müssen. Sie werden erkennen, daß die ›Stückchen‹, die sie weiterhin als separate Dinge betrachten, nicht der Realität entsprechen, sondern wie der Physiker David Bohm sagt, »ewig wechselnde Formen der Erkenntnis« sind, die nur »auf eine Realität hinweisen können, die in ihrer Gesamtheit bedingungslos ist und nicht beschrieben oder spezifiziert werden kann«.

Schließlich müssen sie ein Bewußtsein für diese bedingungslose Realität entwickeln, wie subtil es auch sein mag.

David Bohm ist ein Physiker, der in der Welt hohes Ansehen genießt. Von Einstein protegiert, hat er das klassische Textbuch über die Quantentheorie geschrieben, das auf englischsprachigen Universitäten benutzt wird. In einem anderen seiner Bücher ›Wholeness and the Implicate Order‹ (Ganzheit und die damit verbundene Ordnung) kommentiert er, »man ließ die Menschen glauben, daß... Zerstückelung der einzige Weg ist und man darum nicht nach Alternativen zu suchen brauchte. Aber nicht in der Zerstückelung kann das Leben verstanden werden... Leben ist der Fluß einer absoluten Ordnung, die die toten Formen der objektiven Welt beseelt, und als solches ist Leben zugleich ganz und nie mit den Formen der Existenz identisch. Deshalb hat es keinen Sinn, danach in den Teilen dieser Formen zu suchen«. Moderne Biologen, sagt er, sind sich über den revolutionären Charakter der modernen Physik nicht im klaren. Die meisten glauben weiterhin, daß »die Ganzheit des Lebens und des Geistes in mehr oder weniger mechanischen Begriffen verstanden werden kann«. In der modernen Physik, so fährt er fort, »sieht man die Teile in direktem Zusammenhang... ihre dynamischen Beziehungen hängen von einem nicht zu vereinfachenden Zustand des ganzen Systems ab (und wiederum von größeren Systemen, zu denen sie gehören und reichen schließlich und im Prinzip in das ganze Universum hinein). So wird man zu einer neuen Auffassung einer ungebrochenen Ganzheit geführt, die die klassischen Ideen (daß die Welt in separaten unabhängigen Teilen analysiert werden kann) verwirft...«

Um die Mysterien der Kraftquelle Rohkost zu ergründen, müssen Biochemiker und Ernährungsforscher anerkennen, daß die heilenden Kräfte, die in naturbelassenen Nahrungsmitteln eingeschlossen sind, größer sind als die Summe ihrer Teile, die in Begriffen von Nährstoffen und Kalorien gemessen werden. Sie müssen auch erkennen, daß Nahrung mit dem Körper als Teil eines ungebrochenen Ganzen agiert, bevor sie den Fragenkomplex ernstlich anpacken. Es gibt Wissenschaftler, die auf der Grundlage dieses neuen Paradigmas arbeiten, von bekannten Ärzten und Physikern bis hin zu Bodenchemikern, die sich damit befassen, wie man widerstandsfähigere Pflanzen und bessere Ernten erzielen kann.

Sie sehen diese Zusammenhänge, die wir unter dem Einfluß von Descartes' Dualismus und Newtons Physik ignoriert haben. In ihren Laborexperimenten könnte man neue Techniken und Methoden finden, die sich mit dem Phänomen befassen, das in der Rohkost zu finden ist.

Elektromagnetismus: die geheime Kraft?

Wissenschaftler des 20. Jahrhunderts akzeptieren bereitwillig, daß das tierische Gewebe elektrische und damit elektromagnetische Eigenschaften besitzt. Die Vorstellung, daß Pflanzen als lebende Organismen ebenfalls elektrische Eigenschaften besitzen, wird weniger gern akzeptiert. Aber die Idee, daß diese Eigenschaften womöglich auf die Eigenschaften des Organismus, der sie aufnimmt, einwirken können, wird als reiner Unsinn angesehen.

Aber unter dem Einfluß von Szent-Györgyis jetzt bereits klassischem Buch ›Einführung in die submolekulare Biologie‹, das 1960 veröffentlicht wurde, testen biomedizinische Ingenieure die Auswirkungen externer magnetischer Felder und schwacher elektrischer Ströme auf gebrochene Knochen und geschädigte Nerven mit großem Effekt. Gebrochene Knochen heilen schneller, und geschädigte Nerven regenerieren sich.

Robert O. Becker, Pionier der elektromagnetischen Therapie am ›Veterans Administration Hospital‹ in Syracuse, New York, glaubt, daß ein genaues Verständnis für die Art und Weise, wie elektromagnetische Kräfte lebende Systeme beeinflussen, wahrscheinlich den nächsten großen Fortschritt in der Biomedizin bringt.

Was ist über die elektromagnetischen Eigenschaften der Pflanzen und ihre Auswirkungen bekannt? Ist Elektromagnetismus eines der Medien, durch die wir »Ordnung aufnehmen«? Es gibt Anzeichen dafür, daß es so ist. Der in Rußland geborene Ingenieur Georg Lakhovsky war der erste, der in den zwanziger Jahren die Theorie aufstellte, daß die Zellen der Pflanzen und Tiere mikroskopische oszillierende Stromkreise sind, in anderen Worten, sowohl Sender wie Empfänger elektromagnetischer Energie. Zu etwa derselben Zeit entdeckte ein amerikanischer Wissenschaftler, E. J. Lund von der ›Texas State University‹, einen Weg, das winzige elektrische Potential in Pflanzen zu messen. Diese elektrischen Phänomene ändern sich mit dem Gesundheitszustand der betreffenden Pflanze und scheinen auch das Wachstum zu dirigieren und zu organisieren. Lund fand heraus, daß die Blütenbildung durch Änderungen in der elektromagnetischen Strahlung angezeigt wird, lange bevor man einen nachweisbaren Anstieg der Auxine, dem Längenwuchsstoff in Pflanzen, feststellen konnte.

1936 hat ein anderer amerikanischer Wissenschaftler, der Chirurg George Crile, der die ›Cleveland-Klinik‹ gründete, ein faszinierendes Buch geschrieben ›The Phenomenon of Life‹ (Das Phänomen des Lebens). In diesem Buch deutet er an, man könne eine Diagnose stellen, lange bevor die Symptome einer Krankheit zutage treten, und zwar, indem man die elektromagnetischen Merkmale der betreffenden Person überwacht. Die Idee basierte auf der Tatsache, daß elektromagnetische Veränderungen den physischen Veränderungen in den Zellen vorangehen.

In den fünfziger Jahren entwickelten zwei Professoren der ›Yale University‹, der Philosoph F. S. C. Northrop und Dr. Harold Saxton Burr, die Theorie, daß die elektromagnetischen Felder, die die lebenden Organismen umgeben, die Quelle der Mechanismen sein könnte, die das Wachstum und die charakteristischen Merkmale der Spezies kontrollieren. Um diese Theorie zu beweisen, begann Burr die Lebensfelder oder ›L-Felder‹, wie er sie nannte, um den Samen herum zu messen. Er entdeckte, daß die Veränderung eines einzelnen Gens in der Elternpflanze erhebliche Veränderungen im Lebensfeld ihrer Samen mit sich brachte. Er fand auch heraus, daß er durch Messungen der Intensität der L-Felder um die Samen voraussagen konnte, wie gesund die aus ihnen entstehenden Pflanzen sein würden. Wurden die Samen Chemikalien oder Hitze ausgesetzt, wurden sie schwächer.

80

Könnten die subtilen Energien, die lebende Pflanzennahrung abgibt, ein wichtiges Medium sein, durch das ein lebender Organismus ›Ordnung aufnimmt‹? Könnten wir für unsere Gesundheit strukturelle Information hoher Qualität bekommen, wenn wir naturbelassene Nahrung zu uns nehmen, Information, die in elektromagnetischer Hinsicht für die Bedürfnisse des menschlichen Körpers schwächer und ungeeigneter wird, wenn man diese Nahrung kocht?

Wenn es sich so verhält, dann müssen die subtilen Energien, die gekochtes Gemüse abgibt, sich sehr von denen eines ungekochten unterscheiden, und es müssen Methoden entwickelt werden, um diese Unterschiede zu messen.

Das Mysterium der pflanzlichen Aura

Die Kirlian-Fotografie könnte eine Methode sein, solche Messungen durchzuführen. Diese Technik wurde in Rußland von dem Elektriker und Amateurfotografen Semion Kirlian und seiner Frau Valentina entdeckt. Sie fanden heraus, daß man auf Fotopapieren, ohne Hilfe einer Kamera oder Linse, eine gewisse Lumineszenz reproduzieren konnte, die von allen lebenden Dingen ausging, aber für das menschliche Auge unsichtbar war. H. S. Dakin, ein Amerikaner, der damit operiert, beschreibt, wie die Kirlian-Technik funktioniert: »Es ist eine Technik, um fotografische Abdrucke oder sichtbare Beobachtungen elektrisch geladener Objekte herzustellen ohne eine andere Lichtquelle als die, die von der Oberfläche des Objektes, das sich unter hoher Spannung in einem elektrischen Feld befindet, abgestrahlt wird.«

Viele Probleme sind mit der Kirlian-Fotografie verbunden, und der Meinungsstreit über ihre Verwendung ist groß. Zum Beispiel sind sich Wissenschaftler nicht klar darüber, welche Art von Lumineszenz sie auf ihren fotografischen Platten aufnehmen. Aber die Möglichkeiten der Kirlian-Fotografie werden jetzt von nicht weniger als sechs offiziellen sowjetischen Instituten überprüft, die neuentwickelte Techniken, vielfach auch für Ernährung, Krankheitsbehandlung und Diagnose verwenden.

Wenn man mit dieser Methode Pflanzen und Nahrung fotografiert, erhalten die Wissenschaftler gleichmäßige Resultate. Sie stellen fest, daß die Glimmentladung oder der Strahlenkranz der rohen gesunden Pflanzen auf dem Film stärker, heller und größer ist als der von gekochten oder beschädigten Pflanzen. Als wir die Kirlian-Fotografien des britischen Wissenschaftlers Harry Oldfield betrachteten, und den Strahlenkranz, der von einer rohen Karotte erzeugt wurde, mit dem verglichen, den dieses Gemüse nach dem Kochen abgab, hat uns der Unterschied sehr überrascht. Zuerst strahlte es helles Licht aus, das seine Form harmonisch umgab. Nach dem Kochen ließ sich kaum eine Glimmabgabe erkennen.

Kristallstrukturen

Chromatographie, wie die Kirlian-Fotografie, wurde als Mittel verwendet, um Energie, die von lebenden Organismen ausgestrahlt wird, zu messen. Im allgemeinen wird sie jedoch in der Chemie, Biologie, Medizin und Industrie verwendet, um komplexe Substanzen (zum Beispiel Aminosäuren in einem Protein) zu analysieren und Unreinheiten festzustellen.

Chromatographie zur Messung von Energie-Differenzen zwischen frischer und gekochter Nahrung und zwischen natürlichen und synthetischen Vitaminen zu verwenden, stammt von dem europäischen Chemiker Ehrenfried Pfeiffer. Am Anfang seiner Karriere wurde Pfeiffer von dem deutschen Pädagogen Rudolf Steiner gebeten, nach einem chemischen Reagens zu suchen, das »die formenden ätherischen Kräfte in lebenden Stoffen« aufzeigen würde. Nachdem Pfeiffer mit verschiedenen Substanzen experimentiert hatte, machte er folgende Entdeckung: Wenn er einer Kupferchloridlösung Extrakte von lebenden Pflanzen hinzufügte und sie langsam verdampfen ließ, bildete sich eine Kristallstruktur, die für die Spezies der verwendeten Pflanze typisch war und auch die Lebenskraft der Pflanze aufzeigte. Ein deutliches Kristallisationsmuster zeigte Gesundheit an, ein schwaches deutete auf Krankheit hin. Später, als er sich in den Vereinigten Staaten niedergelassen hatte, verbesserte und vereinfachte Pfeiffer seine Kristallisationsmethode. Er verwendete einfaches, mit einem Entwickler getränktes Filterpapier, um die getestete Flüssigkeit zu absorbieren. Aus der Kristallstruktur, die sich bildete, wenn das Filterpapier getrocknet war, konnte er die Unterschiede zwischen zwei scheinbar identischen Samenkörnern ablesen. Außerdem konnte er den Zustand und die Form der Pflanze beschreiben, von der das Samenkorn stammte.

Pfeiffer betrachtete die Vitamine stets als ›biologische‹, nicht als ›chemische‹ Wirkstoffe und hat überzeugend dargelegt, daß zwischen natürlichen und synthetischen Vitaminen große Unterschiede bestehen. Das kommerziell hergestellte Vitamin C und das gleiche Vitamin aus der Acerola-Kirsche sehen verschieden aus. Das synthetische Vitamin A und das Vitamin A aus dem Lebertran ergeben völlig andere Kristallisationsmuster.

Im allgemeinen haben die künstlich hergestellten Vitamine nicht die leuchtenden Farben, die klaren Muster, die sternförmigen Linien und die rillenförmigen Kanten, die die natürlichen Vitamine aufweisen. Ähnliche Unterschiede kann man beobachten, wenn man frische Nahrung mit gekochter oder weiterverarbeiteter vergleicht. Andere Wissenschaftler, die nach den Methoden Pfeiffers arbeiten, haben ähnliche Resultate erzielt.

Wenn man mit Chromatogrammen wirklich die spezielle Energie oder Lebenskraft – nennen Sie es, wie Sie wollen – in Nahrungssubstanzen messen kann, dann muß man daraus den Schluß ziehen, daß die ›Lebendigkeit‹ frischer Nahrung die der erhitzten und weiterverarbeiteten bei weitem übersteigt. Selbst die winzigste Beigabe üblicher Konservierungsmittel verzerrt schon das Kristallisationsmuster.

Eine Wünschelrute für Frische und Vitalität

Während Pfeiffer an seiner Chromatographie arbeitete und verschiedene Wissenschaftler in Rußland und im Westen sich über die Unterschiede in der Nahrung mit Hilfe der Kirlian-Fotografie informierten, benutzte der französische Ingenieur André Simoneton eine Wünschelrutentechnik, die er von André Bovis gelernt hatte, der durch seine Experimente an den Pyramiden bekannt geworden war. Bovis behauptete, daß er und andere mit Hilfe eines Pendels aufgrund der Strahlung einer Nahrung deren Frische angeben könnten. Um diese Strahlung zu messen, erfand er ein ›Biometer‹, das Messungen zwischen null und 10000 Angström erlaubte. Indem er Bovis' Version einer Wünschelrutentechnik benutzte, stellte Simoneton fest, daß er zuverlässige Messungen hinsichtlich Frische und Vitalität einer Nahrung erhalten konnte. Er entdeckte, daß frische rohe Früchte und Gemüse zwischen 8000 und 10000 Angström auf seiner Skala anzeigten und das Pendel sich mit hoher Gschwindigkeit drehte. Andere Nahrungsmittel wie gekochte Gemüse und pasteurisierte Milch schienen so wenig Energie abzugeben, daß das Pendel sich kaum bewegte. Simoneton fuhr fort, über viele Jahre hinweg die verschiedensten Nahrungsmittel zu messen und seine Ergebnisse aufzuzeichnen. Eine Nahrung wie Milch, die, wenn sie frisch ist, 6500 Angström anzeigt, verliert nach zwölf Stunden 40 Prozent ihrer Strahlung. Am Ende von 24 Stunden verbleiben nur noch zehn Prozent. Er entdeckte, daß bei Früchten in Dosen und bei pasteurisierter Milch die Strahlung ganz zerstört wird. Die meisten Gemüse haben überhaupt kein ›Leben‹ mehr, wenn sie gekocht werden. Simoneton argumentierte folgendermaßen: Wenn Nahrungsmittel verschiedene Grade von Ausstrahlung abgeben, die er messen konnte, dann müßten dies auch andere lebende Systeme tun.

Er begann, die Wellenlängen bei Menschen zu messen. Dabei stellte er fest, daß ein gesunder Mensch eine Strahlung von etwa 6500 Angström abgibt, während Krebspatienten niedrigere Meßwerte zeigen. Außerdem fand er noch heraus, daß Menschen mit degenerativen Krankheiten wie Krebs eine ganze Zeitlang Wellenlängen unter 4000 haben, bevor sich bei ihnen Krankheitssymptome zeigen. In seinem interessanten Buch ›Radiation des Aliments‹ beschreibt Simoneton seine Arbeiten und stellt die Hypothese auf, daß die Strahlung der Nahrung, die man ißt – falls sie über 6500 liegt –, zur eigenen Körperstrahlung hinzukommt; liegt sie darunter, wird diese verringert.

Um optimal gesund zu bleiben, müssen wir also viel frische rohe Früchte, Gemüse, Nüsse und frischen Fisch zu uns nehmen, denn diese Nahrung erhöht die Ausstrahlung des Körpers, statt sie zu verringern.

Mehr als die Summe seiner Teile

Simonetons Arbeiten könnte man ausklammern. Sie basieren auf der Wünschelruten-Theorie, für die es noch keine wissenschaftliche Erklärung gibt. Aber das Bedeutsame an seinen Arbeiten und an den wissenschaftlichen Arbeiten über Kirlians Fotografie und Pfeiffers Chromatogramme sind die zugrunde gelegten Voraussetzungen, auf denen ihre Arbeiten beruhen. Anders als die Anhänger der Atomtheorie, die glauben, daß die Wahrheit nur gefunden werden kann, wenn man etwas seziert, und daß alles aus einer Sammlung von Einzelteilchen besteht, glauben sie an die Existenz eines Energieprinzips, auf dem Leben und Gesundheit beruht, und an einen subtilen, aber überall vorhandenen Zusammenhang zwischen Geist, Körper und Umgebung. Pfeiffer glaubte an das, was schon Goethe sagte: »Das Ganze ist mehr als die Summe seiner Teile.«

In einem Büchlein, das er kurz vor seinem Tode schrieb, sagte er: »Man kann... ein Samenkorn nehmen und es auf Protein, Kohlehydrate, Fette, Mineralien, Feuchtigkeit und Vitamine analysieren, aber all dies sagt nichts über seinen genetischen Ursprung oder seinen biologischen Wert... ein natürlicher Organismus oder ein Wesen enthält Faktoren, die man nicht erkennen oder darstellen kann, wenn man den Organismus auseinandernimmt und die aus ihm bestehenden Teile durch Analyse bestimmt.«

Solange man diese Faktoren nicht in Betracht zieht, bleiben alle Erklärungen, warum naturbelassene Nahrungsmittel so außerordentliche Fähigkeiten besitzen, enttäuschend ungenügend. Geschieht dies aber, dann könnten die Untersuchungen über das Wie und Warum des Heilens mit ungekochter Nahrung zu einer Ausweitung auch anderer Bewußtseinsbereiche führen, die nicht in direktem Zusammenhang mit Ernährung und Gesundheit stehen. In der Zwischenzeit können, weise gebraucht, diese einfachen Nahrungsmittel – frische Früchte und Gemüse vom Gemüsehändler oder aus dem Garten, zu Hause gezogene Sprossen aus Samen oder Getreide, natürliche, nicht erhitzte Meiereiprodukte, Nüsse und Samen –, die jedermann zugänglich sind, einen großen Teil der menschlichen Leiden erleichtern und schlummernde kreative Energien freisetzen.

Man braucht die Theorien der Rohkost nicht zu verstehen, um ihre praktischen Vorzüge auf sein Leben anwenden zu können.

Teil II

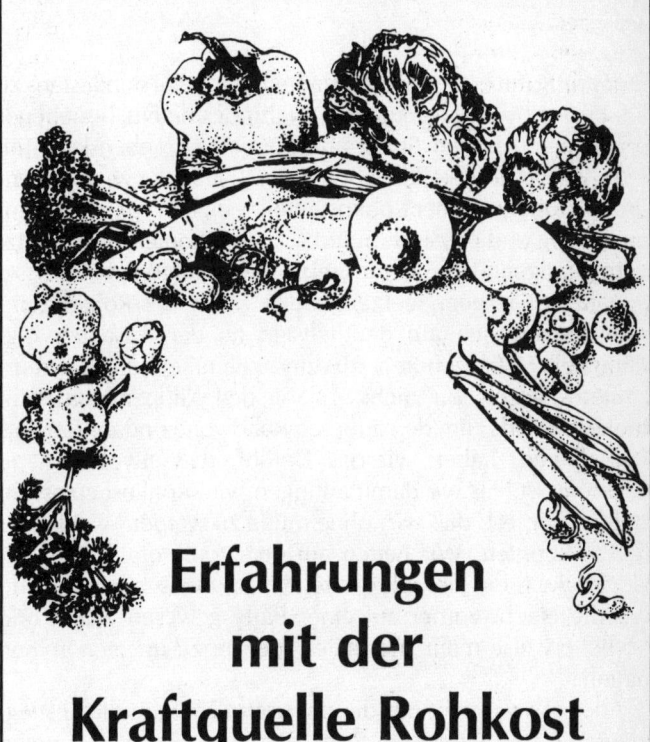

Erfahrungen
mit der
Kraftquelle Rohkost

7
Energie, Ausdauer und Sport

Ernährung mit hohem Rohkostanteil, das heißt mindestens zu 75 Prozent aus ungekochten Nahrungsmitteln bestehend, bringt einen hohen Stand an Energie und Lebenskraft mit sich. Wie andere stellten auch wir fest: Je härter wir arbeiten, um so größer muß der Rohkostanteil sein, den wir verzehren, um geistig und physisch optimal zu funktionieren und trotzdem genügend Energie für Freizeitbeschäftigungen übrig zu behalten. Die energieerzeugenden Kräfte der Rohkostnahrung zeigen sich am deutlichsten an der Ausdauer und Zähigkeit. Wir gehören zu einer Familie von Amateur-Läufern. Wenn wir nicht entlang den Klippen von Pembrokeshire oder um den äußeren Rand von Londons Regents Park laufen, haben wir das Gefühl, daß etwas nicht in Ordnung ist. Als wir damit anfingen, viel Rohkost zu essen, stellten wir fest, daß wir, ohne müde zu werden, viel länger laufen konnten. Wir hatten auf der Straße ein Gefühl der Leichtigkeit, ein Gefühl, das regelmäßig verschwand, wenn wir die Nacht vorher auf einer Party gewesen waren und höflicherweise mehr ›normale‹ Speisen zu uns genommen hatten.

Aber es war nicht nur die physische Energie, die anstieg, wenn wir uns wieder der Rohkost zuwandten. Wir konnten auch über eine längere Zeit – sieben oder acht Stunden statt nur drei oder vier – besser schreiben und Untersuchungen durchführen, immer vorausgesetzt, daß wir bei unseren Sprossen-Salaten und frischen Säften blieben. Wir brauchtes auch weniger Schlaf. Wenn wir schliefen, war unser Schlaf tiefer und erholsamer. Leslie fand, daß sie in der Nacht nur fünf oder sechs Stunden Schlaf brauchte statt der früheren acht, und sie fühlte sich dabei besser als vorher. Wir wachten jeden Morgen mit hellen Augen auf und freuten uns auf den neuen Tag, kein Herauskriechen aus dem Bett voller Sehnsucht auf den Moment, wieder hineinkriechen zu können.

Meine Liebe, du brauchst etwas Substantielles!

Aber wir waren besorgt. Wir waren in dem Glauben erzogen worden, daß viel Protein, also Fleisch, stark und gesund erhält. Hatten all die Frauenmagazine recht? Würden wir unser glänzendes Haar und die langen kräftigen Nägel verlieren? Wir fühlten uns unsicher. Ernährten wir uns richtig? Jedesmal, wenn wir vom Tisch aufstanden, fühlten wir uns leicht und nicht so unangenehm voll wie früher. Unsere Freunde allerdings waren keine große Hilfe. Wenn sie sahen, was wir aßen – Früchte zum Frühstück, Salate, angehäuft mit Keimlingen zum Mittag- und Abendessen, dazu gelegentlich ein Stück Fisch oder Geflügel –, waren sie mehr besorgt als wir. »Meine Liebe«, sagten sie, »sind Sie sicher, was Sie tun? Salate sind ja sehr schön, aber Sie brauchen etwas mehr Substantielles.« Ihre Besorgnis war wertvoll, aber sie verunsicherte uns. Wir fragten uns, ob unsere neuen Eßgewohnheiten richtig waren. Hatten andere aktive Leute, sagen wir Sportler, je versucht, nach diesen Richtlinien zu leben? Wenn ja, welche Auswirkung hatte dies auf ihre physische Stärke, ihre Ausdauer und ihre Leistung? Wieviel Protein braucht man wirklich, um gesund zu bleiben?

Sportler, die die Kraftquelle Rohkost nutzen

George Allen, der den Weltrekord für Gehen von Lands End in Cornwall bis John O'Groats an der Nordspitze von Schottland hielt, und der Tag und Nacht marschierte, um diesen Rekord zu erreichen, lebte von Rohkost. Als Jugendlicher war er Epileptiker, und auf der Suche nach einem Heilmittel begann er rohe Rüben zu essen und dann andere rohe Nahrungsmittel. Sein Rekord wurde etliche Jahre später durch eine Frau gebrochen, Barbara Moore, ebenfalls ein Rohkost-Enthusiast.

In Frankreich trainierte der Kräuterkenner Maurice Messègue die Radrennfahrer Fausto Coppi und Luis Ocaña und verhalf ihnen zum Sieg durch eine strikte Diät von rohen Früchten und Gemüsen, ganzen Körnern und Honig.

Der amerikanische Komiker Dick Gregory wurde ein ausdauernder Sportler, indem er sich von Rohkost und Säften ernährte und gelegentlich fastete. 1974 lief er 1450 km, wobei er nur Obstsäfte zu sich nahm.

In Schweden haben Spitzensportler ihre Leistungen dadurch gesteigert, daß sie den Prinzipien von Are Waerland folgten und eine Diät mit viel Rohkost und wenig Protein einhielten. Selbst in den Vereinigten Staaten und in der Sowjetunion, wo der Mythos »iß Fleisch, um zu gewinnen« am stärksten ausgeprägt ist, beginnen die Experten in Sportmedizin und die Sportler selbst eine vegetarische Ernährung mit viel rohen Nahrungsmitteln anzuwenden. Dies trifft sowohl für die professionellen wie für die Amateursportler zu, ob sie nun stämmige Gewichtheber oder schlanke Marathonläufer sind.

Noch vor zehn Jahren wäre die Vorstellung, daß Karotten und Äpfel, statt Steak und Eier, die besten Voraussetzungen für Energie, Ausdauer und Spitzenleistung bieten, von 90 Prozent aller Ernährungsfachleute und Sportler entschieden zurückgewiesen worden. Jetzt beginnt man die vegetarische Auffassung ernst zu nehmen. Als Diät für Sportler empfiehlt man neuerdings viele unbehandelte Kohlehydrate und viel weniger Protein als noch vor fünf Jahren.

Der Mythos um viel Proteine

Sieht man sich in der wissenschaftlichen Literatur um, so entdeckt man, daß bereits 1866 zwei deutsche Physiologen, Pettenkofer und Voit, Experimente durchgeführt haben, die aufzeigten, daß Proteine nicht die schnelle Energie an die Muskeln herantragen, wie das die meisten Sportler glauben. Dann, in den ersten Jahren dieses Jahrhunderts, machten sich zwei amerikanische Physiologen, Irving Fischer und Russell Chittenden, an die Aufgabe, herauszufinden, wie eine Diät beschaffen sein muß, um maximale physische Energie und Lebenskraft zu verleihen. Fischer arbeitete mit einer Gruppe von Sportlern, variierte deren Diät und zeichnete die Resultate auf. Ohne Ausnahme stellten seine Versuchspersonen fest, daß sie die größte Fitneß bei einer Diät mit viel rohen Gemüsen erreichten. Außerdem fanden sie, daß sie weniger zu essen brauchten. Bei seinen Studien ernährte Chittenden drei verschiedene Gruppen – Sportler, mäßig aktive Arbeiter und Universitäts-Professoren – mit einer Diät, die er so weit wie möglich variierte und die auch Fleisch enthielt. Sein Hauptinteresse war, herauszufinden, bis zu welchem Grade Proteine für Energie, Gesundheit und Ausdauer wichtig waren. Seine Resultate bewiesen nicht nur, daß Sportler bei einer Ernährung mit wenig Proteinen (etwa 50 g am Tag und nicht 120 g, was man damals und oft heute noch für das beste hielt) für internationale Wettbewerbe trainieren und gewinnen können, sondern auch, daß die Fitneß sich in allen drei Gruppen erhöhte, wenn sie weniger Kalorien und nur die Hälfte Proteine zu sich nahmen.

Maximale Kraft, Fähigkeit und Ausdauer

Durch diese Resultate angeregt, entschloß sich Chittenden, die Sache weiter zu betreiben und Experimente an sich selbst durchzuführen. Obgleich er nicht die Absicht hatte, zu einer vegetarischen Diät überzugehen oder mehr Rohkost zu essen, führte ihn doch sein Wunsch, die untersten Grenzen des Proteinbedarfs zu finden, dazu, den gesamten Fleischkonsum aus seiner Ernährung zu streichen. Dabei stellte er fest, daß seine Energien stiegen. Ein rheumatisches Kniegelenk, das ihn seit 18 Monaten gestört hatte, hörte auf zu schmerzen. Seine Verdauungsstörungen und Kopfschmerzen, die gelegentlich auftraten, verschwanden ebenfalls. Und das alles bei 1600 Kalorien täglich und nur 33,73 g Protein.

Vor 80 Jahren schon hatten Wissenschaftler überzeugend dargelegt, daß sich die sportlichen Leistungen durch die Einnahme von viel Proteinen nicht steigerten. Dreißig Jahre lang hat Jean Mayer, früher ein anerkannter Ernährungsforscher an der Harvard-Universität, seinen Studenten die Werte einer Diät, reich an komplexen Kohlehydraten, als besten Brennstoff für die Muskelentwicklung gepriesen. Aber immer noch werden Teams vor einem Wettkampf von ihren Harvard-Trainern zu einem schweren Steak-Essen ausgeführt. Der Protein-Mythos stirbt nur sehr langsam.

Eimers Versuche mit Sportlern und Rohkost

Als wir die Literatur durchstöberten, entdeckten wir noch mehr interessante Untersuchungen mit Sportlern. Professor Karl Eimer, Direktor der ›Ersten Medizinischen Klinik‹ an der Universität von Wien, ging in den dreißiger Jahren noch weiter als Chittenden. Er ließ Spitzensportler 14 Tage lang ein intensives physisches Trainingsprogramm durchführen und dann plötzlich, ohne langsamen Übergang, änderte er ihre Ernährung und setzte sie auf eine absolute Rohkostdiät. Die Protein-Aufnahme ging von mindestens 100 g pro Tag auf die Hälfte zurück. Eimer erwartete einen völligen Zusammenbruch der sportlichen Leistungen, aber er wurde enttäuscht. Seine Sportler wurden kräftiger, schneller und geschmeidiger.

Wir waren also nicht die einzigen, die die Erfahrung mit erhöhter Widerstandskraft und Energie machten. Viele andere, die fit waren, bevor sie sich auf eine Rohkostdiät umstellten, machten die gleiche Entdeckung. Als wir Ärzte und Biochemiker fragten, warum ihrer Meinung nach naturbelassene Nahrungsmittel eine so energieerhöhende Wirkung ausübten, sagten sie, daß dies wahrscheinlich auf folgende Faktoren zurückzuführen sei:

Eine Rohkostdiät bietet in perfekter und sich ergänzender Kombination alle Nährstoffe, die für maximale Vitalität des Körpers und der Zellen notwendig sind.

Rohe Nahrungsmittel reinigen den Körper von angehäuften Abbaustoffen und Giften, die das einwandfreie Funktionieren der Zellen und Organe behindern und die Energie senken. Naturbelassene Nahrungsmittel erhöhen das mikroelektrische Potential der Zellen und verbessern die Sauerstoffaufnahme im Körper, so daß Muskeln und Gehirn besser versorgt werden.

Da eine Rohkostdiät wenig Protein und Fett enthält, funktioniert alles viel besser. Zuviel Fett nimmt den Sauerstoff aus dem Gewebe und zuviel Protein entzieht dem Körper die Mineralreserven und erzeugt übermäßige Mengen an giftigen Abbaustoffen.

Sauerstoff und Kalium

Sportliche Leistungen werden weitgehend dadurch bestimmt, wie gut unser Körper den Sauerstoff aufnimmt. Dies wiederum hängt davon ab, wie gut das Herz das mit Sauerstoff angereicherte Blut zu den Muskeln transportiert und wie gut die Muskeln den angelangten Sauerstoff verarbeiten. Regelmäßiges Training hilft dabei sehr. Es stärkt das Herz, so daß es mit jedem Schlag mehr Blut pumpt. Es erhöht die Anzahl der Sauerstoff enthaltenden roten Blutkörperchen. Außerdem erweitert es die engen Blutgefäße, so daß mehr Blut durch sie hindurchströmen kann. Weiterhin erhöht es die Geschwindigkeit, mit der die Enzyme den angebotenen Sauerstoff in den Muskelzellen verarbeiten können.

Eine Ernährung mit viel Rohkost wirkt sich besonders auf den letzten Teil des Prozesses aus, nämlich die Aufnahme und Verarbeitung des Sauerstoffs in den Muskelzellen. 1938 hat Professor Hans Eppinger, Chefarzt an der ›Ersten Medizinischen Klinik der Wiener Universität‹, dargelegt, daß rohe Nahrungsmittel die Zellatmung verbessern. Auch regt eine

Rohkostdiät die Zellen dazu an, mehr Nährstoffe zu absorbieren und Abfallstoffe abzustoßen. Nach einer gewissen Zeit spült es die schädlichen ›Beläge‹ weg, die sich zwischen den Zellen bilden, wenn man zuviel Proteine zu sich nimmt; sind diese Beläge einmal entfernt, dann findet ein schnellerer Sauerstoff-, Nährstoff- und Abfallstoff-Austausch statt. Diese Ernährung entgiftet langsam den ganzen Körper und gibt den Muskelzellen ideale Bedingungen, um Energie zu produzieren. Sportler sollten 48 Stunden vor Wettkämpfen entweder viel Rohkost oder nur Rohkost zu sich nehmen.

Wir wollten auch wissen, ob der hohe Kalium-Gehalt in rohen Gemüsen und Früchten etwas mit der Spannkraft der Muskeln zu tun hat. Wir fanden heraus, daß Kaliummangel eine allgemeine Gefahr für Langstreckenläufer bedeutet; das Mineral wird während der Stunden intensiver Anstrengung rasch abgebaut. Wenn man es nicht ersetzt, wird auch ein trainierter Sportler chronisch müde. Der Marathon-Läufer und Mitherausgeber von ›The Sportsmedicine Book‹, Dr. Gabe Mirkin, sagt: »Wenn Ihnen Kalium fehlt, dann fühlen Sie sich müde, schwach und gereizt. Es könnte sein, daß manche Sportler, sowohl Amateure wie Professionelle, nicht ihre vollen Leistungsmöglichkeiten ausschöpfen, weil sie, wie die meisten Menschen, durch die übliche britische und amerikanische Ernährung nicht genügend Kalium erhalten – eines der wichtigsten Mineralien für gute Muskelarbeit.«

Abhilfe für Schmerzen

Wann immer sie Gelegenheit dazu haben, werden die meisten Läufer über ihre Unpäßlichkeiten berichten, Schwierigkeiten mit der Achillessehne, ein überanstrengter Leistenmuskel, ein Knie, in dem ganz unerwartet heftige, unerklärliche Schmerzen auftreten. Es ging uns nicht anders. Der tüchtigste Sportler in unserer Familie ist der 24 Jahre alte Branton. Er ist ein begeisterter Läufer. Dünn wie eine Bohnenstange springt er wie ein junger Hirsch die Klippenpfade entlang. Aber Branton litt immer mehr als wir unter Muskel- und Gelenkschmerzen. Manchmal war es ein Fuß (die Röntgenaufnahme ergab keinen Anhaltspunkt), manchmal ein unangenehmer Schmerz auf der linken Körperseite. Gelegentlich waren seine Schmerzen so groß, daß selbst er seine sportlichen Übungen für einen oder zwei Tage einstellte. Aber keine Massage, Knochenbehandlung oder anderes Schuhwerk schienen zu helfen. Als wir bemerkt hatten, daß unsere eigenen gelegentlichen Probleme mit Muskeln und Gelenken bei der Ernährung mit hohem Rohkostanteil verschwanden, schlugen wir vor, daß auch er versuchen sollte, mehr Rohkost zu essen und abzuwarten, ob es ihm helfen würde. Nach drei oder vier Monaten wurden seine Schmerzen geringer und seltener. Schließlich verschwanden sie ganz.

Warum die Rohkostdiät dies fertiggebracht hatte, konnte uns niemand sagen. Vielleicht, weil sie von den Ablagerungen in Muskeln und Gelenken befreit, die die Schmerzen verursachen. Dies ist sicher einer der Gründe, warum Rohkost bei Arthritis hilft.

Eine der häufigsten Äußerungen von Leuten, die sich auf Rohkost umgestellt haben, ist, daß sich ihre ständigen Rückenschmerzen verringern. Was immer der Grund sein mag, Branton freut sich über die schmerzfreie Bewegung, die ihm diese neue Ernährungsweise gebracht hat. Er ist jetzt ein enthusiastischer Verfechter der Rohkostdiät für Sportler. Bei Gelegenheit schaut er uns erstaunt an und sagt: »Ich hätte nie gedacht, daß es einen solchen Unterschied machen könnte.«

Natürlich nicht. Wir ebensowenig. Jedenfalls so lange nicht, bis wir die Erfahrung selbst gemacht hatten.

8
Verjüngung und Langlebigkeit

Können Sie durch eine Rohkostdiät jünger aussehen und sich jünger fühlen? Kann sie Veränderungen aufheben, die durch das Alter bereits entstanden sind? Besitzt sie eine Verjüngungskraft? Dies sind Fragen, die wir häufig von Menschen hören, die sich für unsere Ernährungsgewohnheiten interessieren. Obgleich sich nur wenige Untersuchungen mit den verjüngenden oder lebensverlängernden Eigenschaften der Rohkost beschäftigt haben, gibt es doch starke Anzeichen, daß man alle drei Fragen mit ›Ja‹ beantworten kann.

Der Alterungsprozeß

Obgleich in den letzten 30 oder 40 Jahren große Anstrengungen unternommen wurden, den spezifischen Alterungsvorgang und wie man ihn verzögern kann, zu untersuchen, wissen wir immer noch sehr wenig darüber. Wir wissen, daß zwei Systeme dabei eine Rolle zu spielen scheinen: Der genetische Code im Zellkern und das Immunsystem mit seiner Fähigkeit, ›Körpereigenes‹ vom ›Fremden‹ zu unterscheiden. Diese beiden Systeme sind in komplexer Weise miteinander verbunden, zusammen stellen sie sicher, daß sich Zellen wieder erneuern. Sie bekämpfen auch Krankheiten, neutralisieren giftige Substanzen im Körper und reparieren beschädigte Zellen und Gewebe. Wenn beide Systeme einwandfrei arbeiten, altert man weniger schnell.

Aber die langsamen, stetig aufgebauten kleinen biochemischen Unausgeglichenheiten im Gefolge von Streß, falscher

Ernährung und Aufnahme giftiger Substanzen und Strahlungen aus der Umgebung stören nach und nach die komplizierte Arbeit dieser Systeme. Dann beginnt der Körper zu verfallen. Um den Alterungsprozeß hinauszuschieben, muß eine Diät, Behandlung oder Lebensweise imstande sein, eine Schädigung dieser beiden Systeme zu verhindern und auch (bis zu einem gewissen Grade) Schäden zu reparieren.

Es sind viele Tierversuche gemacht worden, um herauszufinden, ob eine Diät das Altern verzögern und das Leben verlängern kann. Die vielversprechendsten Substanzen gegen frühes Altern, die man bis jetzt in der Nahrung gefunden hat, sind die Anti-Oxydationsmittel, Substanzen wie Vitamin C, E, A und einige der B-Vitamine, das Spurenelement Selenium, die schwefelhaltigen Aminosäuren und bestimmte Nahrungs-Konservierungsstoffe, wie das BHT.

Diese Substanzen helfen dabei, den destruktiven Oxydationsprozeß zu verhindern, der das genetische Material der Zellen spaltet und Querverbindungen von Molekülen verursacht, wodurch die Zellneubildung verzögert wird – mit anderen Worten, das Altern auf Zellebene. Einige der berühmtesten Gerontologen der Welt glauben, daß man viele Veränderungen, die das Alter mit sich bringt, aufhalten kann und vielleicht auch das Leben verlängern kann, wenn man einige oder alle dieser Anti-Oxydationsmittel in ausreichender Menge der Nahrung hinzufügt.

Rohkost kontra Altern

Daß eine Ernährung mit hohem Rohkostanteil das Immunsystem stärkt, geht ziemlich klar aus den Untersuchungen hervor, die sich damit beschäftigten, auf welche Weise sie digestive Leukozytose und Ansiedlung schädlicher Darmbakterien verhindert. Der Schutz, den Rohkost gegen Degenerations- und akute Krankheiten verleiht, ist ein anderes starkes Anzeichen dafür, daß sie die Immunfunktionen des Körpers stärkt.

Verschiedene Krebsstudien zeigten, daß Rohkost den durch Strahlen verursachten Krebs bei Mäusen eindämmt.

Diese Arbeiten unterstreichen die These, daß Rohkost die Fähigkeit des Organismus erhöht, eigene Zellen von fremden zu unterscheiden und die fremden zu zerstören. Wahrscheinlich weist Rohkost noch andere Faktoren gegen das Altern auf als die Anti-Oxydationsmittel, die wir kennen. Wir wissen zum Beispiel, daß es ein besonderes Enzym gibt, genannt Superoxide Dismutase (kurz SOD), welches die Bildung von ›wilden‹ Molekülen, genannt Superoxyde, abschwächt, welche an allen Teilen des Körpers schwere Oxydationsschäden verursachen.

Enzyme gegen frühes Altern

SOD kommt natürlich in jeder Körperzelle vor. Bis jetzt sind vier verschiedene Formen identifiziert worden; drei davon spielen eine Schutzrolle. Obgleich sich die Untersuchungen über SOD noch in einem frühen Stadium befinden, so scheint es doch eine wichtige Rolle bei der Krebsbekämpfung und beim Strahlenschutz im Körper zu spielen. Intravenöse Injektionen werden jetzt versuchsweise in Kliniken Patienten verabreicht, die an Arthritis, Muskeldystrophie und Strahlenvergiftung leiden. Wissenschaftler sind sehr optimistisch bezüglich seiner Fähigkeit, das DNA in den Zellen und andere Körpersysteme zu schützen, besonders das Immunsystem, das im Zusammenhang mit dem Alterungsvorgang geschädigt wurde. SOD ist als Nahrungsergänzung in Reformläden erhältlich. Die Theorie besagt, daß es die Eigenproduktion von SOD im Körper anregt, obgleich bis jetzt keine wissenschaftlichen Beweise dafür vorliegen, daß dies wirklich geschieht. Nichtsdestoweniger behaupten andere Wissenschaftler, daß SOD bei denen, die es nehmen, die Gesundheit außerordentlich verbessert.

Rohkost ist reich an SOD. Dieses und andere Enzyme, die in der Rohkost enthalten sind, arbeiten an ihren entsprechenden Substraten, sobald man die Nahrung kaut und bilden dabei andere aktive Verbindungen, die für die Gesundheit wichtig sind.

Das Vollmondgesicht

Die Veränderungen, die sichtbar werden, wenn man zu Rohkost übergeht, sprechen für sich selbst. Die Haut verliert ihre Schlaffheit und Gedunsenheit. Die wahre Form des Gesichtes tritt hervor, die Linien werden sanfter, die Augen werden klar und hell.

Ann Wigmore ist eine der größten Verfechterinnen naturbelassener Nahrungsmittel. Sie ist Direktorin des ›Hippocrates Health Instituts‹ in Boston, einer gemeinnützigen Organisation, die lehrt, wie man im Dienste der Gesundheit Gemüse züchtet und zubereitet. Ann Wigmore ist jetzt in den Siebzigern, sieht aber viel jünger aus. Sie lebt völlig von Rohkost und liebt es, die Geschichte ihrer eigenen Verjüngung zu erzählen. Im Alter von fünfzig war sie krank, ewig müde und sah sehr alt aus. Sie begann mit Rohkost zu experimentieren und änderte ihre Lebensweise. Innerhalb von kurzer Zeit verschwanden Müdigkeit und Krankheit. Ihr graues Haar begann wieder seine ursprüngliche dunkle Farbe anzunehmen, ihre Haut wurde straffer. Sie fühlte sich besser und energievoller als je in ihrem Leben.

Die Verjüngung, die man durch Rohkost erreicht, bleibt nicht an der Oberfläche, sie vollzieht sich auch auf physiologischer und biochemischer Ebene. In den diätorientierten Kliniken von Europa bewies man, daß man mit Rohkost viele degenerative Krankheiten, die mit dem Alter zusammenhängen, heilen kann.

Die perfekte Ernährung für langes Leben

Eine Ernährung, basierend auf frischen rohen Gemüsen, Früchten, Körnern, Nüssen und einigen Milchprodukten sowie gelegentlich ein Stück Fisch oder Fleisch, hat wenig

Kalorien und Proteine. Die Altersforschung bei Tieren ergab, daß eine Ernährung mit niedrigem Kalorienwert die normale Lebenserwartung bis zu 30 Prozent steigern kann und das physische Altern hinauszögert. Wenig Proteine in der Nahrung verhindern den Aufbau von giftigen Abfallstoffen im Gewebe.

Labortiere leben länger und gesünder, wenn ihre Ernährung reich an essentiellen Nährstoffen – Vitaminen, Mineralien, Ballaststoffen, essentiellen Fettsäuren und so weiter –, aber arm an Kalorien ist. Studien, die 1935 von Clive McCay an der ›Cornell University‹ durchgeführt wurden, ergaben folgendes: Wenn Tiere während der Entwöhnung unterernährt sind, das heißt, wenn ihr Kalorienkonsum absichtlich beschränkt wird, sie jedoch alle für ihre Gesundheit und ihr Wachstum notwendigen Nährstoffe erhalten, dann verlängert dies erheblich ihre Lebensspanne. Als McCays Ergebnisse zum erstenmal publiziert wurden, waren die Reaktionen der Wissenschaftler unterschiedlich. Einerseits war es interessant, Beweise dafür zu haben, daß es möglich war, die Lebensdauer eines Tieres zu erhöhen, aber war es ethisch vertretbar, die Lebensdauer eines Menschen in der gleichen Weise zu verlängern? Es wäre nicht ungefährlich gewesen, bei Kindern den Kalorienverbrauch so einzuschränken, denn ein kleiner Prozentsatz der Tiere, an denen die Versuche durchgeführt wurden, starb.

Lebensverlängerung im mittleren Alter

1979 beschlossen zwei Altersforscher an der Universität von Kalifornien zu untersuchen, ob sie das Leben von Tieren durch eine kalorienarme, aber nährstoffreiche Diät ›im mittleren Alter‹ verlängern könnten.

In Experimenten, die später von anderen wiederholt wurden, bewiesen Roy Walford und Richard Weindruch, daß erwachsene Tiere ein viel höheres Alter erreichen, wenn sie ständig leicht unterernährt werden. Einige ihrer Versuchstiere erreichten eine um 40 Prozent höhere Lebenserwartung. Auch die degenerativen Krankheiten wie Krebs, Nieren- und Herzerkrankungen traten bei Tieren, deren Kalorienmenge beschränkt wurde, weniger häufig auf als bei Tieren mit gleicher Diät, die aber erheblich mehr fressen durften. Australische Untersuchungen auf dem gleichen Gebiet zeigten noch größere Unterschiede in der Krebsempfänglichkeit: 65 Prozent der Kontroll-Tiere erkrankten an Krebs, verglichen mit nur 15 Prozent der unterernährten Tiere. Unterernährung bedeutet auch, daß sich degenerative Krankheiten erst viel später im Leben entwickeln. Die Haare von Walfords unterernährten Mäusen waren kräftiger in der Farbe, und ihre Haut war weniger trocken als bei den Mäusen in der anderen Kontrollgruppe. Offensichtlich funktioniert das Immunsystem bei einer geringeren Kalorienaufnahme besser.

Es gibt auch Anzeichen dafür, daß unterernährte Tiere physiologisch länger jung bleiben. Der Cholesterin-Spiegel erhöht sich bei normalen Gruppen, aber nicht bei unterernährten. Walford und andere Wissenschaftler glauben, daß man diese Ergebnisse auf Menschen übertragen kann und daß eine kalorienbeschränkte, aber nährstoffreiche Diät, auch wenn sie erst im mittleren Alter begonnen wird, zu einem gesünderen und längeren Leben verhelfen kann. Walford befolgt jetzt selbst eine kalorienarme Ernährung. Er fastet zwei Tage in der Woche und ißt an den anderen fünf Tagen nährstoffreiche, aber kalorienarme Mahlzeiten.

Bevölkerungsgruppen mit langer Lebensdauer

Praktisch alle Bevölkerungsgruppen, bei denen eine lange Lebensdauer die Norm ist – die Hunzakuts, die Georgier, die indischen Todas und die Yucatan-Indianer – ernähren sich mit wenig Kalorien und essen viel ungekochte Nahrungsmittel. Dies tun auch die Bevölkerungsgruppen mit ›primitiver Ernährung‹, die Price in den zwanziger und dreißiger Jahren besuchte und bei denen er nur wenige degenerative Krankheiten entdeckte. Ist also eine Ernährung mit hohem Roh-kostanteil geeignet, um ein langes Leben zu erreichen? Wir glauben, daß es so ist.

Aber es gibt noch einen anderen wichtigen Faktor in der Ernährungsweise langlebiger Bevölkerungsgruppen, ein Faktor, den die Wissenschaftler bei ihren Versuchen, die Lebensspanne bei Tieren mit kalorienarmer Diät zu verlängern, nicht in Betracht gezogen haben. Alle diese Ernährungsweisen sind arm an Proteinen. Dies und die Tatsache, daß Menschen mit der geringsten Lebenserwartung (die durchschnittliche Lebenserwartung der Lappländer, Grönländer und Eskimos liegt zwischen 30 und 40 Jahren) sich hauptsächlich von tierischen Proteinen ernähren, deutet darauf hin, daß jede Diät, von der man sich eine Lebensverlängerung erhoffen kann, sehr wenig Proteine enthalten sollte.

Die Protein-Bedrohung

Die Auswirkungen einer proteinreichen Diät sind so tückisch und zerstörend, daß es schwer zu verstehen ist, warum sich der Mythos ›Viel Proteine sind gut für Dich‹ immer noch hält. Übermäßiger Proteinkonsum ist so sehr mit zu frühem Altern verbunden, daß man nur schwer verstehen kann, warum jemand weiterhin so große Mengen Protein zu sich nimmt. Eine Ernährung, die den Körper mit mehr Proteinen versorgt als er braucht, verursacht einen Mangel an wichtigen Vitaminen, inklusive der B-Vitamine B_6 und Niacin. Außerdem entzieht sie dem Körper wichtige Mineralien wie Kalzium, Zink, Phosphor und Magnesium. Viele Proteine bringen sicherlich schnelles und frühes Wachstum, aber auch frühes und schnelles Altern. Eines der gefährlichsten Protein-Nebenprodukte ist eine fettige wachsartige Ablagerung mit Namen Amyloid, welches in großen Mengen im Gewebe von Menschen gefunden wird, die ständig zuviel Fleisch essen. Dr. P. Schwartz, Professor an der Physiologischen Pathologie der Frankfurter Universität und Experte auf dem Gebiet der

Amyloid-Ablagerungen und der damit verbundenen Begleiterscheinungen, bezeichnet das Amyloid als »die wichtigste und vielleicht entscheidende Ursache für den Verfall im Alter«. Es behindert nicht nur den ordnungsgemäßen Zellen-Metabolismus, indem es den Austausch von Sauerstoff und Nährstoffen stört, sondern schädigt auch Zellmembranen und DNA.

Wieviel Proteine sind ausreichend? Dies ist eine Frage, die auch in wissenschaftlichen Kreisen heftige Diskussionen hervorruft. Die Idee, daß Proteine eine gute Sache sind, bildete sich um die Jahrhundertwende, als Voit und Rubner 120 bis 160 g pro Tag empfahlen. Dann zeigte Chittenden im Jahre 1905, daß Gesundheit und sportliche Spitzenleistungen mit weniger als der Hälfte dieser Menge erreicht werden können. 1969 zeigten die Studien von Hipsley und Oomen, daß man mit so geringen Mengen wie 15 bis 20 g täglich völlig gesund bleiben konnte. Ralph Bircher, der dieses Problem sorgfältig studierte, zieht 50 bis 60 g vor. In Großbritannien und in den Vereinigten Staaten empfiehlt man normalerweise zwischen 70 g und 100 g pro Tag, aber eine zunehmende Anzahl von Ernährungsforschern glaubt, daß dies zu hoch sei. Ein Experte auf dem Gebiet der Zusammenhänge zwischen Ernährung und Alterungsprozeß, Dr. Myron Winick vom Institut für Menschliche Ernährung an der Columbia Universität, empfahl als maximalen Schutz gegen Altern und degenerative Krankheiten einen täglichen Verzehr für Männer und Frauen fast jeden Alters von 56 g beziehungsweise von 46 g.

Jemand, der viel rohe Nahrungsmittel verzehrt, braucht jedoch weniger Proteine als jemand, der gekochte Nahrungsmittel ißt. Denn es ist nicht nur die Menge der Proteine, die in Betracht gezogen werden muß, sondern auch die Qualität. Und die Qualität der Proteine, die sich in einer Nahrung mit den verschiedensten Gemüsen befinden, ist in der Tat sehr hoch. Die alte Vorstellung, daß man Fleisch oder Eier essen muß, um genügend Proteine zu bekommen, ist einfach falsch.

Carl Pfeiffer, der Autor von ›Total Nutrition‹, drückte es so aus: »Es besteht eine allgemeine Überzeugung, daß nur Fleisch uns die Proteine gibt und daß sich Gemüse damit nicht messen kann. Dies ist ein großer Irrtum. Es ist eine Sache der Kaloriendichte: Eine Portion Brokkoli hat im Verhältnis zu den verzehrten Kalorien einen sehr hohen Proteinwert. Dabei hat man noch den Vorteil, daß sich die Kalorien in viel Ballaststoffen befinden.«

Zeit zum Handeln

Wenn man nun alles in Betracht zieht, was man über das Altern weiß und wie die Ernährungsweise dies beschleunigen oder verzögern kann, so scheint es uns unklug, nicht auch zu handeln. Ernährung mit hohem Rohkostanteil ist kalorienarm, proteinarm, aber außerordentlich reich an Nährstoffen. Falls Sie denken, Sie werden Schwierigkeiten haben, Ihren Kalorienverbrauch auf 1600 bis 2000 pro Tag herunterzudrücken, dann seien Sie versichert, daß nach einigen Wochen Rohkosternährung sich eine natürliche Tendenz einstellt, weniger zu essen. Sie fühlen sich mit Rohkost mehr gesättigt, weil sie viel Ballaststoffe besitzt und Ihr Körper die wichtigen Nährstoffe erhält.

9
Rohkost zum Abnehmen

Gewichtskontrolle ist bei Rohkost einfach. Jeder, der es gelegentlich mit Schlankheitskuren versucht und dabei nur zeitbegrenzten Erfolg verbuchen kann, wird sich freuen zu hören, daß die meisten Menschen bei voller Rohkost stetig Gewicht verlieren, ohne je Kalorien zählen zu müssen.

Dr. Norman Walker, ein amerikanischer Experte, der Rohkost als Heilmittel einsetzt, meint: »Ich kann wahrheitsgemäß behaupten, daß jede Person, ohne Ausnahme, die ich in den letzten 35 bis 40 Jahren kannte und die dieses Programm (vollständige Rohkost) durchführte, nicht nur imstande war, ihre Gewichtsprobleme zu lösen und Leiden zu lindern, die aus der Vernachlässigung des Körpers resultierten, sondern auch imstande war, schlimmere Kalamitäten zu vermeiden – sogar wenn Operationen empfohlen wurden.« Sein Kommentar findet ein großes Echo bei seinem amerikanischen Kollegen Dr. John Douglass, der in den letzten 15 Jahren unermüdlich mit Rohkost experimentierte: »Viele Jahre kämpfte ich mit der Fettsucht und fühlte mich bei der Behandlung von Patienten frustriert, weil nichts zu helfen schien – kein Biofeedback oder Hypnose oder Diät oder sonstiges. Dann entdeckte ich die Wirkung der ungekochten Nahrungsmittel und stellte fest, daß je mehr die Patienten rohe Nahrungsmittel zu sich nahmen, um so weniger wollten sie essen. Diese Ernährung sättigte die Patienten mehr und sie verloren dabei an Gewicht.«

Die normale Schlankheitsdiät ist immer arm an Nährstoffen. Wenn man sie in Zeitabständen immer wieder versucht, so erzeugt das Mangelerscheinungen, die zu Krankheiten,

Müdigkeit und auch zu dem versteckten Hungergefühl führen, das Alkoholkonsum, schlechte Eßgewohnheiten und Gewichtszunahme begünstigt. Rohkost wirkt anders. Während sie den Ernährungszustand verbessert, baut sie ständig die überflüssigen Pfunde ab.

Fett kann sich fatal auswirken

Es ist allgemein bekannt und auch eine wissenschaftliche Tatsache, daß Übergewicht für ernste Krankheiten empfänglich macht – für Arteriosklerose, Herzkrankheiten, hohen Blutdruck, Diabetes und Krebs. Je größer das Übergewicht ist, um so schlechter arbeitet erwiesenermaßen das Immunsystem, das gegen Infektionen und frühes Altwerden schützt. Rohkostexperten betrachten Übergewicht als Krankheit. Korrigieren Sie diese Krankheit allmählich durch Rohkost, und das Gewicht wird sich langsam von selbst normalisieren.

Warum überessen sich so viele Menschen, wenn sie gekochte Lebensmittel und besonders ›Junk Food‹ (wertlose, oft industriell hergestellte Nahrungsmittel) zu sich nehmen? Weil ihre Nahrung nicht genügend Vitamine, Mineralien und andere essentielle Nährstoffe enthält. Der Körper verlangt nach Sättigung mit Nährstoffen, und so nimmt man mehr und mehr Kalorien zu sich. Überernährung erzeugt mehr giftige Abfallstoffe, als der Körper abbauen kann, und so deponiert er sie in einer Fettschicht unter der Haut.

Dr. Kristine Nolfi, Gründerin des führenden dänischen Rohkost- und Gesundheitszentrums Humlegaarden, bezeichnete die überflüssigen Fettschichten im Körper als »giftiges Depot in einem übersäuerten Organismus«.

Überlastetes Verdauungssystem

Ein Körper mit Übergewicht ist nicht nur ein deformierter Körper mit aufgedunsenem Fleisch, schlaffen Muskeln und knotigen Ablagerungen unter der Haut; er ist auch ein Körper mit einer ererbten Tendenz, Fett abzulagern und ein unterernährter Körper trotz der Kalorienmenge, die er im Laufe der Jahre konsumiert hat. Sein endokrines System, die Zirkulation, Knochen und Nerven stehen unter ständigem Streß. Die übermäßige Nahrungsaufnahme, das Essen von zu vielen ›leeren‹ Speisen, die arm an Nährstoffen sind, hat zur Folge, daß das Verdauungssystem überlastet wird. Es muß zuviel Verdauungssäfte produzieren. Dies führt zu einem Mangel an wichtigen Enzymen, die benötigt werden, um die Nahrung voll aufzuspalten und Nährstoffe für die Zellen bereitzustellen. Ein solcher Mensch wird von ständigem Appetit geplagt. Diese Stimulierung der Verdauungsorgane kann zu einer Übersäuerung des Magens und zur Entzündung des Darms führen. Ein überbeanspruchtes Enzym-System kann Lebensmittelallergien und Vitamin- und Mineralmangel zur Folge haben, was den Teufelskreis des versteckten Hungers noch verstärkt. Der Übergewichtige kennt das alles nur zu gut – dieses Gefühl, daß er essen und essen muß, weil ihn nichts sättigen kann, und wenn er ißt, bleibt er weiter hungrig.

Diätkuren funktionieren nicht

Fette Zellen sind weniger aktiv als andere Zellen. Sie setzen zum Beispiel weniger Energie um als die Muskelzellen. Das bedeutet, je mehr Fett man im Verhältnis zu den Muskeln besitzt, um so geringer ist der Stoffwechselumsatz. Eine dicke Person verbrennt weniger Kalorien pro Kilo Körpergewicht als eine Person mit normalem Gewicht; deshalb kann er oder sie sehr wenig essen und trotzdem nicht abnehmen. Die Kalorienmenge einzuschränken hat bei dicken Menschen wenig Wirkung.

Die neueste Theorie, warum Menschen mit Übergewicht dick bleiben, bezieht sich auf etwas, was als ›Fatpoint‹ bezeichnet wird. Das ist die Fettmenge, an die ein Körper normalerweise gewöhnt ist. Diese Fettmenge wird vom Körper beibehalten und hormonell mit den Fettreserven in

Einklang gebracht. Dies wird von Hormonen über das Gehirn gesteuert, und die Anzahl der Hormone im Blutkreislauf verhält sich proportional zum Fettdepot im Körper. Dieser ›Fatpoint‹ und das Verlangen nach Nahrung verursachen das bekannte Phänomen des unkontrollierten Essens, sobald man mit einer Diät aufhört.

Dies ist der Grund, warum das Gewicht der meisten Menschen im Laufe der Jahre zunimmt. Wenn man wiederholt eine Diät durchführt, bekämpft man einen der wirkungsvollsten Selbstschutzmechanismen des Körpers und man verliert dabei. Die Lösung ist, für und nicht gegen diesen Schutzmechanismus zu arbeiten. Man muß den ›Fatpoint‹ langsam regulieren, so daß das verlorene Gewicht auch verloren bleibt.

Dazu sind drei Dinge notwendig:
— Das Eßverlangen zu unterbinden, indem man dem Körper alle Nährstoffe zuführt, die er braucht.
— Das irritierte und überaktivierte Verdauungssystem zu beruhigen, so daß es wieder normal funktioniert. Dann wird man den vollen Nutzen aus der Nahrung ziehen und den Heißhunger ausschalten.
— Befreiung von den angehäuften Giften und Amyloid-Depots, die die ordnungsgemäße Assimilierung blockieren und sich schädlich auf das endokrine System und die Nerven auswirken.

Eine Diät mit ausgesuchten rohen Nahrungsmitteln wird dies alles langsam bewirken, ohne daß auf Kalorien geachtet werden muß und ohne Anregung der Fatpoint-Verteidigung des Körpers.

Ein anderes bekanntes Problem bei Leuten, die sich einer Diät unterziehen, ist ihre Reizbarkeit. Heftige Reaktionen und Stimmungsänderungen resultieren oft aus einem übersäuerten System. Wenn der Körper viel Blutfette hat, was bei einer Diät meist der Fall ist, und man diese angehäuften Fette ausstößt, reagiert das Blut mit Übersäuerung. Unglücklicherweise tendieren die Nahrungsmittel der meisten Schlankheitsdiäten ebenfalls dazu, den Säuregehalt zu erhöhen. Je saurer das System, um so reizbarer fühlt man sich. Ungekochte Nahrungsmittel, besonders frische Früchte und Gemüse, haben eine entgegengesetzte, basische Wirkung. Dies bedeutet, daß man sich ruhiger, spannkräftiger und weniger müde fühlt, wenn man sein Gewicht reduziert.

Ballaststoffe bekämpfen das Fett

Man hat kürzlich viel über die fettbekämpfenden Vorteile der Ballaststoffe gehört. Es wurde uns geraten, Kleie auf das Frühstücksmüsli zu streuen und gebackene Bohnen auf Vollkorntoast zu essen. Doch die Ballaststoffe in rohen Nahrungsmitteln sind als Schlankmacher besser geeignet als die durchweichten, zusammengepreßten Ballaststoffe in gekochten und verarbeiteten Nahrungsmitteln. Anders als die erwähnten gebackenen Bohnen muß Rohkost gründlich zerkaut und geschluckt werden, ein wichtiger Faktor, wenn man die Nahrungsmenge kontrollieren will. Rohe Ballaststoffe geben dem Magen die Masse, die das Sättigungsgefühl hervorruft und helfen so, den Appetit zu kontrollieren. Außerdem passieren rohe Ballaststoffe den Dickdarm schneller als gekochte, so daß man nicht das Völlegefühl hat, das Übergewichtige so gut kennen.

Gekochte Nahrungsmittel neigen dazu, auf den Wänden des Dickdarms einen Schleimbelag zu hinterlassen. Nach einer gewissen Zeit wird dieser Schleimbelag dicker und härter. Diese Verdickung und Verhärtung hindert die Membranen im Darm daran, Nährstoffe zu absorbieren, die nicht bereits auf ihrer Passage durch das Verdauungssystem absorbiert werden konnten.

Der Schleimbelag im Dickdarm, der giftige Abfallstoffe auffängt, erhöht die Gesamtmenge der giftigen Stoffe im ganzen Körper, was zu Müdigkeit und Unpäßlichkeiten führt. Die Ballaststoffe in rohen Nahrungsmitteln jedoch entfernen langsam und vorsichtig die giftigen Ablagerungen.

Rohkost hilft bei Blutzuckerproblemen

Viele Menschen mit Übergewicht leiden an starkem Blutzuckerabfall, neigen sehr zu Diabetes und haben Schwierigkeiten mit ihrem Kohlehydratstoffwechsel. In der Tat verleiten Müdigkeit und Depressionen, die von niedrigem Blutzucker herrühren, zum ständigen Konsum von Kaffee und Süßigkeiten, womit die Weichen für Diabetes gestellt werden. Rohkost kann das alles ändern. Es ist erwiesen, daß ihr hoher Gehalt an Ballaststoffen bei der Normalisierung des Kohlehydratstoffwechsels eine wichtige Rolle spielt. Daher neigt sich die Standarddiät bei Diabetes mehr und mehr der Rohkost zu.

Rohkost-Experten wie Dr. John Douglass haben herausgefunden, daß rohe Kohlehydrate vom Körper eher toleriert werden als gekochte. Sie verursachen nicht die süchtige Gier nach mehr, die der Hypoglykämiker kennt. Douglass und der finnische Experte A. I. Virtanen glauben auch, daß die Enzyme in der Rohkost eine wichtige Rolle beim Gewichtsverlust spielen.

Das Geheimnis der Schlankheitskur mit Rohkost

Schlankheitskuren mit Rohkost arbeiten mit der Natur, nicht gegen sie. Durch Rohkost schlanker zu werden heißt nicht hungern, es bedeutet Vollernährung und langsamen, stetigen und gesunden Gewichtsverlust. Dabei braucht man nicht Kalorien zu zählen, spezielle Gerichte zu kaufen oder winzige Portionen abzuwiegen; auch fehlt das früher gekannte Hungergefühl, wenn man nicht ißt, und das schlechte Gewissen, wenn man es tut. Die gleiche Rohkostdiät, mit der man Krebs, Diabetes und Arthritis in den biologischen Kliniken Europas heilt, hilft auch dem Übergewichtigen.

Manche rohen Nahrungsmittel sind für die Gewichtsabnahme besonders gut geeignet. Nehmen Sie keimende Samen und Körner (mehr darüber im nächsten Kapitel); sie bilden eine ideale Basis für Hauptmahlzeiten. Oder frische Säfte (auch hierüber mehr im nächsten Kapitel). Dies ist ein ausgezeichneter Weg, um schnell Mineralien zu speichern. Vier Säfte werden zum Abnehmen besonders empfohlen: Karotten-, Spinat-, rote Bete- und Gurkensaft. Machen Sie selbst frischen Karottensaft und geben Sie kleinere Mengen von den anderen drei Säften dazu. Karottensaft ist nicht nur sehr schmackhaft, sondern auch der beste Giftebeseitiger, den man finden kann. In seiner Fähigkeit, die Muskelspannung und die Vitalität zu erhöhen, ist er konkurrenzlos. Wahrscheinlich deshalb, weil er eine Vielzahl von wichtigen Mineralien zuzüglich den Vitaminen B, C, D, E, K und Beta-Karotin enthält. Karottensaft scheint auch die Nebennierendrüsen zu stärken, wenn sie durch Streß und Fettsucht geschwächt sind.

Automatische Willenskraft

Allen denen, die den Kampf mit dem Übergewicht immer wieder aufgenommen und verloren haben, möchten wir sagen: »Bitte, lassen Sie sich nicht entmutigen.« Uns schien die Idee, ungekochte Speisen zu essen, völlig unmöglich, bis wir erkannten, daß Rohkost uns die Willenskraft verlieh, dabei zu bleiben. Lebendige Nahrungsmittel vibrieren mit einer besonderen Energie, die physisch und geistig beeinflußt. Sie geben Kraft, Klarheit, Selbstvertrauen und ein Gefühl des Wohlbefindens, das einen veranlaßt, das Beste für seinen Körper zu tun. Das ist etwas, wozu keine Ernährung mit gekochten Nahrungsmitteln, keine Vitaminpillen und keine Zusatzstoffe je imstande sind.

10
Wichtig – Keime und Säfte

Clive McCay, Professor für Ernährung an der ›Cornell University‹, beschrieb einst die Sojasprossen wie folgt: »Ein Gemüse, das fast in jedem Klima wächst, sich in seinem Nährwert mit Fleisch messen kann, in drei bis fünf Tagen gewachsen ist, zu jeder Jahreszeit gepflanzt werden kann, weder Erde noch Sonnenschein braucht, sich im Vitamin-C-Gehalt mit Tomaten messen kann, bei der Zubereitung keine Abfälle hat und zum Kochen kaum Brennstoff benötigt...« Seiner Meinung nach sind sie eine fast perfekte Nahrung.

Gartenbaukunst im Topf

Keimlinge oder Sprossen aus Samen und Getreidekörnern, die man im Topf auf der Fensterbank oder auf einem luftigen Regal ziehen kann, sind für natürliche Vitamine die reichste Quelle, die man kennt. Nur ein Eßlöffel Luzernesamen ergibt etwa 1 kg Sprossen. Übliche Samen für Sprossen sind Luzerne, Mung-Bohnen, Aduki-Bohnen, Weizen, Gerste, Bockshornklee, Linsen, Senf, Hafer, Kürbiskerne, Sesamkerne, Sonnenblumenkerne und Sojabohnen. Da sie Aminosäuren, Fettsäuren, natürliche Kohlehydrate und viel Mineralien in guter Ausgewogenheit enthalten, reichen sie aus, um das Leben zu erhalten, vorausgesetzt, man ißt verschiedene Sorten miteinander. Sie sind auch die billigste Nahrung. Ein begeisterter Amerikaner kalkulierte, daß er bei einer reinen Sprossendiät von nur 25 Cents am Tag leben könnte. In einer Zeit, da die meisten Gemüse und Früchte auf künstlich gedüngten Böden wachsen, mit Hormonen behandelt werden, DDT, insektentötende Mittel, pilztötende Mittel, Konservierungsmittel und alle Arten von Chemikalien verwendet werden, sind die zu Hause im Topf gezogenen Sprossen ein wahrer Segen; sie sind frisch, nicht kontaminiert und verzehrfertig. Alles, was man braucht, ist ein Marmeladenglas, etwas frisches Wasser und ein paar Samen, und in drei bis fünf Tagen hat man einen fantastischen Minigarten von hohem Nährwert. Sprossen sind als hochwertige Nahrung seit beinahe 5000 Jahren bekannt und durchaus nicht die neumodische Idee von Ernährungs-Sonderlingen und Quasi-Hippies. Sie werden in chinesischen Schriften schon um das Jahr 2939 v. Chr. erwähnt. Szekely, Mitbegründer der ›International Biogenic Society‹, fand Hinweise auf sie in Dokumenten, die um die Zeit von Christus verfaßt wurden. Samensprößlinge bilden einen wichtigen Teil der Nahrung des langlebigen Hunza-Volkes im Himalaya. Im späten 18. Jahrhundert zeichnete ein Chirurg in der Britischen Königlichen Marine, Charles Curtis, die Tatsache auf, daß Samen mit Keimlingen eingesetzt werden könnten, um Skorbut zu verhindern; Samen ohne Keime besaßen nicht diese Anti-Skorbut-Wirkung. Denn es passieren einige erstaunliche Dinge in den Samen, wenn sie zu keimen beginnen.

Kleine Dynamos

Ein Samenkorn ist eine Schatztruhe latenter Energie in der Form von Proteinen, Kohlehydraten, Vitaminen und Mineralien. Werden sie in Wasser eingeweicht, finden bemerkenswerte Veränderungen statt. Enzyme, die bis dahin schlummerten, werden aktiv und beginnen, die aufgespeicherte Stärke in einfache Zucker wie Glukose und Fruktose zu spalten. Sie spalten aneinander gekettete Eiweißverbindungen in freie Aminosäuren, und sie verwandeln gesättigte Fette in freie Fettsäuren. Die Tendenz, die einige Samen besitzen, Blähungen zu verursachen, wird reduziert, wenn man sie mit

Keimen ißt. Tatsächlich ist die Aktivität der Enzyme in einer Pflanze nie so intensiv wie zur Keimzeit. Ärzte, die frische Sprossen in ihrer Heildiät verwenden, behaupten, daß diese intensive Aktivität der Pflanzenenzyme auch die körpereigenen Enzyme zu mehr Aktivität anregt. Sprossen sind ja eigentlich vorverdaut und besitzen ein Vielfaches mehr an Nährwert als die Samen, aus denen sie kommen. Sprossen vermitteln, auf das Gewicht bezogen, mehr Nährstoffe als jedes andere natürliche Nahrungsmittel.

Experimente haben gezeigt, daß der Eiweißgehalt mit der Keimung steigt und daß sich mit fortschreitender Keimzeit das Verhältnis der essentiellen zu den nichtessentiellen Aminosäuren ändert. Wenn Maiskörner keimen, erhöht sich die Konzentration von Lysin und Tryptophan (zwei essentielle Aminosäuren, deren niedriger Gehalt in ungekeimtem Mais diesen zu einem Eiweißprodukt geringer Qualität machen, wenn er ohne Zusätze gegessen wird), während die Konzentration von Prolamin, einer Aminosäure, die für die menschliche Ernährung unnötig ist, niedriger wird.

Der Vitamingehalt der Samen erhöht sich ebenfalls drastisch, sobald sie keimen. Der Vitamin-B_2-Gehalt von Hafer erhöht sich um 1300 Prozent, sobald die Keimung beginnt. Wenn sich die kleinen Blätter formen, erhöht er sich auf 2000 Prozent. Auch andere B-Vitamine erhöhen sich dramatisch: Biotin erhöht sich um 50 Prozent, Pantothensäure um 200 Prozent, Pyridoxin um 500 Prozent und Folsäure um 600 Prozent. Das Vitamin C in Sojabohnen nimmt während einer dreitägigen Keimung um das Fünffache zu. Ein einziger Eßlöffel voll Sojabohnen-Sprößlinge enthält die Hälfte des Vitamin-C-Bedarfs, der für einen Erwachsenen als Tagesration empfohlen wird. In Weizenkeimen erhöht sich der Vitmaingehalt um das Sechsfache; Thiamin erhöht sich um 30 Prozent, B_2 um 200 Prozent, Niacin um 90 Prozent, Pantothensäure um 80 Prozent und Biotin und Pyridoxin um 100 Prozent. Nirgendwo sonst in der Natur findet man eine solche hochqualifizierte Nahrung zu solch einem geringen Preis.

Antikrebs-Faktoren

Vor vielen Jahren, als er die Ernährungsweise von verschiedenen ›primitiven‹ Völkergruppen studierte, bei denen Krebs praktisch unbekannt war, entdeckte Price, daß ein großer Teil ihrer Nahrung – Hirse, Passionsfrucht und Aprikosen – reich an bestimmten Verbindungen, genannt Nitriloside, war.

Nitriloside sind wasserlösliche Substanzen, die in großer Menge in Samenspitzen, jungen Schößlingen und in geringerem Maße in ausgewachsenen Pflanzen vorkommen. Sie wurden zum erstenmal von dem kalifornischen Arzt Ernst T. Krebs und seinem Sohn Ernst T. Krebs, einem Biochemiker, isoliert. Der Streit darüber, ob man Nitriloside bei der Krebsbehandlung einsetzen soll oder nicht, ist noch im Gange. Viele biologisch orientierte Ärzte behaupten, daß sie ein Nachlassen des Krebses bewirken, während ihre konservativen Kollegen dies als absurd bezeichnen. Wie dem auch sei, es bleibt doch eine Tatsache, daß Nitriloside in der Ernährung primitiver Völkergruppen, die überhaupt nicht an Krebs oder degenerativen Krankheiten leiden, eine große Rolle spielen. Keimende Getreidekörner sind reich an Nitrilosiden. Luzerne, Mung-Bohnen, Aduki-Bohnen und Linsen erhöhen ihren Nitrilosid-Gehalt um 50 Prozent, wenn sie keimen.

Warum könnten Sprossen bei der Krebsbekämpfung wirkungsvoll sein? Ernst T. Krebs jr. erklärt: »...wenn sie im Körper gespalten werden, entstehen zwei Chemikalien... Cyanid und Benzaldehyd. Die Körperzellen – die normalen Zellen des Körpers – können sich vor diesen Chemikalien schützen; nicht aber die Krebszellen... diese beiden Chemikalien töten die ungeschützten Krebszellen ab... Ziehen Sie den Nitrilosid-Gehalt in der Ernährung bei primitiven Völkern in Betracht. Sie besteht weitgehend aus frischen saftigen Gräsersprossen, wild wachsenden Gemüsen, Waldhirse, Platterbse, Lupinen, Wilden Bohnen und ähnlichem. Der Vitamingehalt dieser Pflanzen, wenn sie keimen, ist oft mehr als zwanzigmal höher als bei der ausgewachsenen Pflanze. Der Nitrilosid-Gehalt in den Sprossen einiger dieser Gräser und Gemüse ist oft fünfzigmal größer als bei der ausgewachsenen Pflanze. Nitriloside und andere Nährstoffe, die in großer Menge während der Keimzeit in einer Pflanze vorkommen, können bei der ausgewachsenen Pflanze auch ganz fehlen.«

Ein anderer wichtiger Inhaltsstoff in Sprossen ist natürlich das Chlorophyll. Es ist ebenfalls wegen seiner krebshemmenden Eigenschaften bekannt, wie Dr. Chiu-Nan Lai an der Universität von ›Texas Systems Cancer Center‹ herausfand, als er Bakterien mit krebserregenden Chemikalien und gleichzeitig mit Extrakten aus Weizen, Mung-Bohnen und Linsensprossen zusammenbrachte. Die Krebsentwicklung wurde zu 99 Prozent verhindert.

Freiwerden der Mineralien

Mineralien können vom Körper nur richtig aufgenommen werden, wenn sie einen Teil von organischen Molekülen bilden. Unglücklicherweise tendiert Kalzium, Zink und Eisen in Erbsen, Bohnen und manchen Getreidekörnern dazu, sich an eine pflanzliche Phytin-Säure zu binden und man kann sie nicht absorbieren. Dies ist der Grund, warum manche Ernährungsforscher davor warnen, zuviel Bohnen und Samen zu essen. Für den Phosphor, den viele Samen enthalten, ist Phytin bis zu 80 Prozent verantwortlich. Keimen sie jedoch, geht der Phytin-Gehalt stark herunter, so daß die Mineralien, die vorher an das Phytin gebunden waren, nun aufgenommen werden können. Zur gleichen Zeit erhöht sich der Gehalt an wünschenswerten Phosophorverbindungen, wie Lecithin, das für die Funktion der Nerven und des Gehirns benötigt wird. Lecithin hat noch andere nützliche Eigenschaften. Es hilft dabei, Fette und Fettsäuren im Körper aufzuspalten und zu transportieren, es verhindert, daß sich im Blut zu viele saure oder alkalische Substanzen anhäufen, es regt den Transport der Nährstoffe durch die Zellwände an, und es stimuliert die Absonderung von Hormonen.

Bevor wir nun das Thema über die Sprossen verlassen, sollte noch erwähnt werden, daß viele Experimente gezeigt haben, wie verjüngend eine Sprossendiät sein kann. Bei Tieren konnte man meßbar den günstigen Effekt auf Haut, Fell und Munterkeit nachweisen.

Rohe Säfte für Gesundheit und Vitalität

Frische Frucht- und Gemüsesäfte, ob man sie als Beigabe zur Rohkostdiät oder während einer kurzen Fastenzeit trinkt, haben bemerkenswerte Eigenschaften. Ein schwedischer Experte auf dem Gebiet der Rohe-Säfte-Therapie, Dr. George Lanyi, der viele Jahre an der weltberühmten ›Buchinger-Klinik‹ in Deutschland gearbeitet hat, ist der Meinung, daß Herz- und Blutkrankheiten, Verdauungsstörungen, Rheumatismus, Diabetes, Fettsucht, Nieren- und Hautprobleme sowie Angstzustände und Schlaflosigkeit erfolgreich mit rohen Säften behandelt werden können.

Die Tradition, mit rohen Säften zu heilen, geht bis ins 19. Jahrhundert zurück, als man die zerkleinerten und zerstampften Gemüse durch Stoff preßte – eine mühsame Arbeit. Rohkost-Pionier Max Bircher-Benner machte rohe Säfte zum Zentralpunkt seiner Diätbehandlung. Max Gerson verwendete, wie viele andere ernährungsorientierte Krebsspezialisten, rohe Säfte für seine ›sanfte‹ Krebsbehandlung. Selbst in den Vereinigten Staaten, wo die meisten Menschen Säfte für etwas halten, was man aus der Dose gießt, gibt es eine beachtliche Tradition der Rohsafttherapie. Dr. Norman Walter, Experte auf dem Gebiet der Rohkost und der rohen Säfte, hat verschiedene Säfte entsprechend ihrem Nährwert und ihrer Wirkung auf bestimmte Krankheiten eingeteilt.

Trotz allem tendiert die orthodoxe Medizin dazu, diese Therapie zu verdammen; sie weigerte sich, die heilenden Kräfte dieser Säfte anzuerkennen. Die Veröffentlichung des

›British Ministry of Health and Public Service Laboratory‹ (Britisches Gesundheitsministerium) ließ in den fünfziger Jahren ein wenig Anerkennung durchblicken. Es heißt dort: »Säfte sind bei Bluthochdruck, Herzgefäß- und Nierenerkrankungen und Fettsucht eine wertvolle Hilfe. In größeren Mengen genommen, bis zu 1 Liter täglich, wurden gute Resultate erzielt bei Magengeschwüren, chronischer Diarrhoe, Dickdarmentzündung und Vergiftungen des Verdauungsapparates... Die guten Puffereigenschaften der Säfte zeigen, daß sie sich bei der Behandlung von Hyperchlorhydrie (vermehrte Salzsäureabsonderung des Magens) als sehr wirksam erweisen. Man hat oft für diesen Zweck Milch genommen, aber Spinatsaft, Kohlsaft, Grünkohl und Petersilie sind weit besser.« Diese interessante Information wurde von dem amerikanischen Arzt Dr. H. E. Kirchner in seinem Buch ›Live Food Juices‹ erwähnt. Dr. Kirchner, der mit Bircher-Benner in der Schweiz arbeitete, verwendete rohe Säfte, sowohl allein wie auch mit Rohkost zusammen, als Heilmittel gegen verschiedene Leiden wie nachlassende Sehschärfe, Arthritis, infantile Leukämie, Anorexie (fehlendes Hungergefühl) und Nierenversagen.

Die klinischen Studien jedoch, die an der ›Stanford University School of Medicine‹ durchgeführt wurden, erwiesen sich als zu beweiskräftig, um ignoriert zu werden, und die orthodoxe Meinung begann sich ein wenig zu ändern. Die Stanford-Wissenschaftler bestätigten die Tatsache, daß roher Kohlsaft Magengeschwüre heilt, wenn sie auch nicht das dafür verantwortliche Vitamin oder Mineral feststellen konnten. Der mysteriöse Faktor wurde mit ›Vitamin U‹ bezeichnet. Soweit es die heilenden Eigenschaften der übrigen rohen Säfte betrifft, kann man auf fast ein Jahrhundert beständiger positiver klinischer Ergebnisse hinweisen, auch wenn wenig wissenschaftliche Studien unternommen wurden, um diese Tatsachen zu erhärten. Unter den Krebsspezialisten wächst die Erkenntnis, daß frische rohe Gemüse eine krebshemmende Rolle spielen können. Selbst einer von Großbritanniens konservativsten Medizinern machte die unübliche Bemerkung, daß es in der Tat gewisse Anzeichen dafür gäbe, daß Karottensaft gegen Krebs schützen könne.

Unbekümmert um die hochgezogenen Augenbrauen der konservativen Ärzteschaft florieren weiterhin Schönheitsfarmen und Naturkliniken in der westlichen Welt, die ihre Patienten mit frischen rohen Säften heilen und verjüngen; aber zu einem gewissen Preis. Die gleichen kurzfristigen Kuren kann man mit Einsatz und Interesse auch zu Hause durchführen. Eins unserer Lieblingsgetränke ist Karottensaft, gemischt mit ein wenig Apfelsaft und dem Saft von ein oder zwei rote Bete. Weitere Saftrezepte mit ihren gesundheitsfördernden Eigenschaften erfahren Sie auf den Seiten 305–310.

Die berühmte Rohsäfte-Kur

Eine Fastenkur mit rohen Säften statt mit Wasser ist wahrscheinlich das beste kurzfristige Mittel gegen Müdigkeit und Streß, das zur Verfügung steht. Es ist die berühmte Rohsäfte-Kur, die von vielen weltbekannten Kurkliniken verordnet wird.

Die Standardtheorien über Ernährung konnten nie so recht erklären, warum das Trinken von frischen rohen Säften über eine gewisse Zeit (zwei Tage bis mehrere Wochen) solche Wunder wirkt, denn ›Wunder‹ ist das Wort, das viele gebrauchen, die diese Kuren durchführten. Die sichtbaren Effekte sind ein glatteres Gesicht, festere Körperkonturen sowie gesündere Nägel und Haare. Bestimmte physiologische Veränderungen treten ein; zu hoher Blutdruck, zu hoher Cholesterin- und Harnsäurespiegel werden durch die Rohsäfte-Kur heruntergedrückt.

Theorien, warum das Fasten mit rohen Säften so gut ist, scheinen die orthodoxen Theorien über das Altern und wie man es hinauszögern kann, zu wiederholen. Auf der Zellebene fängt der Alterungsprozeß mit einem Nachlassen des normalen Stoffwechsels an, der durch angehäufte Abfallstoffe und Gifte behindert wird. Diese Abfallstoffe sind nicht nur das Werk der Zeit, sie können sich durch Streß und falsche Ernährung anhäufen. Wenn man nichts als frisch gepreßte Säfte aus Früchten und Gemüsen trinkt, so glaubt man, daß sie diesen Ablagerungen entgegenwirken, die den Körper langsam vergiften. Sie geben dem ganzen Körper sozusagen eine ›Frühjahrsreinigung‹, zum Teil, weil der Verdauungsapparat ausruhen kann, zum Teil, weil sie die Fähigkeit des Körpers unterstützen, tote, kranke oder beschädigte Zellen zu vernichten, zum Teil, weil die konzentrierten Nährstoffe in den Säften dabei helfen, die absinkenden Immunmechanismen zu beleben.

Unsere eigenen Erfahrungen mit der Rohsäfte-Fastenkur waren hervorragend. Wir leben jetzt zwei oder drei Tage nur von rohen Säften, sobald wir uns besonders abgehetzt fühlen, oder wenn wir einen klaren Kopf brauchen, oder wenn wir sehr viel Arbeit haben und uns für längere Zeit konzentrieren wollen. Manchmal fasten wir auch zwei Tage lang, einfach weil es angenehm ist, die ausgleichende und energieverleihende Wirkung der Säfte auf den Körper zu verspüren.

11
Nur für Frauen

Ungekochte Nahrungsmittel können die Lebensqualität von Frauen erhöhen. Dies ist einer der Gründe, warum die exklusivsten und teuersten Schönheitsfarmen der Welt florieren. Zwei Wochen Rohkost lassen eine Frau um zehn Jahre jünger aussehen – der Körper strafft sich, die Linien werden weicher, Haut und Haare wirken gesünder. Zwei Jahre Rohkost können die Form, das Gewebe und die Funktionen eines weiblichen Körpers völlig verändern. Selbst typisch weibliche Probleme wie hartnäckige Zellgewebsentzündung, starke Menstruation und Hitzewellen nach der Menopause können durch eine Rohkostdiät beseitigt werden. Man braucht keine teuren Pillen, Arznei-Tränke oder Schönheitschirurgie, um gut auszusehen und sich gut zu fühlen. Rohkost bewirkt das besser.

Nährstoffmangel bei Frauen

Diverse Studien, die in Großbritannien und in den Vereinigten Staaten durchgeführt wurden, weisen auf die Tatsache hin, daß eine erstaunlich große Anzahl von Frauen unter Nährstoffmangel leidet. Ein drei Jahre währendes Untersuchungsprojekt in Amerika zeigte, daß Kalzium- und Eisenmangel bei Frauen weitverbreitet ist; eine von zwei Frauen hat nicht genug Kalzium, und neun von zehn haben nicht genug Eisen.

Viele Frauen, die sich nach normalem westlichen Standard ernähren, haben auch Zink-Mangel, besonders wenn sie die

Pille nehmen. Zink hilft dabei, die Dehnungsnarben nach Geburt oder starker Gewichtsabnahme sowie sonstige häßliche Faltenbildung der Haut zu unterbinden. Vitaminmangel ist ebenfalls weitverbreitet. Er kann teilweise durch Vitamintabletten korrigiert werden, aber viele Menschen sind sich nicht klar darüber, daß Vitamine und Mineralien synergisch sind, das heißt, sie wirken harmonisch zusammen. Vitamine oder Mineralien allein helfen noch nicht viel. Alle essentiellen Nährstoffe sind notwendig, um gut auszusehen. Die durchschnittliche Ernährung hat davon nicht genug oder nicht die richtig abgestimmte Menge von Vitaminen und Mineralien, um langanhaltendes gutes Aussehen zu gewährleisten. Frische Rohkost tut das, besonders, wenn sie viel Sprossen aus Samen und Getreidekörnern enthält, die man auf der Fensterbank ziehen kann, sowie frisch gepreßte Gemüsesäfte.

Die speziellen Schönheits-Nährstoffe

Bestimmte Vitamine und Mineralien, die in der Rohkostdiät in bedeutend größerer Menge als in der normalen Ernährung vorkommen, sind für glänzendes starkes Haar und Nägel und als Schutz vor den Alterserscheinungen der Haut notwendig. Zum Beispiel Vitamin C und die Bioflavinoide hüten die Gesundheit der Kollagene. Kollagene sind faserartige Proteine, die der Haut Festigkeit und Kontur verleihen. Beide sind in rohen Früchten und Gemüsen ausreichend vorhanden. Wie andere wasserlösliche Nährstoffe werden sie zum größten Teil durch Hitze zerstört. Das Mineral Zink, das in großer Menge in Kürbiskernen, Sonnenblumenkernen und in Weizenkeimen vorkommt, wird ebenfalls gebraucht, um Kollagene gesund zu erhalten und neues Kollagen zu bilden. Frauen, die nicht genügend Zink haben, neigen dazu, während der Schwangerschaft oder nach starkem Gewichtsverlust Dehnungsnarben an Brust und Bauch zu bekommen. Vitamin A, das vom Körper in großer Menge produziert wird, wenn er genügend Beta-Karotin aus frischen grünen Gemüsen und Karotten erhält, hilft das Fett in der Haut auszubalancieren.

Substanzen gegen das Altern

Vitamin A ist auch in anderer Hinsicht ein wichtiger Stoff gegen das Altern. Wie die Vitamine E, C und einige des B-Komplexes ist es ein natürliches Antioxydant und somit für die Haut, ja für den ganzen Körper wichtig, um ihn vor den Veränderungen des Alterns zu schützen. Antioxydanten können die Oxydations-Reaktionen hemmen, die durch Strahlung und Chemikalien verursacht werden. Ungekochte Nahrungsmittel sind voll von Enzymen, die die Schädigungen an Zellen und Haut verhindern helfen.

Was kann man gegen Cellulitis tun?

Cellulitis oder Zellgewebsentzündung, diese häßlichen Beulen und Klumpen auf den Oberschenkeln, Gesäß und Oberarmen, die von der Ärzteschaft in Großbritannien und Amerika als nicht existent bezeichnet werden, die die Frauen aber als sehr real empfinden und verhindern möchten, treten bei einer Diät mit 75 Prozent Rohkost einfach nicht auf. Die Franzosen, Italiener und Deutschen haben eine Reihe von Untersuchungen über Cellulitis durchgeführt; sie wissen, wie sie entsteht, welches die Charakteristiken des entzündeten Zellgewebes sind und wie man sie behandeln kann. Die entgiftenden Eigenschaften der Rohkost sind zur Heilung wie zur Vermeidung von Cellulitis nützlich. Die Zusammenhänge zwischen der Entstehung von Cellulitis und der Vergiftung des Körpers wurden von zwei französischen Ärzten, L. Meus-Blatter und G. Laroche, entdeckt. Sie fanden zum Beispiel, daß Verstopfung bei allen Frauen mit Cellulitis ein Problem bildete. Ebenso verhielt es sich mit der Lymphdrainage, dem unvollständigen Entfernen der Abfallstoffe, die in den Zellzwischenräumen lagern. Der ineffiziente Abtransport des Stoffwechselabfalls und der Gifte, die aus der Umgebung absorbiert werden, bilden eine Vorbedingung für Cellulitis. Andere Wissenschaftler wiesen auf die Zusammenhänge zwischen Cellulitis und schlechter Blutzirkulation hin. Ein großer Teil der Frauen mit Cellulitis neigt auch zu einer Unterfunktion der Schilddrüse und der Leber.

Übungen und Bürstenmassage

Frauen, die unter Cellulitis leiden, finden keine Möglichkeit, sie zu bekämpfen, wenn sie nicht ihren Lebensstil tiefgreifend verändern. Durch zwei Dinge, wenn man sie in Verbindung mit einer Rohkostdiät anwendet, kann man sich von Cellulitis schneller befreien. Das erste sind regelmäßige Aerobic-Übungen und das zweite eine Bürstenmassage der Haut. Eine Aerobic-Übung ist jede Bewegungsübung, die das Herz schneller schlagen und die Lunge tiefer durchatmen läßt. Aber sie muß wenigstens dreimal die Woche und mindestens 30 Minuten lang durchgeführt werden. Schwimmen, Laufen, Tanzen, Trampolin-Springen und Gartenarbeit erfüllen diesen Zweck. Die Bürstenmassage der Haut ist eine erfolgreiche europäische Methode, den Abbau der Giftstoffe durch die Haut zu beschleunigen und die Lymphzirkulation zu erhöhen. Es mag Sie überraschen, zu erfahren, daß bis zu einem Drittel der Abbaustoffe durch die Haut aus dem Körper entfernt werden kann.

Um die Haut zu bürsten, braucht man eine Bürste mit langem Griff und natürlichen Borsten oder einen rauhen Hanf-Handschuh. In guten Drogerien und Reformhäusern sind sie meist zu haben. Sowohl der Körper wie auch Bürste und Handschuh sollen trocken sein. Bürsten Sie die gesamte Haut, mit Ausnahme des Gesichtes. Beginnen Sie mit den Füßen, einschließlich der Sohlen, dann die Beine aufwärts, vorne und hinten mit festen langen Strichen. Nun die Hände und die Arme hoch und quer über die Schultern, dann den Rücken und die Hüften. Die Vorderseite, Bauch, Brust und

Nacken etwas sanfter bürsten. In der Bauchgegend im Uhrzeigersinn runde Bürstenstriche. Ist der Körper einmal daran gewöhnt, können die Bürstenstriche kräftiger ausfallen. Am besten ist danach eine warme Dusche, und wenn der Körper ganz warm ist, eine kurze kalte Dusche von 30 Sekunden (nicht mehr). Danach gut abtrocknen und warm halten.

Stimulierung der Lymphdrainage

Das Lymphsystem des Körpers ist eine Art Abladeplatz des Stoffwechsels. Es hilft dabei, tote Zellen, Gifte, Abfallprodukte des Stoffwechsels, Bakterien, Fremdsubstanzen und anderes, was die Zellen abstoßen, auszuscheiden. Anders als im Blutkreislauf, wo die Zirkulation durch das pumpende Herz kontrolliert wird, hat das Lymphsystem solch eine Pumpe nicht. Das Plasma, das durch die Kapillarwände sickert, sammelt sich im Gewebe und betritt dann langsam die Lymphwege durch die Lymphknoten und gelangt schließlich zurück in den Blutkreislauf.

Es sind normale Muskelbewegungen und die Schwerkraft, die die Lymphe durch die Lymphgefäße zurückpumpen und Abfallstoffe beseitigen. Regelmäßige Bürstenmassage stimuliert das Gewebe unter der Haut und verbessert die Lymphdrainage. Dies ist eine außerordentlich gute Methode, das Lymphsystem zu reinigen und Abfallstoffe aus den Zellen fortzuschaffen; sowohl aus dem ganzen Körper, wie auch im Fall von Cellulitis, die Abfallstoffe, die zwischen den Zellen eingelagert sind, wo sie durch verhärtetes Bindegewebe festgehalten werden und Taschen aus Wasser, Giftstoffen und Fett bilden, die der Haut das Aussehen einer Orangenschale verleihen. Langsam, mit viel Bewegungsübungen, Bürstenmassagen und Rohkost werden Sie diese Beulen beseitigen können. Übungen und Bürsten unterstützen die Lymphzirkulation, und die Rohkost mindert die Anzahl der Giftstoffe, mit denen der Körper fertig werden muß und eliminiert die, die bereits im Gewebe eingelagert sind. Außerdem hebt Rohkost die Vitalität der Zellen im ganzen

Körper und beseitigt die Stauungen, durch die sich Cellulitis bilden konnte. Aber Rohkost tut noch etwas anderes, was der Bekämpfung der Cellulitis zugute kommt; sie kräftigt die Wände der kleinsten Blutgefäße, der Kapillaren, wodurch sie die Menge des Blutplasmas reduziert, das in die Zellzwischenräume sickert. Sickert zu viel Plasma hindurch, wird die Entwicklung von Cellulitis begünstigt. Jede Frau mit Cellulitis sollte darauf achten, daß sich ihre Kapillaren kräftigen. Dies ist wiederum eine Frage des Kollagens, denn die Kapillaren bestehen aus Kollagen. Sie wäre gut beraten, wenn sie außer einer 75prozentigen Rohkost täglich noch zwei oder drei Stücke einer Zitrusfrucht (Orangen, Tangerinen, Pampelmusen, Zitronen) und dabei möglichst viel von der pelzigen Innenschale essen würde, denn die enthält große Konzentrationen des Bioflavinoid.

Kürzere Periode

Frauen, die ganz oder größtenteils von Rohkost leben, berichten häufig, daß ihre Menstruationsprobleme wie Blähungen, krampfartige Schmerzen vor der Menstruation und Müdigkeit, sich nach zwei oder drei Monaten außerordentlich bessern. Einige spürten vor der Periode überhaupt nichts mehr. Schwierige Perioden wurden leichter, eine Periode, die normalerweise sechs oder sieben Tage gedauert hatte, reduzierte sich auf einen oder zwei Tage. Bei Frauen, die weder Fleisch noch Milchprodukte noch viel Nüsse essen, kann sie fast ganz aufhören. Wir wollten wissen, was das zu bedeuten hat.

Der britische Gynäkologe C. Alan B. Clemetson, der jetzt in den Vereinigten Staaten praktiziert, interessierte sich zum erstenmal für die Möglichkeit, monatliche Blutungen durch Nahrung zu beeinflussen, als ihm eine junge italienische Patientin erzählte, sie könne ihre starken monatlichen Blutungen durch Aussaugen von Zitronen eindämmen. In ihrem Heimatdorf wäre dies eine übliche Methode, sagte sie.

Bioflavinoid

Viele Jahre später hatte Clemetson die Gelegenheit, die Zusammenhänge zwischen dem Citrus-Bioflavinoid-Gehalt im Blut und der Menorrhagie (starke Menstruation) zu untersuchen. Seine Studien ergaben drei Dinge.

Erstens, daß die Kapillaren im Frauenkörper jeden Monat kurz nach dem Eisprung schwächer werden und noch einmal deutlicher ein paar Tage vor der Menstruation. Zweitens, daß Frauen mit starker Menstruation wesentlich schwächere Kapillaren aufweisen als Frauen, bei denen sie normal verläuft. Drittens, daß Dosen von Citrus-Bioflavinoiden und Vitamin C, über einen Zeitraum von drei oder vier Monaten genommen, deutlich die überstarken Blutungen bei der Mehrzahl der getesteten Frauen reduzierten.

Nachdem seine Studien beendet waren, empfahl er seinen Patientinnen täglich drei Orangen mit möglichst viel von der weißen pelzigen Schale zu essen, denn diese enthält die Bioflavinoide.

Es scheint, daß einige der Bioflavinoide wie Östrogene wirken, das heißt, sie ahmen einige der Wirkungen des weiblichen Sex-Hormons Östrogen nach und haben, wie das Östrogen, die Fähigkeit, die zarten Kapillarwände zu kräftigen. Wenn der Östrogen-Spiegel sehr hoch ist, was beim Eisprung (etwa zehn Tage, nachdem die Blutungen aufgehört haben) und noch einmal sieben Tage später der Fall ist, dann scheint das Östrogen die Bioflavinoide in den Kapillarwänden des Uterus zu ersetzen. Wenn der Östrogen-Spiegel am tiefsten ist, was in den drei Tagen nach dem Eisprung und direkt vor und während der Menstruation der Fall ist, treten die Bioflavinoide wieder in die Kapillarwände ein und geben ihnen etwas von dem Schutz, der ihnen durch den niedrigeren Östrogen-Spiegel entzogen wurde. Weil die Bioflavinoide das Absinken des Östrogens (Das Absinken des Östrogen läßt die Uterus-Wände platzen und bewirkt die Blutungen) zum Teil ersetzen, helfen sie auch dabei, starke Blutungen bei der Menstruation zu reduzieren.

127

Vitamin C ergänzt sehr gut die Wirkungen der Bioflavinoide. Doch sollten Sie sich nun versucht fühlen, zum nächsten Reformhaus zu laufen und nach Zusatzmitteln Ausschau zu halten, so bedenken Sie bitte, daß verschiedene Studien gezeigt haben, daß reines Vitamin C nicht so wirkungsvoll die Zerbrechlichkeit und Durchlässigkeit der Kapillarwände beeinflußt wie Früchte und Gemüse, die das Vitamin enthalten. Es ist besser, die gesamte Rohkosternährung zu intensivieren. Die Bioflavinoide in der Nahrung ergänzen viele der gesundheitsfördernden Eigenschaften des Vitamin C. Ihre Anwesenheit erhöht die Möglichkeit, Vitamin C im Körper zu lagern.

Östrogene in der Rohkost

Clemetson untersuchte noch 36 andere häufig verzehrte Nahrungsmittel in der Kategorie von Nüssen, Früchten, Getreide und Gemüse, um zu sehen, ob einige von ihnen Wirkungen wie das Östrogen zeigten. War eines von ihnen imstande, die gleichen Änderungen hervorzubringen, wie sie durch Östrogen entstehen? Er entdeckte, daß dies bei Mandeln, Cashewkernen, Erdnüssen, Mais, Weizen und Äpfeln der Fall war. Als er diese Nahrungsmittel an die Tiere, mit denen er experimentierte, verfütterte, zeigten sich eine Gewichtszunahme des Uterus, Zunahme der Flüssigkeitsmenge im Uterus und verhornte Zellen in der Vagina. Andere Wissenschaftler entdeckten ähnliche milde hormonelle Wirkungen in der Rohkost. Wenn wir mehr darüber wissen werden, könnten spezielle Diätbehandlungen eine nützliche Alternative zur Östrogen-Therapie während und nach der Menopause bilden.

Carotine und das Aufhören der Periode

Amenorrhoe (Fehlen der Menses) bei Frauen, die ungewöhnliche Diätgewohnheiten haben, wurde oft dem hohen Carotin-Gehalt ihrer Nahrung zugeschrieben. Carotin ist ein

Provitamin A und wird in der Darmwand zu Vitamin A. Karotten, Spinat und andere grüne Gemüse enthalten große Mengen an Carotin. Die Medizin hat schon seit langem festgestellt, daß Menschen, die ausnehmend große Mengen an Carotin zu sich nehmen, ihre Hautfarbe ändern (mehr ein rötlicher Ton als ein leichtes Sonnenbraun). Dieses Phänomen, als Carotinämie bekannt, wurde zum erstenmal 1904 im Britischen Medizinischen Journal aufgezeichnet. Es scheint keinerlei Konsequenzen für die Gesundheit zu haben, außer daß es das Immunsystem des Körpers kräftigt. Tatsächlich ist die Carotinämie so harmlos, daß man in manchen Ländern Carotin-Tabletten für künstliche Sonnenbräune verkauft.

Kürzlich hat ein Forschungsteam an der Abteilung für Geburtshilfe und Gynäkologie der ›Rutgers University‹ in New Jersey eine Gruppe von Frauen untersucht, die sowohl Carotinämie wie Amenorrhoe aufwiesen. Sie wollten den kausalen Zusammenhang zwischen Carotin-Einnahme und dem Aufhören der Periode herausfinden. Die normale Ernährung dieser Frauen bestand hauptsächlich aus rohen Gemüsen und besonders viel Karotten, einige aßen Fisch und Huhn. Die Forscher wiesen darauf hin, daß alle diese Frauen sich ausgezeichneter Gesundheit erfreuten; Amenorrhoe scheint sich in keiner Hinsicht ungünstig auszuwirken. Was geschah, als man diesen Frauen das Carotin aus ihrer Diät strich? Bei den Frauen, die es fertigbrachten, die carotinreichen Nahrungsmittel durch andere mit wenig Carotin zu ersetzen, traten die Menstruationsblutungen wieder auf. Die Frauen, die wieder zu ihrer carotinreichen Diät zurückkehrten, bekamen wieder Amenorrhoe.

Der kausale Zusammenhang zwischen reichlicher Carotin-Aufnahme und Amenorrhoe ist damit ziemlich klar. Aber welchen Schluß soll man daraus ziehen? Hebt Carotin die Wirkungen des Östrogen auf? Wir wissen, daß die Menstruation aufhört, wenn der Östrogen-Spiegel immer hoch oder immer niedrig ist. Wie immer der Mechanismus arbeitet, durch den Carotin seine Wirkung auf die Amenorrhoe ausübt, das Geringerwerden und sogar das Verschwinden der Menstruation bei einigen Frauen, die Rohkost essen, scheint keinerlei Konsequenzen für Fruchtbarkeit und Empfängnis zu haben.

Eine Fußnote zur Evolution

Einer der außergewöhnlichsten Aussprüche von Frauen, die vollständig von Rohkost leben, ist der, daß die Menstruation durchaus nicht das natürliche Phänomen ist, für das wir sie halten. Primaten-Forscher haben darauf hingewiesen, daß die Affen der Alten Welt nicht menstruieren, dies ist jedoch bei ihren höher entwickelten Verwandten, den Pavianen, der Fall. Paviane hören allerdings auf zu menstruieren, wenn sie rein vegetarisch ernährt werden. Bedeutet dies, daß beim Homo sapiens, dem höchsten der Primaten, die Menstruation eine Folge seiner Ernährungsweise ist? Eine interessante Frage. Falls je bewiesen werden sollte, daß die Menstruation eine Folge der Ernährungsweise ist, dann würden sich viele Frauenrechtlerinnen freuen, die die Menstruation als ein Hindernis der weiblichen Freiheit betrachten. Es würde unsere ganze Vorstellung über den Schwangerschaftszyklus auf den Kopf stellen. In der Zwischenzeit ist jedoch die Aussicht, daß eine Rohkostdiät Frauen, die unter einer der typischen weiblichen Beschwerden leiden, Erleichterung verschaffen kann, zu wichtig, um hier nicht weiter zu forschen. Soweit es Cellulitis und allgemeines Aussehen betrifft, sind die Vorteile der Rohkostdiät genügend untersucht worden, und es dürfte wert sein, sie zu nutzen.

12
Bessere seelische Verfassung

Noch wichtiger als die Art und Weise, wie Rohkost uns physisch half, wie sie unsere Energie und Ausdauer erhöhte, war die Art und Weise, wie wir uns ›in uns selbst‹ fühlten. Mit einem Wort: fantastisch.

Das erste, was wir bemerkten, war, daß ein gelegentlich auftretendes Entmutigtsein seltener auftrat. Unsere Denkprozesse scheinen klarer geworden zu sein. Statt in emotionelle Heftigkeit zu verfallen, wenn sich Differenzen mit anderen Menschen ergeben, bleiben wir ruhig und betrachten, was vor sich geht. Wir identifizieren uns nicht mehr so sehr mit dem, was wir denken, wir fühlen uns weniger bedroht durch jemand, der nicht mit uns übereinstimmt. Auch wenn einer von uns vor einer großen Menschenmenge eine Rede halten muß, fühlt er sich verhältnismäßig entspannt und sicher, während er früher nervös und gehemmt war. Dies rührt hauptsächlich von der Tatsache her, daß er seine Gedanken besser sammeln kann als früher.

Ein biochemischer Weg,
seinen Zorn zu mäßigen

Wir finden, daß Rohkost uns ausgeglichener macht. Sie gibt uns ein Gefühl der physisch-psychischen Harmonie, das wir früher nicht kannten.

Wir fragen uns, ob viele der negativen Gefühle, die wir alle von Zeit zu Zeit haben, nicht so sehr psychologischen als physiologischen Ursprungs sind, ein Zeichen, daß die Chemie des Körpers aus dem Gleichgewicht geraten ist und sich Gifte ansammeln. Je länger man sich von Rohkost ernährt, um so besser fühlt man sich selbst und um so positiver betrachtet man das Leben ganz allgemein; dies ist jedenfalls unsere Erfahrung.

Damit wollen wir natürlich nicht sagen, daß wir nun in einem seligen, veränderten Bewußtseinszustand leben. Weit entfernt. Wir finden uns mehr mit allem verbunden. Wir haben mehr Energie und finden mehr Freude an den Dingen, die uns umgeben.

Seine Bestimmung erfüllen

Langsam begannen wir zu begreifen, daß dieses Experiment Rohkost, das wir ziemlich naiv begonnen hatten, sich in seinen Auswirkungen viel umfassender entwickelte, als wir je geahnt hatten. Wir stießen auf das, was Dr. Ralph Bircher einst über Bircher-Benner geschrieben hatte, der glaubte, daß Rohkost seinen Patienten nicht nur bei der Heilung helfen könnte, sondern einen wichtigen Teil eines sich selbst bewußtwerdenden und selbst heilenden Systems bildete, und wir begannen zu verstehen, wie dies sein könnte. Er sagte: »...er begründete eine Richtung des medizinischen Denkens, der medizinischen Behandlung und Anschauung, die ins Auge faßte (und noch tut), den Patienten als unteilbares Ganzes zu betrachten, als eine psycho-physische Persönlichkeit, deren Verwirklichung ihrer Möglichkeiten und ihrer bei der Geburt verliehene Bestimmung weitgehendst gefördert werden sollte...« Bircher-Benner war überzeugt, daß eine Ernährung, reich an Rohkost, den Menschen helfen würde, ihr Potential auf jedem Gebiet ihres Lebens zu erfüllen.

Aber wieder erhob sich die gleiche Frage: Warum? Warum sollte solch eine Ernährungsweise diesen Unterschied machen? Warum sollten wir nun besser mit Streß fertig werden und uns weniger müde fühlen?

Rohkost bekämpft Müdigkeit

Chronische Müdigkeit, begleitet von Gereiztheit, Gleichgül-
tigkeit und dem Gefühl, daß sich alles nicht lohnt, wurde als
›die Seuche der modernen Zivilisation‹ bezeichnet. Jedoch
nur bei 20 Prozent der Menschen, die zu ihrem Arzt gehen
und über Müdigkeit klagen, konnte die Diagnose ein Leiden
ermitteln. Anämie ist einer der üblichen feststellbaren Gründe für Müdigkeit. Andere Ursachen könnten die Unterpro-
duktion von bestimmten Hormonen sein, chronische Infektionen und manchmal Herzkrankheiten, besonders, wenn
eine Ventilschädigung vorliegt, die das Herz daran hindert,
sauerstoffangereichertes Blut durch den Körper zu pumpen.
Aber 80 Prozent derer, die sich chronisch müde fühlen, sagt
man, ihnen würde nichts fehlen, denn Labortests und Rönt-
genaufnahmen hätten nichts ergeben. Sie gehen so müde
nach Hause wie sie gekommen sind.

Ein Mangel an den Mineralien Kalium und Magnesium ist
als Hauptursache für Müdigkeit bekannt. Rohkost ist reich an
frischen grünen Gemüsen und Sprossen und daher reich an
Magnesium. Sie ist auch im Gegensatz zu der durchschnittli-
chen westlichen Ernährungsweise sehr reich an Kalium. Jede
längere physische Anstrengung verbraucht Kaliumreserven.

In den sechziger Jahren wollte eine amerikanische Ärztin,
Dr. Palma Formica, herausfinden, welche Wirkungen auf die
Müdigkeit Zusätze von Magnesium und Kalium haben könnten. Für das Experiment stellten sich 100 Leute mit chronischer Müdigkeit zur Verfügung, 84 Frauen und 16 Männer.
Fünf oder sechs Wochen lang gab sie ihnen zusätzlich
Kalium und Magnesium. Dann schrieb sie ihre Ergebnisse
auf: »Die Veränderung war erstaunlich. Sie wurden munter,
fröhlich, angeregt und energievoller und schritten lebhafter
einher. Sie gaben an, daß der Schlaf sie wie seit Monaten
nicht mehr erfrische. Einige sagten, sie könnten mit sechs
Stunden die Nacht auskommen, während sie sich früher
nicht einmal nach zwölf oder mehr Stunden ausgeruht
gefühlt hätten. Die morgendliche Erschöpfung war fort…

Einige der Ehemänner riefen an und drückten ihre Dankbarkeit für die physische Besserung und das hieraus resultierende größere Wohlbefinden ihrer Frauen aus.« 87 von Dr. Formicas 100 Patienten zeigten eine Besserung, obgleich einige von ihnen schon zwei Jahre oder noch länger unter der schwächenden Müdigkeit gelitten hatten.

Ein weiterer Grund, warum eine Rohkostdiät so erfolgreich die Müdigkeit bekämpft und die Lebensgeister weckt, ist, daß sie sich auf den Blutzuckerspiegel auswirkt. Es wird jetzt weitgehend anerkannt, daß Hypoglykämie (niedriger Blutzucker), die weitverbreitet zu sein scheint, für die nachmittägliche Müdigkeit, die so viele Menschen befällt, verantwortlich ist und die sie nach starkem Kaffee und kleinen Süßigkeiten verlangen läßt, um munter zu werden. Der gleiche niedrige Blutzuckerspiegel ist wahrscheinlich auch für das Gefühl der Niedergeschlagenheit und für Depressionen verantwortlich. Dr. John Douglass und andere, die eine Diät mit hohem Rohkostanteil für Diabetiker empfahlen, taten dies, weil die Ballaststoffe helfen, den Blutzuckerspiegel zu stabilisieren. Rohkost bewirkt das gleiche für jemand, der unter niedrigem Blutzucker leidet und verhindert den häufigen Stimmungswechsel und andere Symptome, die die Hypoglykämie charakterisieren.

Hilfe für Allergien und Süchte

Nahrungsallergien können ebenfalls einen Grund für Stimmungswechsel bilden. Es ist nicht ungewöhnlich, daß Weizen- und Milchprodukte einen Katarrh auslösen können oder Verdauungsbeschwerden und das Gefühl chronischer Lethargie und Müdigkeit. Eine Menge ist in der allgemeinen und wissenschaftlichen Presse über Nahrungsmittelallergien geschrieben worden, über spezielle Diätvorschriften, um mit ihnen fertig zu werden. Was jedoch wenig Menschen beachten (obgleich Bircher-Benner diese Tatsache schon vor mehr als 50 Jahren entdeckte) ist, daß die Tendenz zu Nahrungsmittelallergien durch eine rein vegetarische Diät mit hohem Rohkostanteil erheblich reduziet wird. Dies bedeutet eine pflanzliche Ernährungsweise, in der Fleisch und Milchprodukte wie Milch und Eier weggelassen werden. Andere Allergien, wie Hautausschläge, Heuschnupfen und Rheuma können ebenfalls durch diese vegetarische Ernährungsweise reduziert werden.

Allergiespezialisten wie H. Rinkel und T. Randolph und andere haben ausführlich über den Suchtaspekt der Nahrungsmittelallergien berichtet. Die allergische Person entwickelt geradezu eine Gier nach der Sache, gegen die sie allergisch ist. Dieses Verlangen maskiert die Allergie, solange die Widerstandskraft des Körpers groß genug ist, doch wenn die Widerstandskraft schwächer wird, entwickeln sich alle Symptome der Allergie. Douglass fand heraus, daß eine hochgradige Rohkostdiät eine sehr wirksame Waffe gegen Allergien und gegen die Suchterscheinungen, die sie begleiten, bedeutet. Selbst die verbreitete Sucht nach Zigaretten und Alkohol scheint nach einigen Wochen Rohkostdiät ihre Stärke zu verlieren. Zunächst war Douglass durchaus nicht gewillt, zu glauben, daß rohe Nahrungsmittel das Suchtverlangen mindern können, aber seine Patienten behaupteten, daß nach einigen Wochen Ernährung mit viel Rohkost das Bedürfnis nach Zigaretten und Alkohol geringer geworden sei. Das hatte nichts mit Willenskraft zu tun. Douglass schloß daraus, daß in irgendeiner mysteriösen Weise rohe Nahrungsmittel den Körper sensibler machten. Er experimentierte mit bestimmten rohen Nahrungsmitteln und deren Auswirkungen und fand dabei, daß Sonnenblumenkerne sich als besonders effektiv erweisen, das Suchtverlangen zu mindern.

Sonnenblumenkerne gegen Nikotin

Sonnenblumenkerne sind eine große Quelle vitaler Nährstoffe. Sie enthalten die meisten B-Vitamine, Vitamin E und viele essentielle Fettsäuren. Douglass entdeckte, daß sie hervorragend geeignet sind, um sich das Zigarettenrauchen abzugewöhnen, und er empfiehlt jetzt allen, die das Rauchen aufgeben wollen, eine Handvoll unbehandelter Sonnenblumenkerne mit Schale bei sich zu führen und sie, sobald der Wunsch nach einer Zigarette aufkommt, in den Mund zu stecken und zu kauen, bis das Rauchverlangen nachläßt. Wie erklärt er diesen Effekt?

Es sieht so aus, als ahmten bestimmte Substanzen in den Sonnenblumenkernen die Wirkungen des Nikotins nach. Sie geben dem Raucher bis zu einem gewissen Grad die Genugtuung, die er im Nikotin sucht. Nikotin hat die Tendenz, eine leicht besänftigende und beruhigende Wirkung auf das Nervensystem auszuüben. Das tun auch die Sonnenblumenkerne, denn sie enthalten verschiedene essentielle beruhigende Öle und viel B-Vitamine, die sich auf die Nerven günstig auswirken. Weiterhin beeinflußt Nikotin die Glykogenabgabe aus der Leber, wodurch kurzfristig das Gehirn besser arbeitet. Sonnenblumenkerne haben eine ähnliche Wirkung. Nikotin erhöht auch den Adrenalinspiegel im Körper; Sonnenblumenkerne stimulieren ebenfalls die Nebennierendrüse. So können Sonnenblumenkerne die Sucht des Rauchers durchbrechen, ohne daß sie selbst eine neue Allergie auslösen.

Streß

Eine andere Tatsache, die wir bei der Ernährungsweise mit hohem Rohkostanteil besonders schätzen, ist, daß wir viel widerstandsfähiger gegen Streß werden. Unsere Spannkraft wird nicht zerstört, wenn wir gezwungen sind, während der Hauptverkehrszeit zu fahren oder wenn wir die ganze Nacht aufbleiben müssen, um eine Arbeit zu beenden. Was auch von uns verlangt wird, wir können uns darauf einstellen. Als wir verschiedene Ernährungsexperten befragten, warum dies wohl so sei, meinten sie, es liege wahrscheinlich an der Säure-Base-Ausgeglichenheit, die durch Rohkost bewirkt wird.

Die chemische Ausgewogenheit im Körper ist nicht nur ein Rezept, um Ruhe und Sammlung zu bewahren, sondern eine fundamentale Notwendigkeit für die Gesundheit. Übersäuerung ist die Wurzel so mancher Krankheiten, besonders von Arthritis und Rheumatismus. Jede Nahrung, die wir zu uns nehmen, ist entweder säurebildend oder alkalibildend.

Wenn Ihre Mahlzeiten viel Zucker, Kaffee, Fleisch und andere konzentrierte Proteine enthalten oder verarbeitete Nahrungsmittel aus weißem Mehl und nur wenig Frischgemüse und Früchte, dann konsumieren Sie eine Nahrung, die hauptsächlich Säure produziert, und Sie werden sich schnell gestreßt fühlen. Wir pflegten uns nach einem ›guten englischen Frühstück‹ mit Eiern, Speck, Toast und Kaffee ziemlich reizbar zu fühlen. Man wird nervös, weil der Körper seine alkalischen Reserven aufgebraucht hat, um die säurebildenden Nahrungsmittel, die man gegessen hat, zu neutralisieren.

Leider sind die Verbindungen, die der Körper als Antwort auf den Streß produziert, ebenfalls sauer. Eine Kombination von säurebildenden Nahrungsmitteln und Streßperioden läßt den Säurespiegel des Körpers immer höher steigen. So ist es für die allgemeine Gesundheit und als Gegenmittel zum Streß wichtig, viel alkalibildende Nahrungsmittel zu essen. Ein wünschenswertes Verhältnis von alkali- zu säurebildenden Nahrungsmitteln wäre vier zu eins zugunsten der alkalischen. Wenn Sie wissen, daß Sie in Streßsituationen geraten werden, essen Sie lieber einen größeren Prozentsatz von alkalibildenden Nahrungsmitteln.

Ein Heilmittel gegen Jet Lag
(Störung der inneren Uhr durch Zeitverschiebung)

Eine der unangenehmsten und unvermeidbarsten Formen von Streß ist unserer Meinung nach das Jet Lag, wenn der innere biochemische Rhythmus des Körpers aus dem Gleichgewicht gerät, nachdem man mehrere Zeitzonen durchquert hat. Dies passiert natürlich nicht, wenn man nach Norden oder Süden, sondern nur, wenn man nach Westen oder Osten fliegt. Zu den Symptomen des Jet Lag gehören Konfusion, Erschöpfung während des Tages und Schlaflosigkeit während der Nacht. Als wir mit unserer Rohkostdiät begonnen hatten, merkten wir, daß wir alle diese unangenehmen Dinge in viel geringerem Maße verspürten. Dann begannen wir mit verschiedenen Ernährungsweisen vor, während und nach den Flügen zu experimentieren, um zu sehen, wie wir diese Situation weiter verbessern könnten. Schließlich kamen wir zu einer Methode, die für uns Wunder wirkt. Andere, die diese Methode ebenfalls versuchten, berichteten über ähnliche Erleichterungen.

Wir tun folgendes: Am Tage vor dem Flug essen wir nur wenig und nur Rohkost, mit dem Schwergewicht auf Salaten und Früchten, die alkalibildend sind. Am Tag des Fluges essen wir überhaupt nichts. Statt dessen trinken wir viel Wasser oder nehmen frischen Frucht- oder Gemüsesaft mit uns in das Flugzeug. Damit werden zwei Dinge erreicht: Es hilft dem Verdauungssystem, sich auf die Veränderung der Essenszeiten am Ende der Reise einzustellen, und es hält davon ab, die wenig erfreulichen Mahlzeiten einzunehmen, die die meisten Fluggesellschaften servieren. Am Tag nach dem Flug essen wir wieder nur Rohkost. Am Tage darauf kehren wir wieder zu unserer normalen Ernährungsweise zurück, die zu etwa 75 Prozent aus Rohkost besteht. Danach können wir die ganze Nacht schlafen, fühlen uns wohlorientiert in Zeit und Raum und können produktiv arbeiten, mit einem Wort, wir fühlen uns wie menschliche Geschöpfe und nicht wie ein ausgewrungenes Handtuch.

Ist die Kraftquelle Rohkost ein Schlüssel zur Selbstverwirklichung?

Vor fünf Jahren hätten wir über eine solche Idee herzhaft gelacht. Wir würden diese Vorstellung von uns gewiesen haben als die fantastische Erfindung irgendeines seltsamen

Kultes. Aber als wir mit Rohkost zu experimentieren begannen und feststellten, daß sie uns tief beeinflußt, begannen wir darüber nachzudenken. Wir lasen in einer Anzahl uralter Schriften über die Zusammenhänge zwischen Ernährungsweise und Geist, von den wedischen Lehren, die die Basis für Indiens Yajur-wedische traditionelle Medizin bilden bis hin zu Szekelys Übersetzungen der Lehren der Essener. Wir waren durchaus nicht überrascht, zu erfahren, daß die Ernährungsweise, die in den meisten dieser Schriften empfohlen wird, um geistiges und seelisches Bewußtsein zu erhöhen, der unseren sehr ähnlich war.

Wenn wir nicht so viele wissenschaftliche Berichte über exakt durchgeführte Untersuchungen gelesen hätten, wären wir, wie einige unserer Freunde, versucht gewesen, die ganzen positiven Auswirkungen der Rohkost als einen neuen Beweis der Suggestion abzutun. Aber die klinischen und experimentellen Beweise besagen etwas anderes. Die Auswirkungen der Rohkost auf den Körper sind eine Sache der Biochemie, nicht der Einbildung; es sei denn, daß Ratten, Mäuse und Meerschweinchen durch Suggestion beeinflußt sind. Aber das wagt wohl niemand zu behaupten.

Jetzt sind wir überzeugt, daß die Ernährung mit hohem Rohkostanteil es uns ermöglicht hat, härter und effektiver als früher zu arbeiten, daß sie uns eine gleichmütigere Einstellung zu anderen Menschen beschert und unsere Sinne geschärft hat, so daß wir mehr Freude an den Dingen um uns herum haben. Bircher-Benners Aussage, daß solch eine Diät ein wichtiges Mittel zur Selbstverwirklichung und Selbstheilung darstelle, welches »dem Patienten in jeder nur erdenklichen Weise hilft – nicht nur, indem es die Symptome einer Krankheit beseitigt«, scheint nun nicht mehr so weit hergeholt zu klingen, wie es früher schien. Wir bleiben also aufgeschlossen.

Rohkost kann wirklich den Menschen helfen, ihre Möglichkeiten auszuschöpfen, nicht nur bezüglich Gesundheit und Aussehen, sondern auch in manch anderer Hinsicht. Wir denken, daß nur die Zeit dies beantworten kann.

Teil III

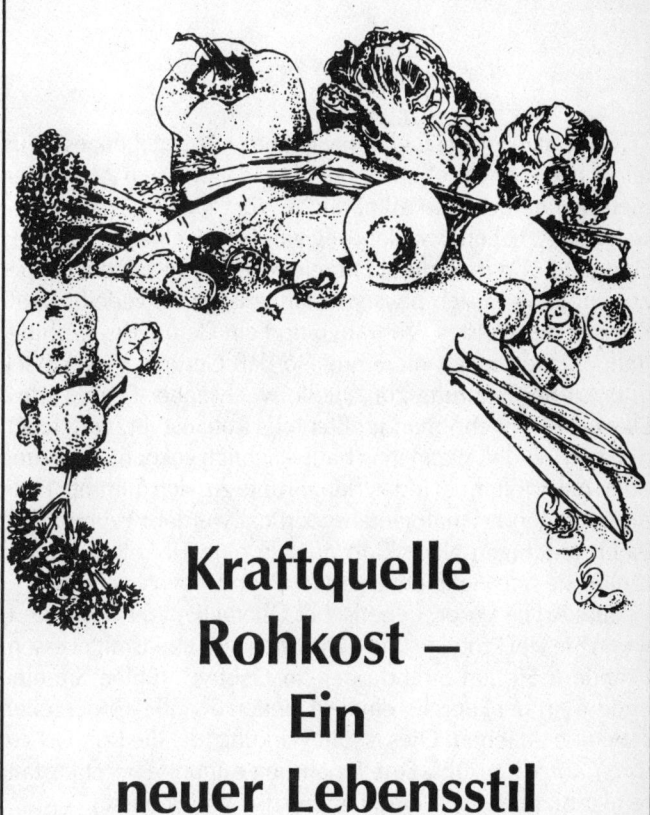

Kraftquelle
Rohkost –
Ein
neuer Lebensstil

13
Übergang zu einer Diät mit hohem Rohkostanteil

»Eine Rohkostdiät? Das könnte ich nie!« Zugegeben, es klingt recht außergewöhnlich. Aber was die meisten Menschen nicht kennen, ist die allmähliche Veränderung, die sie mit sich bringt. Lebendige Nahrung vibriert mit einer besonderen Energie. Führt man diese Energie regelmäßig seinem Körper zu, ändert man sich physisch und geistig. Sie verleiht Kraft, Klarheit des Geistes, Vertrauen und ein Gefühl des Wohlbefindens. Sie steigert die Sinne, so daß Geruch, Geschmack und Art der Nahrung zur Quelle wachsender Freude wird. Das Gefühl, wenn man größtenteils Rohkost ißt, verglichen mit dem Gefühl, wenn man hauptsächlich gekochte Nahrung oder nährstoffarme Industrienahrung zu sich nimmt, kann durch folgende Analogie ausgedrückt werden: Wenn Sie in einen rauchigen Nachtklub oder in eine Diskothek gehen, fühlen Sie sich vielleicht energievoll und lebenslustig, aber es ist eine Art nervöser, frenetischer Überaktivität. Das passiert, wenn Sie viel Proteine und nährstoffarme Lebensmittel essen. Wandern Sie am Strand oder im Gebirge, fühlen Sie eine andere Art der Energie, eine Art Heiterkeit, alle Körperzellen scheinen zu leben. Dies ist die Wirkung, die die Rohkost auf Ihren Körper ausübt. Eine Ernährung mit hohem Rohkostanteil ist nicht einfach eine Diät, es ist ein Lebensstil.

Die meisten von uns möchten wenigstens eins der folgenden Ziele erreichen:

Glücklich zu sein, gesund zu sein, hübsch auszusehen, schlank zu sein, fit zu sein, jung zu bleiben, Erfolg zu haben.

So erstaunlich das klingen mag, eine hochgradige Rohkost-diät kann dabei helfen, diese Ziele zu erreichen. Oft schöpfen wir unsere Möglichkeiten aufgrund eines Minderwertigkeitsgefühls nicht aus; wir glauben, daß Glück und Erfolg das Geburtsrecht von anderen ist und daß wir zur Misere und Verzweiflung bestimmt sind. Die Entgiftungskraft und der hohe Nährwert einer hochgradigen Rohkostdiät kann tatsächlich die Biochemie des Körpers ändern und so nicht nur den physischen Zustand bessern, sondern auch die Lebensanschauung. Sie kann dabei helfen, ein Gefühl der Hoffnungslosigkeit zu verbannen und Ihnen physische und geistige Energie verleihen. Eine Diät mit viel Rohkost ist nicht nur für die Kranken oder Unglücklichen, denn es wäre ein Jammer, wenn man auf Krankheit oder Depression warten wollte, bevor man mit ihr beginnt.

Natürlich gibt es immer solche, die nicht gesund sein wollen, die lieber trinken, rauchen, wertloses Zeug essen und jung sterben wollen. Zweifellos hätten sie ein Buch vorgezogen mit dem Titel ›Sex, Geld, Erfolg, weniger tun und mehr haben‹, die erste Ausgabe komplett mit einer kleinen Wunderpille. Diese Leute brauchten die Kraftquelle Rohkost vielleicht am ehesten. Sie erkennen nicht, daß ihr Hunger nach Stimulanz und Sensation eine Folge des Mißbrauchs und der Vernachlässigung ihres Körpers ist. Sie brauchen unbedingt die innere Vitalität, die eine Ernährung mit hohem Rohkostanteil verleiht.

Die 75-Prozent-Regel

Es ist ungesund, eine Ernährungsweise so fanatisch zu betreiben, daß sie das Leben beherrscht. Die Ernährungsweise mit viel Rohkost soll nicht eine schmerzliche Entbehrung bedeuten, bei der man sich alles Gekochte versagt. Wenn wir eine 75prozentige Rohkost empfehlen, schließen wir keinen Kompromiß, sondern sind realistisch. Wir haben gefunden, daß eine Ernährung, bestehend aus etwa 75 Prozent rohen und 25 Prozent sorgfältig gekochten Nahrungsmitteln am besten ist. Vernünftig zubereitet, haben manche gekochte Nahrungsmittel großen Nährwert und bereichern die Diät. Aber es ist wichtig, hervorzuheben, daß das Augenmerk der Hauptmahlzeiten mehr auf die rohen als auf die gekochten Speisen gerichtet sein soll, und auf jeden Fall sollte die Mahlzeit mit den rohen Speisen beginnen.

Kochen, aber nicht verbrennen

Auf den Seiten 312 und 313 haben wir einige der gekochten Speisen aufgeführt, die wir gelegentlich bei unseren Mahlzeiten verwenden. Werden die Speisen über 55°C erhitzt, sind die Enzyme zerstört, aber bei sorgfältigem Kochen kann man die meisten Mineralien und einige Vitamine erhalten. Das schlimmste, was man Gemüse antun kann, ist, es eine halbe Stunde zu kochen, bis es ganz weich ist, dann das Kochwasser wegzuschütten und zu servieren. Wer will denn das bloße Skelett ohne Geschmack und Qualität? Die beste Methode ist, das Gemüse im Dampf zu garen. Dann ist kein Wasser vorhanden, um Mineralien und Vitamine auszulaugen, und das Gemüse behält größtenteils seine Farbe, Form und Struktur. Sie können sich einen kompletten Gemüse-Dampftopf mit passendem gelochtem Einsatz kaufen oder Sie nehmen einen gelochten Metallkorb, der in jeden Kochtopf paßt. Füllen Sie nun den Topf zu einem Viertel voll Wasser, bringen Sie es zum Kochen, geben Sie das Gemüse (ganz oder kleingeschnitten) in das Sieb und kochen Sie es zugedeckt. Ihr Gemüse wird in einigen Minuten gar sein, denn Dampf ist heißer als kochendes Wasser. Wenn Sie Reis kochen, dann nehmen Sie nur so viel Wasser, wie unbedingt benötigt wird.

Gebratenes Gemüse wird auch schnell gar, ohne allzuviel seiner Güte zu verlieren. Es sollte fest, nicht weich gegessen werden. Erhitzen Sie erst ein wenig Olivenöl in einem Brattopf oder einer schweren Bratpfanne, legen Sie das kleingeschnittene Gemüse oder die Sprossen hinein und braten Sie es nur drei oder vier Minuten, wobei Sie mit einem Holzlöffel umrühren. Ein wenig Sojasoße paßt gut zu gebratenem Gemüse. Wenn Sie andere Speisen braten, verwenden Sie nur ein Minimum an Öl, vorzugsweise Olivenöl, erhitzen Sie es nie so sehr, daß es zu rauchen beginnt und denken Sie daran, daß kleinere Stücke weniger Bratzeit erfordern und daher weniger an Güte verlieren als große Stücke.

Alles Fleisch, Wild, Fisch und Geflügel sollte so langsam wie möglich gekocht werden, damit es seinen Saft behält. Das konserviert auch Vitamine und Mineralien. Niemals vor dem Kochen salzen, denn das zieht den Saft und die Mineralien heraus.

Nur immer langsam

Es ist nicht nötig, sich sofort in eine Rohkostdiät zu stürzen, um von den Vorteilen der Kraftquelle Rohkost zu profitieren. Eine 75prozentige Rohkosternährung genügt, und auch dies ist bereits eine Lebensweise, die mit Respekt und Vernunft begonnen werden sollte. Wenige Menschen, die sich bis jetzt im westlichen Stil ernährt haben, können plötzlich zu einer Ernährung mit hohem Rohkostanteil übergehen, ohne daß dies ein paar unangenehme Auswirkungen mit sich bringt. Wenn Sie Ihrem Körper unbeschränkte Vollmacht geben, sich von allen Giften und Abfallstoffen zu befreien, die sich über Jahre angesammelt haben, strömen diese in den Blutkreislauf und verursachen eine ›dynamische Heilkrise‹, die zu Kopfschmerzen, anderen Schmerzen, Müdigkeit und Reizbarkeit führt. Je nach Ihrem Gesundheitszustand können diese reinigenden Reaktionen schwer, leicht oder ganz unbemerkt ausfallen. Rohkost sollte langsam in den Speiseplan einbezogen werden. Beginnen Sie damit, täglich eine der normalen Mahlzeiten durch einen großen frischen Rohkostsalat zu ersetzen und versuchen Sie, statt Kaffee, Tee, Alkohol und Limonaden, mehr Gemüse- und Fruchtsäfte sowie Kräutertees zu trinken. Eliminieren Sie nach und nach die unerwünschten Nahrungsmittel (mehr darüber auf den folgenden Seiten) und sparen Sie an den schwerverdaulichen gekochten Nahrungsmitteln (Brot, Kuchen, Makkaroni), bis Sie die Ausgewogenheit von etwa 75 Prozent Rohkost und 25 Prozent gekochter Nahrung erreicht haben. Dies wäre der beste Weg, um von den Vorteilen der Kraftquelle Rohkost zu profitieren.

Wenn Sie jedoch so schnell wie möglich zur Rohkostdiät übergehen, oder wenn Sie einfach die Wirkung der ›Frühlingsreinigung‹ erfahren wollen, dann versuchen Sie unsere zehntägige Rohkostdiät ›Beweisen-Sie-es-selbst‹. Doch bedenken Sie, daß diese für die grundsätzlich Gesunden gedacht ist. Sollten Sie die geringsten Zweifel darüber haben, befragen Sie erst Ihren Arzt.

Zehn Tage
›Beweisen-Sie-es-selbst‹-Rohkostdiät

Eine Diät beginnt immer erst morgen. Und morgen wird sie den Tag danach beginnen. Es ist schwer, eine Diät zu finden, die in Ihre tägliche Routine hineinpaßt, und so wird die gute Absicht mehr und mehr hinausgeschoben, manchmal für immer. Diese Zehn-Tage-Rohkostdiät ist anders. Sie ist geplant, am Freitag abend begonnen zu werden, und sich über das Wochenende, eine Woche und über ein weiteres Wochenende zu erstrecken. Selbst wenn Sie einer unregelmäßigen Arbeit nachgehen oder gezwungen sind, eine der Hauptmahlzeiten in einem Restaurant einzunehmen, können Sie sie leicht befolgen.

Diese ›Beweisen-Sie-es-selbst‹-Diät ist eine Einführung zu den Freuden eines Rohkost-Speiseplans und auch ein schneller und wirksamer Weg, sein System zu reinigen und etwas Gewicht zu verlieren. Ganz sicherlich wird sie Ihnen einen Vorgeschmack von dem Wohlbefinden geben, das uns die Rohkost schenkt.

Das Hautbürsten, das wir schon auf Seite 124 erwähnten, ist eine gute Ergänzung zu der Reinigungswirkung der Zehn-

Tage-Diät. Während durch die Diät Gifte innerlich abgebaut werden, bewirkt das Bürsten den Abbau von Giften durch die Haut. Zusätzlich erhöht es noch die Lymphdrainage und verbessert den Muskeltonus, besonders, wenn man danach eine warme und darauf eine kalte Dusche nimmt.

Erster Tag (Freitag) – Vorbereitung

Der Sinn dieses ersten Tages ist es, den Körper auf die bevorstehende Ernährungsänderung vorzubereiten. An diesem ersten Tag sollten keine Anregungsmittel (Kaffee, Tee) oder beschwichtigende Mittel (Alkohol) genommen werden. Vermeiden Sie auch Brot und gekochte Kohlehydrate (Nudeln, Getreideprodukte). Bereiten Sie als letzte Mahlzeit des Tages einen großen rohen Salat aus Gemüsen und Früchten. Jetzt wäre es auch an der Zeit, Ihre ersten Sprossen zu ziehen, damit sie vom vierten Tag an fertig sind (vollständige Informationen darüber auf Seite 205), falls Sie diese nicht in Ihrem Rohkostgeschäft finden.

Zweiter und dritter Tag (Samstag und Sonntag) – Fasten mit Früchten

Das Früchte-Fasten ist einer der besten Wege, um den Körper innerlich schnell zu reinigen. Da die Wirkung sehr stark ist, könnte es sein, daß Sie während der ersten drei Tage eine leichte Reaktion wie Kopfschmerzen, Reizbarkeit oder Müdigkeit spüren. Deshalb ist der zweite und dritte Tag für das Wochenende eingeplant, so daß Sie sich, falls nötig, ausruhen können.

Das Früchte-Fasten wirkt auf verschiedene Weise. In rein physischem Sinne wirken Früchte leicht abführend und sind ein großartiger innerer ›Besen‹, der die Verdauungskanäle sauberfegt. Früchte sind alkalibildend; die meisten angehäuften Abfallstoffe, die ganz allgemein für Schmerzen und Krankheiten verantwortlich sind, reagieren sauer. Wird dem Körper die Chance gegeben, sich von diesen Abfallstoffen zu befreien, wie es bei dieser Diät der Fall ist, so treten sie zunächst in den Blutkreislauf ein. Die Alkalinität der Früchte hilft dabei, sie zu neutralisieren, so daß sie weniger schädlich sind und schnell ausgestoßen werden können. Auf diese Weise wird die Möglichkeit irgendwelcher Reaktionen auf den Reinigungsprozeß auf ein Minimum herabgedrückt und eine schnellere Säure/Base-Balance erreicht. Früchte haben auch einen hohen Gehalt an Kalium. Dies ist hilfreich, um System und Gewebe von überflüssigem Wasser zu befreien, die Zellatmung zu erhöhen und das mikro-elektrische Potential zu verbessern.

Manche Menschen spüren keinerlei Reaktionen auf das Früchte-Fasten, doch wenn es bei Ihnen der Fall ist, brauchen Sie nicht besorgt zu sein. Falls Sie Kopf-, Muskel- oder Gelenkschmerzen bekommen oder sich mehr als sonst sensibel, müde, unausgeglichen fühlen, dann liegt es nicht daran, daß Sie durch zwei Tage Früchte-Fasten geschädigt werden, sondern daß Sie Schädigungen abbauen, die sich seit Monaten und Jahren angehäuft hatten. Ruhen Sie viel und atmen Sie viel frische Luft. Tiefes Durchatmen hilft ebenfalls dabei, den Körper von Abfallstoffen zu befreien. Obgleich Jogging oder Laufen normalerweise gut ist, Gifte zu mobilisieren und auszustoßen, raten wir von anstrengenden Übungen am zweiten und dritten Tag ab. Ihr Körper arbeitet hart genug, sich zu reinigen und zu erneuern. Und denken Sie daran, daß die Kraftquelle Rohkost nicht nur auf den Körper, sondern auch auf Geist und Seele wirkt.

Für den zweiten und dritten Tag wählen Sie eine bestimmte Frucht und essen sie den ganzen Tag. Jede Frucht hat ihre besonderen gesundheitsfördernden Eigenschaften. Wir stellten fest, daß Äpfel, Trauben, Ananas, Papaya, Mango und Wassermelonen für das Frucht-Fasten besonders geeignet sind. Hier sind einige Anmerkungen, um Ihnen die Wahl leichter zu machen.

Äpfel Für die Entgiftung ausgezeichnet. Sie enthalten Galacturonic-Säure, die dabei hilft, Unreinheiten aus dem System zu entfernen, und Pektin, das die Fäulnis der Proteine im Darm verhindern hilft. Da Äpfel auch viel Ballaststoffe haben, sind sie gute ›Besen‹. Sie stärken auch die Leber, stimulieren die Verdauungssekrete und sind reich an Vitaminen und Mineralien.

Trauben Reinigen sehr wirksam Haut, Leber, Verdauungssystem und Nieren, da sie der Schleimbildung im Darm entgegenwirken. Traubenzucker ist eine schnelle Energiequelle, da er leicht zu assimilieren ist. Trauben sind auch für den Blut- und Zellenaufbau günstig.

Ananas Liefert reichlich Bromelin, ein Enzym, das die Salzsäure im Magen aktiviert und bei der Proteinspaltung eine Rolle spielt. Von der Ananas wird auch angenommen, daß sie innere Entzündungen besänftigt, die Gewebeheilung beschleunigt, die Hormonproduktion anregt und den Schleim in den Verdauungskanälen beseitigt.

Papaya und Mango Ziemlich teuer und manchmal schwierig zu bekommen, aber reich an einem Enzym, Papain genannt (bei Mango ist das weniger der Fall). Papain ähnelt dem Enzym Pepsin im Magen und, wie Bromelin, hilft es Proteine aufzuspalten. Beide Früchte sind für die Reinigung des Verdauungstraktes nützlich und helfen bei Verdauungsstörungen. Von Mangos glaubt man auch, daß sie Depressionen bessern.

Wassermelone Ein ausgezeichnetes Diureticum (wassertreibend), sehr gut, um das System rein zu spülen. Sie beruhigt Magengeschwüre, senkt hohen Blutdruck und hat einen günstigen Einfluß auf den Verdauungstrakt. Um die Vorteile der chlorophyllreichen Schale und vitaminreichen Samen auszunutzen, entsaftet man diese zusammen mit ein wenig von dem roten Fruchtfleisch und trinkt den Saft eine halbe Stunde, bevor man die Melone ißt.

Während des ganzen Tages soll nur eine Fruchtsorte gegessen werden; dies ist für das Verdauungssystem weniger belastend und auch der beste Weg, um abzunehmen. Wenn jedoch eine bestimmte Frucht nicht in ausreichender Menge zur Verfügung steht, können Sie nach einem halben Tag zu einer anderen Frucht übergehen, aber lassen Sie einen

Zeitraum von zwei Stunden verstreichen, bevor Sie mit der neuen beginnen. Welche Menge Sie essen wollen, bleibt Ihnen überlassen. Wenn man nur Früchte ißt, nimmt man nicht zu. Sie werden feststellen, daß Sie häufiger essen wollen, denn Früchte werden schnell verdaut und bleiben nicht länger als eine Stunde im Magen. Wir schlagen vor, nicht mehr als vier oder fünf Fruchtmahlzeiten während des Tages zu essen. Ständiges Essen ermüdet das Verdauungssystem.

Vierter, fünfter, sechster, siebter und achter Tag (Montag bis Freitag) – Ergänzende Vollwertkost

Während dieser fünf Tage wird der Reinigungsprozeß fortgesetzt, aber die gereinigten Zellen erhalten jetzt alle Nährstoffe, die sie brauchen, um das System zu stärken und wieder auszubalancieren. Die Vitamine, Mineralien und Enzyme in den rohen Gemüsen und Keimlingen, die Sie essen, spornen die trägen Zellen zur Tätigkeit an und fördern die Funktionen aller Körpersysteme.

Jeder Tag beginnt mit einem Obstfrühstück. Das ist wichtig, weil die Leber angeregt wird (sie ist morgens besonders aktiv), die abgelagerten, unbrauchbaren Stoffe weiterhin schnell zu eliminieren. Zum Mittagessen gibt es eine große Schüssel rohen Salat mit Sprossen und Samen oder blanchierten Mandeln. Das Abendessen besteht aus Gemüse, das im Dampf gekocht oder gebraten wurde mit einer im Mixer bereiteten Rohkostsoße. Falls es bequemer ist, kann man auch die Mittagsmahlzeit mit der Abendmahlzeit vertauschen. Was halten Sie von dem Vorschlag, einen Beutel mit zubereiteten frischen Gemüsen und Sprossen ins Büro mitzunehmen, zusammen mit einer Soße? Oder falls Sie mittags in einem Restaurant essen, bitten Sie den Ober, Ihnen einen gemischten rohen Salat mit ein wenig Olivenöl und Zitrone zu bringen oder verlangen Sie gekochtes Gemüse ohne Butter. Dies ist zwar manchmal recht schwierig, aber nicht unmöglich.

Neunter und zehnter Tag
(Samstag und Sonntag) – Reorientierung

Die beiden letzten Tage sollen dabei helfen, Sie wieder auf eine Diät mit mehr gekochten Speisen einzustellen und stimmen Sie auf eine Ernährungsweise mit 75 Prozent Rohkost ein. Die Hauptsache bei jeder Mahlzeit ist noch der rohe Anteil, aber zu einer Tagesmahlzeit (mittags oder abends) gibt es ein gekochtes Stück Wild, Geflügel oder Fisch oder ein vegetarisches Schmorgericht.

Die zehntägige
›Beweisen-Sie-es-selbst‹-Rohkostdiät
(Weitere Anregungen gibt der Rezeptteil)

Erster Tag

Abendessen Nur frischer grüner Salat, früh am Abend gegessen; dann hat der Körper gut zwölf Stunden Zeit, mit dem Ausscheiden zu beginnen, bevor die erste Mahlzeit am zweiten Tag eingenommen wird. Kein Tee, Kaffee oder Alkohol. Vor dem Schlafengehen eine Tasse Kräutertee.

Zweiter und dritter Tag

Als erstes Frischer Saft einer Orange und einer halben Zitrone, mit Mineralwasser gemischt oder eine Tasse Kräutertee mit etwas Zitrone.

Alle drei oder vier Stunden Eine Obstmahlzeit. Zur Auswahl: Äpfel, Trauben, Ananas, Papaya, Mango, Wassermelone. Eine Sorte hiervon für den zweiten Tag und eine andere für den dritten Tag. Man kann die Mahlzeiten interessanter gestalten, indem man die Früchte schneidet, reibt, kühlt, durch den Mixer laufen läßt und mit Gewürzen wie Zimt, Muskat oder Ingwer bestäubt. Bei ein oder zwei Mahlzeiten kann man die Frucht auch durch ihren Saft ersetzen.

Getränke zwischen oder nach den Mahlzeiten Ausschließlich Kräutertee oder Mineralwasser.

Vierter, fünfter, sechster, siebter und achter Tag

Als erstes   Frischer Orangen- und Zitronensaft oder Kräutertee, wie am ersten Tag.

Frühstück   Obst (keine Bananen). Nur eine Obstsorte oder ein einfacher Obstsalat, bereitet mit etwas Zitronensaft, Honig und Gewürzen oder ein köstliches Fruchtgetränk, wie ›Mango-Cocktail‹ (Mangofleisch mit frisch gepreßtem Orangensaft).

Mittagessen   Ein großer roher Gemüsesalat. Erfinden Sie täglich neue Kombinationen. Krönen Sie den Salat mit reichlichen Portionen von gekeimten Samen, Hülsenfrüchten und Körnern. Bereiten Sie ihn mit Olivenöl und Zitrone, Olivenöl und Weinessig oder Avocado oder Mayonnaise (siehe Rezeptteil) und vielen frischen Kräutern wie Basilikum und Petersilie. Avocado ist eine ausgezeichnete Ergänzung zu dem Salat; ebenso einige Sonnenblumen-, Kürbis- oder Sesamkerne oder ein paar überbrühte Mandeln.

Abendessen   Im Dampf gegarte oder gebratene Gemüse mit frischen oder getrockneten Kräutern und eventuell etwas Sojasoße. Verwenden Sie drei oder vier verschiedene Gemüse zusammen. Man kann noch Sesam-, Sonnenblumen- und Kürbiskerne oder Mandeln oder Pinienkerne und auch Frühlingszwiebeln hinzufügen. Bereiten Sie eine schmackhafte Soße wie den Curry/Avocado-Dip und gießen Sie ihn darüber.

Getränke zwischen oder nach den Hauptmahlzeiten   Frischer Frucht- oder Gemüsesaft oder Kräutertee mit etwas Honig gesüßt.

Neunter und zehnter Tag

Als erstes   Das gleiche wie für den ersten bis achten Tag.

Mittagessen   Das gleiche wie für den vierten bis achten Tag.

Abendessen Frischer Gemüsesaft oder rohes Gemüse, in Stücke geschnitten mit einem Dip. Dann 130 g gekochten oder gegrillten Fisch, oder die gleiche Menge leicht gebratener Lammleber, oder langsam gebratenen Huhnes ohne Haut oder eine vegetarische Terrine (Bohnen, Erbsen, Linsen und Gemüse). Im Dampf gegarte Gemüse, falls gewünscht mit gekochtem Naturreis. Ein grüner Salat. Als Dessert etwas frisches Obst.

Getränke zwischen oder nach den Mahlzeiten Wie vierter bis achter Tag.

Wie führt man Kinder an Rohkost heran

Der Ausspruch »Karotten sind gesund für dich« schlägt bei Kindern meist fehl, besonders bei den jüngeren. Schließlich können die Anreize für Erwachsene wie Verjüngung, Linderung von Schmerzen, scharfes Denkvermögen für Geschäftsverhandlungen nicht auf Sechsjährige übertragen werden. Doch wenn man sich der Rohkost zuwendet, muß es Auswirkungen auf die ganze Familie haben, und es gibt Wege, wie wir meinen, die diesen Übergang leichtermachen.

Wäre es nicht herrlich, ein Kind zu haben, das keine Süßigkeiten oder anderes wertloses Knabberzeug mag und nur das ißt, was ihm wirklich guttut? Tatsächlich haben alle Babys, die gestillt werden, von Geburt an eine natürliche Vorliebe für gesunde Nahrungsstoffe. Erst wenn ihr Geschmack durch die kommerzielle Babynahrung mit zuviel Zucker und Salz verdorben wird, ändert sich ihr Unterscheidungsvermögen, und sie entwickeln eine Gier nach der falschen Nahrung, meistens nach Süßigkeiten. Es ist interessant, zu beobachten, wie kleine Kinder instinktiv zu wissen scheinen, welche Nahrung sie brauchen. Sie wollen oft mehrere Tage lang nur ein ganz bestimmtes Essen, weil es die Proteine und Nährstoffe enthält, die sie in dem jeweiligen Entwicklungsstadium brauchen. Wenn Sie Ihr Kind also von Anfang an mit viel Rohkost ernähren können, um so besser.

Erst wenn man ältere Kinder an mehr Rohkost heranführen will, wird das zum Problem. Ihr Geschmack ist zum Teil schon geformt. Fast jeder Versuch, sie dazu zu bewegen, wird zunächst einmal auf Opposition stoßen. Auf jeden Fall war es so vor ein paar Jahren in unserer eigenen Familie, als ein kleiner Krieg zwischen Eltern und Kindern ausbrach, der mit dem Kompromiß schloß, ›Muttis Speisen‹ zweimal die Woche und die übrige Zeit ›normal‹ zu essen. ›Muttis Speisen‹ wurden dann häufiger zubereitet, und nach ein paar tränenreichen Episoden lernten die Kinder, sie zu essen und sich schließlich über die völlig neue Ernährung sogar zu freuen.

Es ist wichtig zu bedenken, daß alle Vorlieben und Abneigungen anerzogen wurden, und neue Vorlieben und Abneigungen können ebenfalls anerzogen werden.

Veränderungen unter der Hand

Es kostet Geduld und Ausdauer, Kinder dazu zu bewegen, sich zu ihrem eigenen Besten anders zu verhalten. Wichtig ist, selbst ein gutes Beispiel zu geben. Wenn Kinder sehen, wie gerne Sie Salat und frische Früchte essen, nehmen sie schließlich ganz von selbst teil, besonders wenn Sie es nicht zu sehr herausstreichen. Hier sind einige ›Mutmacher‹: Kleine Zwischenmahlzeiten bilden oft die größten Hindernisse bei der Kinderernährung, doch sie müssen es nicht sein. In einer kommerziellen amerikanischen Fernsehsendung sahen wir ein Kind, das Karotten schälte, sie in längliche Stücke schnitt und in einem Glas kalten Wasser kühlte, um sie dann zu knabbern. Großartig, sagten wir! Crudités, alle möglichen Gemüsearten, ganz oder geschnitten, geben wundervolle Snacks ab (siehe Crudités, Seite 232 und 233). Kinder lieben es, frisches Gemüse zu knabbern. Als die Kinder unserer Familie noch klein waren, pflegten wir Karotten und Radieschen, die in Großvaters Garten wuchsen, herauszuziehen, sie abzuspülen und zu essen... nichts schmeckte je so köstlich. Crudités kann man auch gut als Teil einer richtigen Mahlzeit verwenden, denn Kinder essen gerne mit den Fingern; so schmecken sie die Speisen und fühlen sie zugleich.

Eine gute Idee ist es, in der Küche immer eine Schüssel mit frischen Früchten und eine Schale mit Nüssen (in ihrer Schale, das Aufknacken macht Spaß) bereitzustellen, so daß die Kinder zwischen den Mahlzeiten davon nehmen können, statt zum nächsten Laden zu laufen und eine Tüte Bonbons oder Schokolade zu kaufen. Man kann auch köstliche gesunde Snacks aus tiefgefrorenen Bananen herstellen, die man in Johannisbrotpulver, geraspelte Nüsse und Honig taucht und am Stiel serviert, oder Eis am Stiel aus gefrorenem Orangensaft-Konzentrat und einfachem Joghurt.

Ein eingepackter Rohkostimbiß kann aus vielen guten und nahrhaften Dingen bestehen, wie zum Beispiel: Essener-Brot-Sandwiches, Käse, Samen- oder Nußkäse, Rohkostplätzchen, ganzem oder geschnittenem Gemüse, Sprossen, Obststückchen, Nüssen, Samen und frischem Saft in der Thermosflasche (mehr Anregungen im Rezeptteil).

Sprossen sind besonders geeignet, um Kinder an Rohkost heranzuführen, denn es macht Spaß, sie zu ziehen und zu essen (siehe Seite 205−216). Warum es nicht den Kindern überlassen, die Sprossen zu ziehen? Sie werden fasziniert zuschauen, wie sich die ›Samenbabys‹ entwickeln.

Näschereien sind ein guter Ersatz für Süßigkeiten, denn sie schmecken wirklich köstlich (siehe dazu Näschereien auf den Seiten 294−297).

Wichtig ist, die Kinder langsam zu überzeugen, ohne daß sie das Gefühl bekommen, zu irgend etwas gezwungen zu werden. Die Einstellung sollte so sein, daß die Kinder auf Ihrer Seite sind und mit Ihnen zusammen eine neue interessante und wohlschmeckende Ernährung ausprobieren. Wenn Sie auf Widerstand stoßen, überreden Sie sie ein wenig und denken Sie daran, daß sie, wenn sie alt genug sind, um selber Kinder zu haben, Ihnen für Ihre Mühe und Ausdauer dankbar sein werden.

14
Essen außerhalb des Hauses

Es ist eine große Versuchung, auf Rohkost zu verzichten, sobald man gezwungen ist, außerhalb zu essen. Es macht zuviel Umstände, und man möchte niemandem zu nahe treten. So geht man den Weg des geringsten Widerstandes und ißt, was einem vorgesetzt wird. Wir sind diesen Weg einige Jahre selbst gegangen, denn wir wollten Freunde, Gastgeber und Küchenchefs nicht verärgern. Wenn man jedoch in Betracht zieht, wie man sich nach einem ungewollten Mahl fühlt, kommt man zu dem Schluß, daß sich ein Kompromiß nicht lohnt. Es ist viel besser, nur das zu essen, was dem Körper wirklich bekommt und ein paar Spielregeln zu lernen, um schwierige Situationen zu meistern, ohne Verlegenheit, Anstoß oder Aufsehen zu erregen.

Im Restaurant

Im Restaurant ist die Situation am einfachsten, denn Sie können auswählen, was Sie möchten. Trotzdem muß man wissen, was man wahrscheinlich bekommt, oder es könnte eine böse Überraschung geben. Je besser das Restaurant, um so eher wird man sich nach Ihren Wünschen richten. Die meisten vegetarischen, italienischen und französischen Restaurants und die Restaurants mit Salat-Bar sind durchaus geeignet. Wenn Sie die Wahl haben, meiden Sie chinesische Restaurants – der Gehalt an Zucker, Öl, Salz und Natrium-Glutamat im Essen kann einem schaden. Indische Restaurants bieten gleichfalls nicht viel frisches Gemüse an.

Seien Sie vorsichtig mit Soßen, mit Gemüse, das in Butter schwimmt und mit allem Gebratenem. Oft ist das Öl, die Sahne und das weiße Mehl in den reichhaltigen Soßen des Restaurant-Essens dafür verantwortlich, daß Sie sich danach so müde fühlen. Fragen Sie nach frischem Salat ohne Dressing und bitten Sie um ein wenig Öl und Zitrone, um ihn selbst anzumachen. Auf diese Weise können Sie so viel oder so wenig nehmen, wie Sie möchten. Oft können Sie auch um einen Salat bitten, der extra für Sie zurechtgemacht wird. Versuchen Sie die gleiche Anzahl von Gerichten zu bestellen wie die Leute, mit denen Sie zusammen speisen. Sie können mit einer halben Avocado beginnen oder mit einem Teller Suppe (klare Suppen wären am besten). Bestellen Sie einen Salat als Hauptgang. Als Dessert wählen Sie frisches Obst und statt Kaffee Kräutertee oder Fruchtsaft.

Haben Sie keine Sorge, ein gutes Glas Wein zu Ihrer Mahlzeit zu trinken, aber keinen alkoholischen Cocktail; das würde der Verdauung schaden. Nehmen Sie statt dessen lieber einen Fruchtsaft.

Essen Sie langsam, damit Sie nicht früher als Ihre Begleiter fertig sind. Es könnte Ihnen ein unbehagliches Gefühl verleihen, wenn Sie diese über Ihren leeren Teller hinweg beobachten. Wenn Sie die gleiche Anzahl von Gerichten bestellen, wird Ihr ›ungewöhnliches‹ Menü wahrscheinlich nicht kommentiert. Seien Sie darauf gefaßt, daß man Sie ein wenig neckt. Die meisten Menschen fühlen sich unbehaglich, am gleichen Tisch mit jemand zu sitzen, der eine Diät befolgt oder auf seinen Körper achtet, während sie rücksichtslos ihre Gesundheit vernachlässigen. Dieses unbehagliche Gefühl zeigt sich in geringschätzigen Bemerkungen über das ›Kaninchenfutter‹ oder als einfache Neugierde. Aber es wird langweilig, wenn man ständig gefragt wird: »Warum ißt Du nur diese Art von Speisen?« Man vermeidet es besser, mit Schlaumeiern zu argumentieren und zu versuchen, seine Vorliebe zu begründen. Es lohnt sich nicht. Man ist nicht verpflichtet, sich zu rechtfertigen. Es ist besser, ruhig zu bleiben, höflich zu lächeln und weiter zu essen.

Einladungen zum Abendessen

Folgt man der Einladung von Freunden zum Abendessen, wird es schwieriger, denn man erhält ja keine Menükarte, um etwas auszuwählen. Im allgemeinen weiß man vorher, welche Art von Essen einen erwartet. Wenn man weiß, es wird ein reichhaltiges schweres Mahl mit wenig frischen Sachen serviert, kann man schon zu Hause seinen Appetit mit ein paar knusprigen Crudités vermindern. Das macht es leichter, Appetitlosigkeit vorzugeben oder so zu tun, als ob man essen würde.

Falls Sie mit Ihrem Gastgeber gut befreundet sind, können Sie ihn fragen, ob Sie ein Gericht, zum Beispiel einen Salat, mitbringen dürfen.

Vor allen Dingen seien Sie konsequent. Nehmen Sie sich selbst ernst und stellen Sie Ihre Bedürfnisse voran. Wenn Sie ernst nehmen, was Sie tun, dann werden die Leute weniger Witze auf Ihre Kosten machen. Respektieren Sie sich selbst, und die anderen werden Sie respektieren.

Auf Reisen

Das Reisen, besonders lange Flugreisen, wird Ihre normale Routine durcheinanderbringen. Oft genügt schon die Aufregung, in den Ferien irgendwohin zu fahren oder der Druck einer wichtigen Geschäftsreise, um die Verdauung zu beeinträchtigen. Es empfiehlt sich, unterwegs nur wenig zu essen, denn sie sitzen stundenlang, ohne sich zu bewegen und verbrennen keine Kalorien.

Eine Flugreise ist die richtige Gelegenheit, um ein Saft- oder Obstfasten durchzuführen. Viel Flüssigkeit bildet ein gutes Gegengewicht gegen die austrocknende Wirkung der Kabinenluft.

Fasten vermindert auch die Symptome des ›Jet Lag‹, wenn Ihre innere Uhr weiterarbeitet, während sich die Zeit an Ihrem Bestimmungsort nach vorne oder rückwärts verschoben hat. Mahlzeiten zu ungewöhnlichen Zeiten gehören zu den Dingen, die die Erholung von ›Jet Lag‹ verzögern. Auf Transatlantik-Flügen von West nach Ost wird das Frühstück um vier Uhr morgens ›Körperzeit‹ serviert. Fasten Sie, dann vermeiden Sie dieses Problem und fühlen sich bei der Ankunft leicht und munter statt müde und unter Verdauungsstörungen leidend.

Nehmen Sie als erste Mahlzeit (sei es Frühstück, Mittag- oder Abendessen) an Ihrem Bestimmungsort einen leichten Obst- oder Gemüsesalat zu sich.

Falls Sie glauben, daß Sie, ohne etwas zu essen, den Flug nicht durchhalten können, dann nehmen Sie ein vorbereitetes Paket mit frischem Obst, Gemüse, Sprossen und Samen und eine Thermosflasche mit Saft, Kräutertee oder eine Flasche Mineralwasser mit sich. Ein saftiger Apfel oder eine Orange hoch über den Wolken ist wie ein Atemzug voll frischer Luft.

Sollten Sie entschlossen sein, das Flugzeugessen trotz der Konservierungsmittel und allgemeinen Geschmacklosigkeit einzunehmen, dann können Sie versuchen, eine ›spezielle‹ Mahlzeit zu bestellen. Sie müssen die Fluggesellschaft 24 Stunden vor dem Flug benachrichtigen und ihnen die Diätart mitteilen, die Sie wünschen (salzlos, vegetarisch, fettarm). Manche Fluggesellschaften servieren sogar einen frischen Obst- oder Gemüsesalat!

Auf langen Flugreisen kann man normalerweise Arrangements treffen, die Ihren Wünschen entgegenkommen. Die speziellen Mahlzeiten sind oft besser als die üblichen, doch kann man keine Wunder erwarten.

Reisen Sie im Ausland, dann versuchen Sie, so viel frische Rohkost wie möglich in Ihren Speisezettel einzubauen. Wohin Sie auch gehen, essen Sie ein wenig lokalen Joghurt. Das akklimatisiert Ihr System, und Ihre Darmflora wird mit den fremden Speisen besser fertig. Kräuterteebeutel sind auch eine gute Idee und Tee und Kaffee vorzuziehen. Wenn Sie von Ihrer Reise zurückkommen, können Sie Ihr System mit viel frischem Salat reinigen.

Gelegentlicher Lapsus
und wie man ihn korrigiert

Nachdem wir alle diese Hinweise über Mahlzeiten außerhalb des Hauses gegeben haben, möchten wir hinzufügen, daß hin und wieder eine ›andere‹ Mahlzeit nicht schadet. Rohkost stärkt Ihren Körper, und er kann dann gelegentlich auch mit ausgelaugter Nahrung fertig werden.

Wenn Sie feststellen, daß Ihnen eine schwere Mahlzeit oder eine Reihe von schweren Mahlzeiten schlecht bekommt, wenden Sie die auf den folgenden beiden Seiten beschriebene ›Schnellkorrektur‹ an, um wieder in Ordnung zu kommen. Selbst bei einer hochgradigen Rohkostdiät kann man durch Streß oder weil man gezwungen war, eine schwere Mahlzeit zu essen, Gesundheitsstörungen bekommen. Aber es ist leicht, wieder in Ordnung zu kommen, wenn man weiß, wie man das macht.

Die meisten kleineren Probleme wie Kater, Verdauungsstörung, Müdigkeit, Trägheit, Erkältung und Muskelschmerzen sind eine Folge von Vergiftung. Die normalen Körperfunktionen sind vorübergehend durch giftige Ablagerungen in den Zellen und im Blutkreislauf gestört. Fünf Dinge kann man tun, um diese Ablagerungen zu entfernen.

Übungen Schnell gehen oder laufen hilft dabei, Gifte durch die Atmung auszuscheiden. Wenn Sie viel und tief durchatmen, erhalten die Zellen zusätzlich Sauerstoff, und das hilft Ihnen, die Abbaustoffe des Stoffwechsels auszuscheiden.

Ruhe Eine kurze Ruhepause kann ebenfalls hilfreich sein. Sie gibt dem Körper die Chance, ungehindert durch andere Aktivitäten, sich selbst wiederherzustellen.

Haut bürsten Das Bürsten der Haut unterstützt die Ausscheidung der Abfallstoffe durch die Haut und stimuliert die Lymphdrainage.

Das Körpersystem durchspülen Trinken von viel Flüssigkeiten (Säfte, Kräutertees) hilft, die Gifte aus dem Körper zu spülen.

Zu Rohkost und Säften zurückkehren   Was Sie essen und trinken, ist wahrscheinlich der wichtigste Faktor von allen. Rohkost und frische Gemüsesäfte und Zusätze von Vitamin C geben Ihrem Organismus eine optimale Kondition und Energie für schnelle Heilung.

Die ›Schnellkorrektur‹ können Sie zu jeder Tages- und Nachtzeit beginnen, wobei Sie die einzelnen Schritte der Situation anpassen. Nehmen wir an, Sie kommen nach einem Abend, an dem es zu viel zu essen und zu trinken gab, nach Hause. Hier folgt, was Sie tun können.

Schnellkorrektur

Bevor Sie zu Bett gehen, nehmen Sie 2 g Vitamin C in Form von Tabletten oder Pulver (Vitamin C entfernt Giftstoffe aus dem Organismus) und trinken Sie ein Glas Kräutertee (Pfefferminz oder Anis mit etwas Honig).

Am nächsten Morgen beim Aufwachen den Saft einer Orange und einer halben Zitrone mit kaltem Wasser vermischt oder den Saft einer Zitrone mit heißem Wasser und etwas Honig oder Melasse gesüßt trinken. Nehmen Sie wiederum 2 g Vitamin C.

Während des Vormittags

Gehen oder laufen Sie zwei bis drei km. Fünf Minuten Hautbürsten, danach zwei- oder dreimal abwechselnd warm und kalt duschen. Bereiten Sie frischen Gemüsesaft zu – Karotten und Äpfel; Karotten, Äpfel und rote Bete; Karotten, Äpfel und Sellerie – und trinken Sie ihn während des Vormittags. Sollten Sie für die Zubereitung keine Zeit haben, trinken Sie Ihren Lieblings-Kräutertee (heiß oder kalt). Falls Sie hungrig sind, können Sie während des Vormittags einen oder zwei Äpfel essen, aber noch besser ist es, bis zum Mittagessen nichts zu sich zu nehmen, denn die Leber ist zwischen Mitternacht und Mittag am aktivsten, um Giftstoffe zu entfernen.

Mittagsmahlzeit

Sollten Sie sich immer noch nicht ganz auf der Höhe fühlen, so essen Sie eine Schüssel geraspelter Äpfel mit ein wenig Orangensaft und Zimt. Falls vorhanden, fügen Sie noch Luzerne- oder andere Sprossen bei. Ist Ihr Befinden fast wieder normal, dann können Sie auch statt dessen einen rohen Gemüse- und Sprossensalat essen, angemacht mit Olivenöl und Zitrone oder Olivenöl und Weinessig. Sind Sie im Büro und müssen geschäftlich essen gehen, bestellen Sie einen einfachen gemischten Salat (keinen Käse oder Fleisch) mit Essig und Öl angemacht. Nehmen Sie eine weitere Vitamin-C-Tablette.

Am Nachmittag

Saft oder Kräutertee

Abendessen

Ein leichter Salat oder gedämpftes Gemüse

Vor dem Schlafengehen

Eine Tasse Kamillentee. Sie werden am nächsten Tag energievoll und völlig wiederhergestellt erwachen.

Diese ›Schnellkorrektur‹ ist nicht nur für den Notfall gedacht. Man kann sie regelmäßig einmal in der Woche durchführen oder Teile davon in die tägliche Routine einbauen, um in bester Verfassung zu bleiben und die Anfälligkeit für Erkältungen und andere Infektionen zu reduzieren. Weiterhin ist sie auch sehr geeignet, um sich auf wichtige Ereignisse vorzubereiten, wenn man einen klaren Kopf und viel Energie benötigt. Einmal wöchentlich angewendet, ermöglicht sie es, Gifte langsam auszuscheiden, die sich über Jahre hinweg angesammelt haben. Die ›Schnellkorrektur‹ ist auch ein Weg, den Körper an eine Ernährung mit hohem Rohkostanteil zu gewöhnen, eine neue Art, sein Leben zu gestalten.

15
Einrichtung einer Rohkostküche

In einer gut durchorganisierten, wohlausgestatteten Küche ist es ein Vergnügen, Rohkost zuzubereiten. Aber nichts ist ärgerlicher, als eine Mahlzeit in einer fremden Küche herzustellen, in der man Ewigkeiten braucht, eine Bürste für das Gemüse zu finden, um dann festzustellen, daß man eine Fußbodenbürste benutzt hat. Lassen Sie uns daher einen Blick auf die Geräte werfen, die für einen Rohkost-Gourmet am nützlichsten sind.

Nutzen Sie die Elektrizität

Obgleich es zu befürworten ist, soweit wie möglich zur Natur zurückzukehren, muß man irgendwo eine Grenze ziehen. Elektrische Geräte erleichtern sehr die Mühe, Gemüse zu zerkleinern, geben eine größere Auswahl an Formen, ermöglichen es, hervorragende Desserts, Nußbrote, Soßen, Suppen und Schaumgeschlagenes herzustellen und verringern ganz enorm die Zubereitungszeit. Mit ein paar einfachen Maschinen können wir unserer Fantasie die Zügel schießen lassen. Für den Rohkost-Küchenchef ersetzen sie den Ofen und den Mikrowellenherd. Für diejenigen, die eine Küche mit manuellen Gerätschaften bevorzugen, werden wir Alternativen vorschlagen, aber diese sind wirklich nur zweitrangig.

Die drei Maschinen, die wir für unentbehrlich halten, sind eine Küchenmaschine, ein Entsafter und ein Mixer. Man kann ohne Mixer auskommen, weil eine Küchenmaschine das meiste auch leistet, aber er ist doch nützlich. Es gibt

Geräte, die die Funktionen von allen dreien kombinieren; wenn man sie jedoch separat besitzt, kann an mehreren Rezepten zu gleicher Zeit gearbeitet werden, und es ermutigt eventuelle Helfer. Soweit es Ihr Geldbeutel erlaubt, wählen Sie gute kräftige Geräte, die starker Beanspruchung standhalten. Falls Sie eine große Familie haben, könnte es sich lohnen, Gaststätten- oder Industriegeräte zu kaufen, die stabiler sind und größere Mengen verarbeiten können.

Küchenmaschinen

Eine gute Küchenmaschine ist für den Rohkost-Koch ein wahrer Segen. Es gibt diverse Einsätze zum Auswählen, einen Messereinsatz, Schneideinsätze zum Hobeln und Schnitzeln, grob bis fein, Schneidscheiben und Raspelscheiben. Der Messereinsatz ist ausgezeichnet geeignet, um Nüsse und Samen, Weizen und andere Sprossen zu zermahlen oder Gemüse für Suppen und Laibe zu homogenisieren oder um Soßen, Dips und Desserts, wie Eiskrem, herzustellen. Die

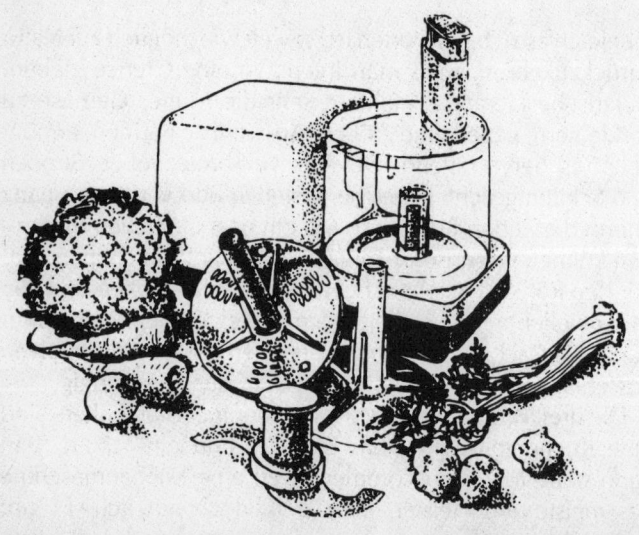

Schneid- und Raspeleinsätze sind gut geeignet für Salate. Mit ihrer Hilfe können Sie einen großartigen Salatteller in nur fünf Minuten zubereiten. Experimentieren Sie selbst mit diesen Zusatzgeräten, denn, ob Sie es glauben oder nicht, Gemüse schmecken ganz anders, je nachdem, wie sie zerkleinert wurden.

Entsafter

Entsafter sollte man nach folgenden Gesichtspunkten auswählen: Anschlußstärke, Kapazität und Reinigungsmöglichkeit. Manche haben einen herausnehmbaren Gazestreifen aus Plastik im Fruchtkorb, wodurch die Reinigung erleichtert wird. Entsafter gibt es mit verschiedenen Zusatzgeräten, je nach Marke und Modell. Grundsätzlich gibt es zwei Typen:

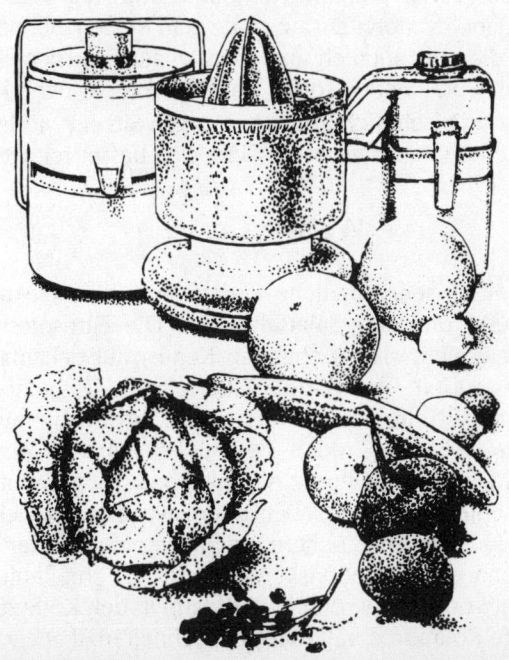

Den Entsafter mit hydraulischer Presse und den Zentrifugentyp. Wir haben den Zentrifugentyp gewählt. Bei zentrifugalen Entsaftern gibt es zwei Arten: Separatoren, die man nicht ständig reinigen muß oder Entsafter, die schubweise arbeiten und nach etwa 1 kg entsaftetem Material geleert werden müssen. Die Separatoren sind bequemer; sie werfen die Pulpe aus, statt sie in der Maschine anzusammeln. Aber dafür entsaften sie nicht so gründlich. Falls Sie sich also für den schubweise arbeitenden Entsafter entscheiden, halten Sie nach einem Modell mit großer Kapazität Ausschau, das Sie nicht zu häufig entleeren müssen.

Mixer

Mixer unterscheiden sich nicht allzu sehr, außer durch ihre Stromstärke. Wir empfehlen Modelle mit 400 Watt oder mehr. Manche haben Zusatzgeräte zum Reiben, Schneiden, Kneten, die ganz nützlich sind. Glasbehälter sind den Plastikbehältern vorzuziehen, denn das Plastik sieht nach kurzer Zeit sehr unansehnlich aus. Bevorzugen Sie ein Modell mit herausnehmbaren Messern, es läßt sich besser reinigen.

Weitere Geräte

Zwei weitere sehr nützliche Geräte sind: eine elektrische Zitruspresse und eine Salatschleuder. Die Zitruspresse hat einen zentralen, sich drehenden Konus, auf den man die halbe Grapefruit, Orange oder Zitrone preßt. Das geht leicht und schnell. Natürlich kann man die Zitrusfrüchte auch in den Entsafter geben, doch sie müssen zunächst geschält werden. Die Salatschleuder ist eine großartige Erfindung. Es gibt verschiedene Typen, aber unser Favorit ist ein Korb, der in einen Behälter mit Löchern am Boden paßt und der einen Deckel mit einer Rotationskordel besitzt. Es empfiehlt sich, den Salat vorher zu waschen und dann in den Korb zu tun; durch die Rotation erhält man sehr schnell trockenen Salat.

Alternativgeräte

Die nachfolgend aufgeführten Geräte können sehr nützlich sein, wenn man sich elektrische Geräte nicht leisten kann oder grundsätzliche Einwände dagegen hat; allerdings wird die Anzahl der Rezepte und die Beschaffenheit der Gerichte etwas begrenzt.

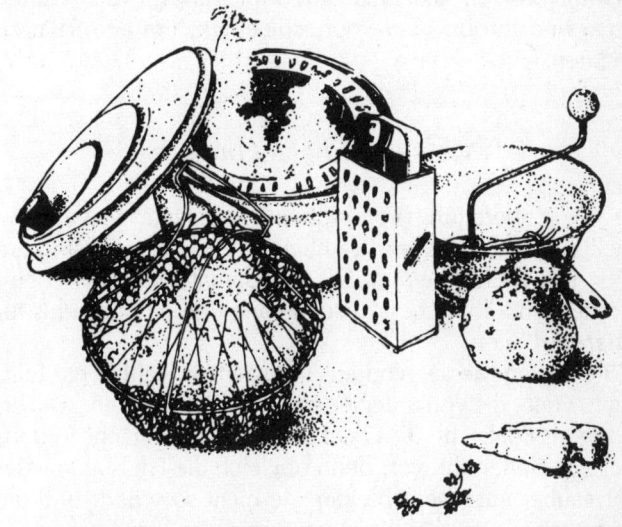

Ein stabiles Reibeisen, viereckig mit einer feinen, mittleren und groben Raspel und einer Seite, um Muskat und Ingwer zu reiben.

Handkaffeemühle, um Nüsse, Samen und Gewürze zu reiben.

Fleischwolf, die Art, die an den Tisch geschraubt wird, mit grober und feiner Scheibe; gut geeignet, um Körner, Samen, Nüsse und Sprossen durchzumahlen.

Stabiler Durchschlag aus Edelstahl, um weiches Obst durchzudrücken oder den Saft aus fein geriebenem bzw. zerkleinertem Gemüse zu drücken. Handbetriebener hydraulischer Entsafter.

Rohkostmühle aus Edelstahl, handbetrieben mit feinen und groben Schnitzelscheiben; recht nützlich, um aus den fein geschnitzelten Früchten oder Gemüsen Saft zu gewinnen.

Stößel und Mörser zum Zerstampfen von Kräutern, Gewürzen, Blumen.

Zitronenpresse.

Drahtkorb für Salat, man muß allerdings in den Garten gehen und ihn um den Kopf schleudern, um den Salat zu trocknen.

Messer und Hackbretter

Für die Zubereitung von Rohkost sind gute Messer und Hackbretter von großer Wichtigkeit. Zwei Messer sind auf jeden Fall wichtig: ein großes, um Spinatblätter, Zwiebeln, Karotten und ähnliches zu schneiden und ein kleineres für feinere Arbeiten.

Die besten Messer sind aus unlegiertem Stahl hergestellt. Es gibt viele, die von unlegiertem Stahl nichts halten, weil er, anders als Edelstahl, die Oxydation der Schnittfläche fördert, aber wir ziehen ihn vor, denn obgleich die Edelstahlmesser sehr sauber aussehen, bleiben sie nicht so scharf, und die Messerschärfe ist für die Bereitung eines gutaussehenden Salats wesentlich.

Wenn keines Ihrer Messer eine Tomate zerschneiden kann, ohne sie zu zerdrücken, dann müssen sie wieder geschärft werden. Es ist daher wichtig, sich einen guten Messerschärfer anzuschaffen.

Gute Hackbretter sind schwer zu finden. Entweder verlieren sie nach wiederholtem Gebrauch ihre hübsche Maserung, oder sie verziehen sich, sobald sie feucht werden, oder sie sind nicht einmal groß genug, um eine Orange zu zerschneiden, ohne daß dabei der Saft über die Ränder läuft. Kaufen Sie sich deshalb ein Brett von entsprechender Größe mit einer Rinne.

Weitere Grundausstattung

Alles zusammengenommen braucht der Rohkost-Küchenchef sehr wenig Utensilien. Teller und Platten wählt man besser aus neutralem oder natürlichem Material. Aluminium sollte man vermeiden, denn Aluminium wird hochaktiv, wenn es mit den Säuren mancher rohen Nahrungsmittel in Kontakt kommt. Es gelangt in den Körper und häuft sich dort langsam an.

Nun noch ein paar andere Dinge, die sich in Ihrer Küche befinden sollten.

Eine besondere Bürste nur für Gemüse.

Ein großer Durchschlag mit Füßen, so daß er im Becken zum Ablaufen stehen bleiben kann.

Zur Joghurt-Herstellung einen Topf, um darin Milch zu erhitzen und verschiedene Behälter (Gläser, Thermosflaschen, Keramiktöpfe).

Eine Sandkuchenform (möglichst aus Glas), um Gemüse-Laibe herzustellen.

Ein flaches Brett oder Servierbrett, um Süßigkeiten oder Essener-Brot zuzubereiten.

Eiswürfelbehälter.

Eine Knoblauchpresse. Mit ihr erzielt man bessere Resultate als mit Stößel und Mörser.

Eine Schere, um frische Kräuter wie Schnittlauch, Petersilie, Minze und so weiter zu zerschneiden.

Salatschüsseln in verschiedensten Formen und Größen.

Suppenteller, genügend groß für individuelle Tellersalate.

Salatplatten. Man kann einen attraktiven festlichen Effekt erzielen, wenn man Crudités (rohe Gemüsestifte) auf einer großen Platte anordnet, dazwischen vielleicht einige Behälter für Dips.

Einige Salatbestecke.

Eine große Kanne für Getränke und ein Sieb.

Zum Sprossentreiben

Obwohl Sie Gefäße für die Keimung kaufen können, finden wir es einfacher und weniger umständlich, sie zu Hause zusammenzustellen. Dies werden Sie brauchen:

Gläser, je größer um so besser, oder flache Schalen, wie sie der Bäcker benutzt oder ein Gärtner, um Samen auszusäen.

Seihtuch oder Metallgaze und einige Gummibänder.

Eine Platte, um die Gläser mit Sprossen hineinzustellen.

Wasserfilter, manche Sprossen brauchen reines Wasser, bevor sie zu keimen beginnen. Vielleicht brauchen Sie ihn auch, falls Sie ein Stadtbewohner sind, und das schlechte Wasser aus der Leitung trinken müssen. In diesem Fall kann Sie ein Filtergerät mit gutem Wasser versorgen, das Sie trinken oder für Soßen, Suppen und Kräutertees verwenden können. Unser Favorit hat eine Kannenform und einen Filter, der alle paar Monate ausgetauscht werden muß. Sie gießen Leitungswasser nach und haben so einen Vorrat an sauberem Wasser.

Vorratshaltung

Es ist wichtig, lebende Nahrung sorgfältig aufzubewahren, damit sie lebendig bleibt. Wir bewahren unsere Samen, Hülsenfrüchte und Körner in verschlossenen Plastikbeuteln oder in luftdichten Behältern auf. Mit Bohnen und Körnern gefüllte Gläser sehen attraktiv und farbenfroh aus. Leere Marmeladegläser geben hübsche Vorratsbehälter ab, ebenso wie Honig- oder Erdnußbutterbehälter. Bedecken Sie die Salate immer mit einem Plastikfilm (besser als Alufolie), sobald sie zubereitet sind, selbst wenn es nur für zehn Minuten ist, das sichert minimalste Oxydation.

16
Frisch, frisch, frisch

Frische Früchte und Gemüse von möglichst unterschiedlicher Art sind die Hauptsache bei einer 75prozentigen Rohkosternährung. Alle müssen gründlich unter fließendem kalten Wasser vor dem Gebrauch gewaschen werden, nicht nur die, die schmutzig oder klebrig sind, sondern auch die sauber in Cellophan verpackten Früchte aus dem Supermarkt. Gerade diese vorbildlich aussehenden Waren bedürfen besonderer Aufmerksamkeit, denn sie sind vor dem Verpacken oft in Reinigungsmitteln gewaschen. Bürsten Sie alles, was man bürsten kann und benutzen Sie eine Bürste, die speziell dafür hergestellt wurde. Bürsten ist besser als schälen, denn viele wertvolle Mineralien und Vitamine im Obst und Gemüse sitzen direkt unter der Schale. Ein Durchschlagsieb mit Füßen ist zum Spülen frischer Nahrung am handlichsten, besonders für kleine Sachen, wie Erbsen, Pilze, Radieschen, Sprossen und Beeren. Auch die Salatschleuder (siehe Seite 166) ist dafür geeignet. Obst und Gemüse niemals einweichen, Wasser zieht die wasserlöslichen Vitamine heraus.

Beim Einkaufen von frischen Früchten und Gemüse kann man ruhig kleinlich sein. Es ist so wichtig, einwandfreie Qualitätsware zu kaufen.

Obst- und Gemüsegruppen

Manche Menschen bestehen darauf, bestimmte Obst- und Gemüsegruppen wegen ihrer säure- oder basenbildenden Eigenschaften zu kombinieren. Es spricht einiges dafür, denn unterschiedliche Speisen benötigen unterschiedliche Verdauungsenzyme. Bestimmte Speisen, zusammen gegessen, werden vielleicht nicht voll verdaut. Aber da Rohkost die Aktivität der Enzyme steigert, wird der Körper mit mehr Nahrungskombinationen fertig werden, als wenn er die üblichen gekochten Speisen zu sich nimmt. Wenn man die Nahrung gut zerkaut, so daß die Enzyme die beste Chance haben, in Aktion zu treten, dann braucht man sich über Nahrungskombinationen und über Verdauungsprobleme keine Sorgen zu machen.

Nachfolgend geben wir in Gruppen zusammengefaßt die Früchte an, die man beim Gemüsehändler und im Supermarkt in der entsprechenden Saison findet:

Früchte mit viel Säure Orangen, Zitronen, Pampelmusen, Tangerinen, Goldorangen, Erdbeeren, Brombeeren, Stachelbeeren, Himbeeren, schwarze, rote und gelbe Johannisbeeren, Pflaumen, Preiselbeeren, Ananas, Granatäpfel.

Früchte mit etwas Säure Äpfel, Birnen, Pfirsiche, Nektarinen, Kirschen, Papaya, Mangos, Trauben, frische Feigen, Blaubeeren, Kiwi-Früchte, Lychees, Passionsfrucht.

Süße Früchte Bananen, frische Datteln, Dattelpflaumen, die meisten Trockenfrüchte, Wassermelonen, Honigmelonen, Kantalupen.

Unter den Gemüsen bezieht sich die zu kombinierende Gruppe mehr oder weniger auf den Teil der Pflanze, der verwendet wird:

Blätter und Stengel Salat (Kopfsalat, Chinakohl, Blattsalat, Eissalat, Feldsalat, Radicchio), Kresse (Brunnenkresse, Gartenkresse), Kohl (Rotkohl, Weißkohl, Wirsing), Spinat, Rote-Bete-Blätter, Rübenblätter, Frühlingskräuter, Grünkohl, Rosenkohl, Löwenzahn, Endiviensalat (glatter und krauser), Selleriestangen, Fenchel, Chicorée.

Wurzelgemüse Karotten, rote Bete, Kohlrüben, Pastinak, Radieschen, Meerrettich, weißer Rettich, Sellerieknolle, Erdartischocken, Kohlrabi, Schwarzwurzeln, Kartoffeln.

Andere Gemüsesorten (Früchte und Blütenstände) Blumenkohl, Avocados, Brokkoli, Zwiebeln, Lauch, Frühlingszwiebeln, rote Zwiebeln, Schalotten, Stangenbohnen, Buschbohnen, Wachsbohnen, Paprika (roter, grüner, gelber), Nelkenpfeffer, Chilischoten, Tomaten, Gurken, Zucchini, Auberginen, Gartenkürbis, Riesenkürbis, Scherkürbis (Marrow), Spargel und Pilze.

Geht man zu einer intensiveren Rohkostdiät über, dann ist es besonders wichtig, daß sich Auge und Geschmacksnerven an einer großen Vielfalt von Früchten und Gemüsen erfreuen. Neue Geschmacksrichtungen zu entdecken ist das beste Gegenmittel gegen das Entbehrungsgefühl, das sich manchmal einstellt, weil der Körper nicht mehr die milden gleichartigen Geschmackszutaten erhält, die uns die Lebensmittelhersteller aufdrängen. Man kauft am besten frische Produkte in ihrer Hauptsaison; dann haben sie den höchsten Gehalt an Vitaminen, Mineralien, Zucker und Nährstoffen. Nur wenige Nahrungsmittel werden mit der Aufbewahrung besser. Der Ratschlag, sich einen Laden zu suchen, der organisch gedüngte Früchte und Gemüse verkauft, ist theoretisch sehr gut, doch die meisten Leute kaufen ihre frischen Nahrungsmittel in Supermärkten und beim Gemüsehändler, und werden dies aus praktischen und ökonomischen Gründen auch weiterhin tun. Die sicherste Methode, nicht gelagertes Obst und Gemüse zu bekommen, ist natürlich, es selbst zu ziehen, doch kann man kaum hoffen, die Mannigfaltigkeit zu erzielen, die man in den Läden bekommt. Ein Apfelbaum, ein Pflaumenbaum und ein Walnußbaum wären ein guter Start; auch Radieschen, Spinat, Kohl und Karotten sind nicht schwer zu züchten. Sprossen jedoch sind die leichtesten, schnellsten, reinsten und nährstoffreichsten Nahrungsmittel, die man ziehen kann.

Nahrungsmittel – umsonst

Die das Jahr über ausgestellten Früchte und Gemüse im Laden eines normalen Gemüsehändlers geben nur eine schwache Vorstellung von der erstaunlichen Vielfalt der eßbaren Pflanzen. Die Köche früherer Jahrhunderte stützten sich viel mehr auf Pflanzen (Salatkräuter, Nüsse, Früchte, Samen, Gewürze, Blumen und Seetang), die im Freien gesammelt wurden. Die meisten Wildpflanzen kommen noch heute bei uns vor.

›Unkraut‹ besitzt von Natur aus eine unglaubliche Stärke und Widerstandskraft gegen schlechtes Wetter, armen Boden, Parasiten und Krankheiten und eine bemerkenswerte Reproduktionsfähigkeit. Es hat starke Nährwurzeln, die den Boden tief durchdringen, und Schößlinge, die sich zum Licht emporkämpfen, selbst durch Beton. Diese Wildpflanzen sind voller Vitamine und Mineralien. Die meisten sollten mit Maßen verwendet werden, denn sie haben einen starken individuellen Geschmack.

Bestimmte Teile der meisten am Wege wachsenden Pflanzen sind, in kleinen Mengen genossen, eßbar, aber einige sind außerordentlich giftig. Wir empfehlen Ihnen, vor dem Sammeln ein Nachschlagewerk über Wildpflanzen zu Rate zu ziehen, eins, das alle die faszinierenden kulinarischen und medizinischen Verwendungszwecke unserer einheimischen Pflanzenwelt enthält. Zwischenzeitlich führen wir ein paar auf, die Sie vielleicht versuchen möchten:

Junge Löwenzahnblätter Sie enthalten viel Nährstoffe, einschließlich Kalzium, Kalium, Natrium, Silicium, Phosphor, Eisen, Oxalsäure (reinigt Galle und Nieren), Vitamin A und C und Cholin (eine Substanz, die für die Weiterleitung der Nervenimpulse benötigt wird). Die ganz jungen Blätter schmecken in Salaten köstlich. Achten Sie darauf, daß Sie den echten Löwenzahn sammeln (es gibt ähnliche Pflanzen): Löwenzahnblätter haben keine Haare, tief gezahnte Seiten, sie sind weich und nicht glänzend. Die Stengel tragen nur eine Blüte. Löwenzahn ist spürbar alkalisch und deshalb für Menschen, die unter Arthritis leiden oder Alkohol und Weißbrot lieben, besonders gut. Er ist leicht verdaulich und stärkt Leber und Nieren.

Sauerampfer Er besitzt Mineralien in ausgewogener Menge und hat einen hohen Schwefelgehalt. Er reinigt den

Körper und hat eine tonische Wirkung auf das Blut, und wegen seines Vitamin-A-Gehalts wirkt er günstig auf eine überbeanspruchte Leber. Sauerampfer schmeckt herrlich in Salaten und Suppen; er gibt ihnen einen frischen zitronenhaften Geschmack.

Weißer Andorn Enthält viel Vitamin C. Kleingeschnitten und mit etwas Honig vermischt, ist es ein gutes kaltes Heilmittel.

Wegerich Ein häufig vorkommendes Unkraut, das wegen seiner blutreinigenden Eigenschaften bekannt ist. Wegerich enthält viel Chlorophyll. Wenn man ihn mit anderen Gemüsen entsaftet, ergibt das ein blutbildendes, chlorophyllreiches Getränk.

Vogelmiere Nach der Winde ist sie der von Gärtnern meistgehaßte Eindringling. Sie hat kleine starre weiße Blüten und wächst wuchernd am Boden. Ihre blassen Stengel und kleinen weichen grünen Blätter sind eine angenehme Beigabe zu grünen herben Salaten. Verwechseln Sie diese nicht mit Wolfsmilch.

Quecke Ein gutes Diuretikum, besonders für Frauen, die bei Beginn der Periode nicht genügend Wasser ausscheiden können. Die Spitzen können kleingeschnitten im Salat verwendet werden.

Portulak Hochalkalisch. Portulak hat eine beruhigende Wirkung, besonders auf einen übersäuerten Magen. Seine hellen grünen fleischigen Blätter sitzen an einem lila Stengel. Zerkleinert können sie im Salat mitverwendet werden.

Um Ihnen eine Vorstellung von der Vielfalt zu geben, die den aufmerksamen Wanderer erwartet, zählen wir ein paar wohlschmeckende Wildpflanzen auf:

Für Salate Pimpernell, Wasserkresse, sehr junge Linden-, Buchen- und Weißdornblätter, weißer Gänsefuß, Große Klette, Wilder Fenchel, Malvenblätter, Chicorée.

Kräuter Wasserminze, Grüne Minze, Gartenminze, Poleiminze, Wilder Majoran, Thymian, Lorbeer, Wilder Knoblauch, Liebstöckel, Kerbel, Borretsch.

Samen Fenchel, Koriander, Wacholder.

Zum Würzen oder als Aufguß Rainfarn, Myrrhenkerbel, Galgant.

Wurzeln Meerrettich, Erdkastanie, Wilder Pastinak.

Meerespflanzen Kelp, Rotalge, Tang, Carrageenmoos (Knorpeltang).

Blumen (als Gewürz oder Salatbeigabe) Veilchen, Geißblatt, Heckenrosenblütenblätter, Roter Klee, Kamille, Brunnenkresse, Ginsterknospen, Holunderblüten, Mädesüß.

Nüsse Haselnuß, Eßkastanie, Bucheckern.

Früchte Blaubeeren, Wilde Birnen, Holzapfel, Hagebutte, Schlehen, Holunderbeeren.

Pilze Champignon, Tintenschopfling, Butterpilz, Steinpilz, Pfifferling, Maronenpilz, Hallimasch, Ritterling.

Es ist interessant, zu beobachten, daß Unkraut in Gebieten mit hoher Luftverschmutzung, also einer ungesunden Umgebung, nicht sehr beeinflußt wird. Dies liegt daran, daß die meisten Wildpflanzen zwei Wurzelsysteme haben, ein oberes in Verbindung mit der Luft und der Bodenoberfläche und ein anderes tief im Boden. Die Nährstoffe, die durch die tiefen Wurzeln aufgenommen werden, wandern in den Hauptteil der Pflanze und gehen Verbindungen ein, die die Pflanze für ihr Wachstum benötigt. Je weniger kultiviert das Gebiet ist, in dem die Pflanzen gesammelt werden, um so besser, denn hier ist es unwahrscheinlicher, daß sie Rückstände von Pestiziden und künstliche Düngemittel oder aufgelöste Waschmittel enthalten.

Wir wollen nicht die Rückkehr zu einem Dasein als Kräutersammler befürworten oder daß man die Umgebung ständig nach diesen Pflanzen durchstöbert, aber wildwachsende Kräuter sind meist nährstoffreicher und gesünder als die kultivierten Artgenossen, die man im Laden kauft.

Vorsicht bei einigen rohen Nahrungsmitteln

Einige rohe Nahrungsmittel, besonders die Hülsenfrüchte, werden von Rohkostenthusiasten recht unterschiedlich beurteilt. Das liegt zum großen Teil daran, ob man sie roh, gekocht oder gekeimt ißt und mit welchen ergänzenden Nährstoffen man sie verspeist.

Einige Bohnensorten haben bestimmte negative Attribute. Sojabohnen, Saubohnen und rote Bohnen enthalten einen Trypsin-Hemmstoff, eine Substanz, die den eiweißspaltenden Fermentkomplex Trypsin blockiert. Das bedeutet, daß ein Teil der wertvollen Aminosäuren nicht aufgenommen werden kann.

Vor vielen Jahren haben Wissenschaftler entdeckt, daß Sojabohnen das Leben nur erhalten können, wenn sie mehrere Stunden lang gekocht werden. Kochen und Keimen neutralisiert den Trypsin-Hemmstoff. Keimen erhöht in großem Maße die Sicherheit und die Qualität aller Hülsenfrüchte, Samen und Körner. Die Enzyme, die während der Keimung in Aktion treten, neutralisieren nicht nur den Trypsin-Hemmstoff, sondern zerstören auch die schädliche Phytinsäure, die in Körnern enthalten ist und Mineralien bindet, so daß sie im Organismus nicht verwendet werden können. Die Keimung macht die Mineralien für die Aufnahme frei.

Kichererbsen enthalten ebenfalls einen Trypsin-Hemmstoff, der duch Keimung, aber nicht durch Kochen, harmlos wird. Grüne Erbsen enthalten Hämagglutinin, das dem Kochen widersteht (Hämagglutinine verhindern Wachstum, indem sie Zellen im Verdauungstrakt verbinden und dadurch die Nährstoffaufnahme verhindern), aber in so kleinen Mengen, daß man praktisch nichts als Erbsen, roh oder gekocht, zu sich nehmen müßte, um schädliche Wirkungen zu verspüren. Es heißt, daß der Verzehr von rohen Lima-Bohnen den Tod verursachen kann.

Jeder weiß, daß Rhabarberblätter giftig sind. Sie enthalten große Mengen Oxalsäure, die Stengel sehr viel weniger. Mangold, Rübenblätter, Kohlrüben- und Senfblätter, Kel, Spinat und Sauerampfer enthalten ebenfalls Oxalsäure. Wenn man sie in großen Mengen ißt, können sie die Kalkaufnahme blockieren und Nierenschäden verursachen. Obgleich Oxalsäure durch Kochen nicht zerstört wird, scheint sie sich von der Oxalsäure in roher Nahrung zu unterscheiden. Norman W. Walker, ein amerikanischer Rohkostexperte, behauptet, daß die Oxalsäure in rohen Speisen keine schädlichen Auswirkungen hat. Sie würde im Gegenteil die Peristaltik (rhythmische Darmbewegungen) stimulieren. Er und auch andere empfehlen, den frischen Gemüsesäften Spinatsaft beizufügen.

Einer anderen Gruppe von Gemüsen, den Kohlpflanzen (Brassica) hat man nachgesagt, daß sie die Schilddrüsenfunktion unterdrücken. Weißkohl, Rotkohl, Grünkohl, Chinakohl, Rüben, Rosenkohl und Senf gehören alle zu der Gattung Brassica. Sie enthalten Verbindungen, genannt Thioglucoside, die die Funktion der Schilddrüse zerstören können und zur Kropfbildung beitragen. Wird die Milch von den Tieren getrunken, die diese Pflanzen fressen, kann dies die Schilddrüsenfunktion ebenfalls stören. Aber es ist unwahrscheinlich, daß man die unerwünschten Wirkungen der Thioglucoside verspürt, wenn man genügend Jod (von Fischen oder Seetang) zu sich nimmt.

Oft wird davor gewarnt, rohe Eier zu essen. Das rohe Eigelb ist in Ordnung, aber das Weiße enthält Avidin, eine Substanz, die sich mit dem B-Vitamin Biotin verbindet und seine Absorption verhindert. Ein junter Mann, der viel rohes Eiweiß zu sich nahm, bekam schuppige Haut, Anämie, Anorexie (Fehlen des Hungergefühls), Übelkeit und Muskelschmerzen, weil er an Biotinmangel litt. Dies ist natürlich ein Extremfall. Ißt man das Eiweiß zusammen mit dem Eigelb, wird es kaum solche Symptome verursachen. Wir verarbeiten in unserer Küche im allgemeinen nur das Eigelb, aber wir denken auch nicht zweimal darüber nach, wenn wir gelegentlich einen köstlichen Eierflip zubereiten und das Eigelb zusammen mit dem Eiweiß verwenden.

17
Vorratshaltung

Wenn die Rohkost zum Teil Ihres Lebens wird, bedeutet das Veränderungen. Die Veränderungen beginnen in Ihrer Speisekammer. Werfen Sie einen Blick auf den Inhalt Ihrer Küchenregale und fragen Sie sich selbst: »Möchte ich wirklich mit diesen Dingen meinen Körper vollstopfen?« Wahrscheinlich werden Sie sich beim Anblick der Limonadenflaschen, der Dosen mit Ravioli, der Tüten mit Zucker und weißem Mehl gezwungen fühlen, »nein!« zu sagen.

Aber bevor Sie damit beginnen, die alten Vorräte durch gesunde zu ersetzen, müssen Sie mit alten Gewohnheiten brechen. Am besten macht man das schrittweise. Wahrscheinlich werden Sie feststellen, daß Sie alle ›wertlosen‹ Nahrungsmittel hinauswerfen wollen, nachdem Sie die ersten Vorteile der Rohkost genossen haben. Eine gute Idee wäre, die betreffenden Speisen in einen Karton zu stellen und zu sehen, was Sie davon noch gebrauchen möchten.

Wir wollen keine festen Regeln darüber aufstellen, was man tun und was man nicht tun soll oder Dinge auflisten, die man essen und trinken soll, oder nicht. Das Bewußtsein, was gut oder schlecht ist, muß aus einem selbst kommen, und dieses Bewußtsein entwickelt sich immer stärker, je mehr und je länger man Rohkost ißt. Sie erinnern sich, daß die Nahrung um so schlechter wird, je weiter sie sich von ihrem natürlichen Zustand entfernt. Alles, was künstlich oder chemisch behandelt wurde, ist automatisch verdächtig. Wenn der ursprüngliche Zustand von dem, was Sie essen oder trinken, im Nebel der Weiterbearbeitung nicht mehr zu erkennen ist, vermeiden Sie es.

Hier einige der ›Hauptsünder‹: Die meisten der bequemen Fertiggerichte, Tiefgefrorenes, weißes Mehl und Weißbrot, sogar das abgepackte ›dunkle Brot‹, weißer und brauner Zucker (nicht die braune Zuckermelasse), Kaffee und Tee, alles, was Zucker enthält (Sacharin, Glukosesirup, Dextrose und so weiter), Haltbarkeitsmittel, künstliche Aromastoffe, erlaubte Farbstoffe, Emulgatoren, Stärke, Stabilisatoren. Lesen Sie aufmerksam die Etiketten und halten Sie nach diesen Zusätzen Ausschau. Je länger die Namen werden, um so gefährlicher sind sie meistens auch!

Verführen Sie Ihre Geschmacksnerven

Vielfalt ist das Geheimnis einer guten Rohkost-Speisekammer, denn zu bestimmten Jahreszeiten sind verschiedene frische Gemüse und Früchte nicht verfügbar. Die Nahrungsmittel, mit denen man immer variieren kann und die Rohkost zu jeder Jahreszeit interessant machen, sind: verschiedene Körner, Samen und Hülsenfrüchte zum Sprießen, Nüsse, getrocknete Früchte, Kräuter und Gewürze.

Rohkost steigert Ihre Sinne, und das ist wichtig, um gutes Essen würdigen zu können. Sie werden sich bald an den hundert delikaten Aromen und Geschmackssensationen erfreuen, die der naturbelassenen Nahrung anhaften und die sonst beim Kochen verlorengehen. Wie viele wundervolle Kräuter und Gewürze gibt es, wenn man sich nur die Zeit nimmt, sie genauer kennenzulernen. In früheren Zeiten wurden sie allerdings gebraucht, um den Geschmack des oft nicht ganz frischen Fleisches und anderer Speisen zu verdecken. Aber richtig angewendet, werden die Gewürze den Geschmack der Speisen erhöhen und nicht überdecken.

Auf den nächsten Seiten führen wir Gewürze auf, die wir in unserer Küche benutzen. Sie werden bemerken, daß einige der vorgeschlagenen Zutaten gekocht sind. Das ist kein Zufall, denn wir sehen keinen Grund, so fanatisch zu sein und leicht geröstete Samen oder trockengeröstete Gewürze, die den Geschmack einer Speise verbessern, nicht zu verwenden. Sie werden feststellen, daß wir sowohl Salz wie verschiedene Alternativen zum Salz weggelassen haben. Wir tun dies, weil die meisten Menschen, ohne es zu wissen, viel zuviel Salz verwenden. Zuviel Salz ist einer der Gründe für zu hohen Blutdruck, und es bringt den Natrium-Kalium-Haushalt des Körpers durcheinander. Versuchen Sie, Ihre Kenntnisse im Gebrauch von Kräutern und Gewürzen auszuweiten. Sie können eine reichhaltige Sammlung von Gewürzen aufbauen, wenn Sie jedesmal beim Einkaufen ein neues erwerben und im Blumenkasten oder im Garten selbst frische Kräuter ziehen. Sie werden erstaunt sein, welchen Unterschied das ergibt.

Kräuter und Gewürze

Gewürze und getrocknete Kräuter kauft man im Laden lieber in kleinen Mengen, denn sie verlieren bald ihr Aroma. Die aromatischsten Kräuter sind gefriergetrocknet, aber sie sind schwer zu bekommen. Vakuumgetrocknete Kräuter sind eine gute Alternative. Kräuter und Gewürze sollen im Dunkeln aufbewahrt werden, da das Licht ihnen schadet (das sollte beim Kräuter- und Gewürzregal in Betracht gezogen werden). Um des Aromas willen kauft man besser ganze Gewürze und mahlt sie für den Gebrauch in einer Kaffeemühle oder zerstößt sie im Mörser. Falls Sie Ihre Gewürze noch nie selbst gemahlen haben, werden Sie von dem starken Aroma und dem Geschmack überrascht sein. Frische Kräuter werden gewaschen und gut getrocknet, dann in einem Plastikbeutel versiegelt und in den Kühlschrank gelegt.

Nachfolgend einige der Gewürze, die im Rezeptteil (beginnend auf Seite 226) angeführt sind:

›Süße‹ Gewürze (für Obstsalat, Fruchtsalatsoßen und Nachspeisen): Gewürzkörner, Angelika, Anissamen, Kardamom, Zimt, Nelken, Koriander, Ingwer, Muskatnuß, Muskatblüte.

›Pikante‹ *Beigaben* (für Salate, Suppen und rohe Hauptgerichte): Basilikum, Lorbeer, Kümmel, Cayennepfeffer, Selleriesamen, Kerbel, Chilipulver, Schnittlauch, Korianderblätter (frisch), Cuminum (Kreuzkümmel), Currypulver, Dill, Fenchel, Knoblauch, Meerrettich, Wacholderbeeren, Kelp, Zitronenmelisse, Liebstöckel, Majoran, Minze, Senfsamen, Zwiebel, Oregano, Paprika, Petersilie, Pfeffer, Mohnsamen, Rosmarin, Salbei, Bohnenkraut, Sauerampfer, Estragon, Thymian.

Diese Liste ist zwar reichhaltig, aber nicht vollständig. Unsere Hinweisliste auf den Seiten 184 bis 197 beschreibt 16 Kräuter und Gewürze, die wir besonders nützlich finden.

Pikante Gewürzpulver

Die folgenden Gewürze sind in jenen Momenten hilfreich, wenn man feststellt, daß einem Gericht das gewisse Etwas fehlt. Ein rettendes Mittel, das wir nicht missen möchten, ist ein vegetarisches Bouillonpulver. Wir benutzen es für Salatdressings, andere Soßen, Gärspeisen und Suppen sowie in Samen- und Nußgerichten. Natürlich können Sie auch Ihr eigenes Gewürzpulver herstellen. Im folgenden ein Rezept, das wir besonders mögen.

50 g Zwiebelpulver, 15 g Knoblauchpulver, 70 g Pulver aus Sellerie und Beinwell, 1 Teel. Cayennepfeffer, 1 Eßl. Kelp, 15 g Ingwerpulver.

Sie können auch Ihre eigene Gewürzmischung für Getränke und Desserts herstellen, indem Sie die folgenden Gewürze kombinieren: pulverisierte Gewürzkörner, Koriandersamen, Zimt, Nelken, Ingwer, Muskatnuß und Muskatblüte (nach Geschmack).

Zutaten und andere Würzen

Senf Man kann Senf als Samen, als Pulver oder als Paste kaufen. Das trockene Pulver ist für Salatsoßen geeignet. Ebenso die fertigen Senfsorten. Besonders köstlich sind die französischen Senfarten. Sie sind milder und aromatischer als andere Sorten. Moutarde de Meaux, fein und grobkörnig, ist besonders gut und ein delikater Zusatz für alle möglichen Salatsoßen. Dijon und Bordeaux sind ebenfalls sehr aromatisch.

Tahini Dies ist eine Paste aus fein gemahlenen gerösteten oder ungerösteten Sesamkörnern. Tahini kann vielfältig verwendet werden. In Tahini-Mayonnaise, die man Samen- und Nußgerichten beifügt, oder mit Honig gemischt als leckerer Abschluß auf Früchten und Desserts.

Tamari ist eine Sojasoße, die aus fermentierten Sojabohnen hergestellt wird und der Sojasoße (üblicher Art) vorzuziehen ist, weil sie keinen Weizen enthält. Leider hat diese Soße einen Meersalzzusatz und sollte deshalb nur mäßig verwendet werden. Jedoch verleiht Tamari den Gerichten einen feinen chinesischen Geschmack und belebt auch allzu farblose Soßen.

Hefeextrakt Er kann als Ersatz für vegetarische Bouillon genommen werden. Hefeextrakt ist reich an B-Vitaminen, aber sehr salzig, und daher sollte auch er nur sparsam verwendet werden.

Essig Am besten ist der Apfelessig, denn er enthält Apfelsäure, eine Verdauungshilfe. Alle übrigen Essigsorten, mit Ausnahme natürlich des gegorenen Weinessigs, enthalten Essigsäure, die die roten Blutkörperchen zerstört, die Verdauung und Assimilierung der Nährstoffe behindert und Leberzirrhose und Magengeschwüre begünstigt.

Vanille Bemühen Sie sich, echten Vanilleextrakt zu finden und nicht den üblichen synthetischen Vanilleextrakt. In Nußmilch, Joghurtgetränken und in Desserts ergibt sie einen köstlichen, zarten abgerundeten Geschmack.

Blumenwasser Orangenblütenwasser und Rosenwasser enthalten die ätherischen Öle ihrer Blumen. Man kann sie in Delikateßgeschäften, Kräuterläden, Drogerien, Apotheken und manchen Reformhäusern kaufen. Blumenwasser sind eine wohlschmeckende Beigabe zu Obstsalaten und Näschereien.

Kräuter- und Gewürztabelle

Gewürz	Beschreibung/ Verwendeter Teil
Gewürzkörner	Getrocknete Früchte einer immergrünen Pflanze. Sehen wie Pfefferkörner aus. Farbe: Dunkel, Rotbraun.
Basilikum (süßer)	Die Blätter der Pflanze, aber auch die Blütenspitzen.
Cayennepfeffer	Die Früchte eines Baumes der Capsicum-Gattung, zu der auch Chili, Pfeffer und Paprika gehören.

Verwendung	Hinweise
Geschmack wie eine Kombination aus den Gewürzen Zimt, Wacholderbeeren, Nelken, Muskatnuß. Geeignet für Frucht- und Joghurtgetränke, Kräutertees, Obstdesserts, Kuchen, Pudding, Müsli, Marinaden.	Man kauft die ganze Frucht und mahlt sie in einer Pfeffermühle, so daß das Gewürz wirklich frisch ist.
Hat einen süßen, würzigen, leicht pfefferigen Geschmack. Frisch verwendet, sehr wohlschmeckend in Salatsoßen. Paßt besonders gut zu Tomaten und zu italienischen und griechischen Gerichten.	Basilikum ist, frisch verwendet, viel besser! Man kann ihn im Blumenkasten auf dem Küchenfensterbrett ziehen. Er nimmt nur wenig Platz weg (besonders die Zwergform), und man sagt, daß er Fliegen fernhält.
Ist als Pulver im Handel und hat eine dunkelrote Farbe. Ein sehr scharfes Gewürz, das besonders für Meeresfrüchte und mexikanische Gerichte geeignet ist. Kann einer zu milden Soße beigefügt werden, um ihr ›Schmiß‹ zu verleihen.	Kann zur Abwechslung als Pfefferersatz dienen. Sparsam verwenden! Er ist appetitanregend und verdauungsfördernd. Etwas weniger pikant ist Paprika, das Schwestergewürz des Cayennepfeffers.

Gewürz	Beschreibung/ Verwendeter Teil
Schnittlauch	Ist eine Lauchart, aber hat keine große Zwiebel. Es werden die grasartigen Stengel verwendet.
Zimt	Die innere Borke einer Lorbeerart. Erhältlich als Stangenzimt oder als Pulver.
Dill	Verwendet werden die Früchte, die Samen und die gefiederten Blätter.

Verwendung	Hinweise
Hat einen milderen, frischeren Geschmack als die Zwiebel. Er besitzt seine eigene Qualität. Gut geeignet für Dips und Käsezubereitungen. Attraktiv als Garnierung von Suppen und Gemüsecocktails.	Kann man ebenfalls leicht selber ziehen. Das zarte Aroma geht beim Trocknen zum größten Teil verloren. Getrockneter Schnittlauch hat einen farblosen Geschmack. Nehmen Sie eine Schere, um den frischen Schnittlauch kleinzuschneiden, wenn Sie ihn über Suppen, Dips und Soßen streuen wollen.
Hat einen warmen, süß-aromatischen Geschmack. Stangenzimt ist in heißen Getränken großartig. Man kann ihn auch Kindern zum Kauen geben. Geeignet für Nachspeisen und auch für Soßen, zum Beispiel für Tomatenketchup.	Zimt hat antiseptische Eigenschaften und wirkt beruhigend bei Magenstörungen.
Hat einen ausgeprägten, leicht anisartigen, leicht zitronenartigen Geschmack. Er ist besonders delikat mit Gurke und Blumenkohl und für alle sauer eingelegten Gemüse. Er gibt allen Meeresfrüchten und Gartengemüsen ein erfrischendes Aroma.	Besonders verdauungsfördernd. In früheren Zeiten wurde Dill als Appetitanreger, als magenberuhigendes Mittel und sogar als Aphrodisiakum verwendet. Es wird gesagt, daß der Atem reiner wird, wenn man die Samen kaut.

Gewürz	Beschreibung/ Verwendeter Teil
Knoblauch	Verwendet wird die Zwiebel der Pflanze, die aus vielen Zehen besteht. Getrocknetes Knoblauchpulver ist ebenfalls im Handel erhältlich. Das Knoblauchsalz sollte man nicht nehmen.
Ingwer	Verwendet werden Stengel und Wurzelstock der Ingwerpflanze. Erhältlich in frischem, getrocknetem und pulverisiertem Zustand.

Verwendung	Hinweise

Eine stark aromatische Pflanze mit beißendem Geschmack. Ganz wenig genügt bereits, um einem Gericht das gewisse ›Etwas‹ zu verleihen, das ihm fehlt.
Er gibt den Gerichten den superben französischen Beigeschmack.
Besonders für Salatsoßen geeignet.

Viele Menschen empfinden den Knoblauchgeruch im Atem als sehr störend.
Wenn man nach einem Knoblauchgericht Petersilie kaut, verschwindet der Geruch. Empfindet man den Knoblauchgeschmack in der Salatsoße als zu betont, dann kann man die Salatschüssel mit einer geschälten Knoblauchzehe ausreiben, bevor man den Salat hineintut. Das ergibt eine schwache Ahnung von Knoblauch, ohne im Geschmack hervorzutreten.
Knoblauch ist eines der besten natürlichen Antiseptika.

Ein scharfes, beißendes, würziges Aroma.
Man verwendet ihn für Plätzchen, Erfrischungsgetränke, bei der Chutney-Herstellung, auf Melone gestreut, oder für Wurzelgemüse wie Karotten und Pastinak.
Er verleiht ›Wärme‹.

Frischer Ingwer ist sehr scharf; er muß sparsam verwendet werden.
Verdauungsfördernd, da er die Sekretion der Verdauungsenzyme anregt.

Gewürz	Beschreibung/ Verwendeter Teil
Kelp	Ist eine Seetangart, die man in Pulverform kaufen kann.
Majoran	Es gibt verschiedene Arten. Die beste ist der wildwachsende Majoran, der unter der Bezeichnung Oregano bekannt ist. Verwendet werden die Blätter.

Verwendung	Hinweise
Er wird als Salzersatz verwendet. Man kann ihn zu den Mahlzeiten auf den Tisch in einem Salzstreuer hinstellen. Wird in Soßen und Salatsoßen verwendet.	Kelp ist eines der nährstoffreichsten Nahrungsmittel, die es gibt. Anders als Salz besitzt Kelp eine perfekte Mineralausgewogenheit. Er enthält viele Spurenelemente und ist außerordentlich jodreich, hilfreich bei der Fettsucht, denn er stimuliert die Schilddrüse, ihren Stoffwechselhaushalt zu erhönnen.
Ein köstlich würziges, ein wenig scharfes Kraut. Er wird in fast allen fertigen Kräutermischungen des Handels verwendet. In der griechischen Küche spielt er eine besonders große Rolle, und er läßt sich gut mit anderen Kräutern wie Thymian kombinieren. Gut geeignet für Gemüsesuppen und in italienischen Salatsoßen.	Verdauungsfördernd. Majoran wirkt leicht antiseptisch.

Gewürz	Beschreibung/ Verwendeter Teil
Minze	Verwendet werden die Blätter. Es gibt die verschiedensten Arten: Acker- oder Feldminze Pfefferminze Wilde Minze Wasserminze Poleiminze und andere.
Paprika	Im Handel in Pulverform erhältlich. Tiefe rote Farbe (s. Cayennepfeffer).

Verwendung	Hinweise

Das Aroma der Minze ist viel besser als das von anderen Kräutern bekannt, weil sie so weitgehend bei der Süßigkeitenherstellung verwendet wird.
Es wäre der Mühe wert, verschiedene Arten selbst zu ziehen.
Jede Minzsorte hat ihr eigenes Aroma.
In Getränken und Salaten ist Minze köstlich. Selbst Fruchtsalaten verleiht sie ein frisches Aroma.
Die Blätter kann man auch zum Garnieren verwenden.

Ein gutes, magenberuhigendes Mittel.
Man kann die frischen Blätter direkt kauen oder einen Teeaufguß nach dem Essen bereiten.

Paprika hat einen milden, leicht süßlichen ›dunklen‹ Geschmack. Man kauft ihn besser nur in kleinen Mengen, damit das Aroma frisch bleibt.
Wegen seiner schönen roten Farbe kann man blasse Gemüse, Suppen und Soßen mit Paprika überpudern.
Gibt zarten Salatsoßen ein wenig Schärfe.

Er wird wie Cayennepfeffer verwendet.
Ist ein guter Ersatz für weißen oder schwarzen Pfeffer.

Gewürz	Beschreibung/ Verwendeter Teil
Petersilie	Verwendet werden Stiele und Blätter.
Rosmarin	Ein Halbstrauch. Verwendet werden die Blätter.

Verwendung	Hinweise

Petersilie hat ein kräftiges
›grünes‹ Aroma, das sich mit
anderen Kräutern gut ver-
trägt.
Kleingeschnitten eignet sie
sich als Beigabe zu Rohkostplätzchen, Nußbroten, grünen Salaten und Salatsoßen,
außerdem als Garnierung
der meisten Gerichte.
Die glattblättrige oder einfache Petersilie hat das beste
Aroma, die krause ist besser
zur Garnierung geeignet.

Reich an Vitaminen und Mineralien, hat Petersilie viele
medizinische Eigenschaften.
In kleinen Mengen genom-
men, verbessert sie das Blut-
transportsystem.
Wertvoll bei der Behandlung
von Nierenproblemen.

Stark aromatisch, schmeckt
etwas nach ›Tanne‹, ein angenehmer, aber intensiver
Geschmack, daher nur sparsam anwenden.
Geeignet für Käsezuberei-
tungen und Marinaden.
Manchmal auch bei Frucht-
gerichten zu verwenden, besonders zu Äpfeln.

Das ätherische Öl von Rosmarin wird oft als Basis für
die Herstellung von Parfüms
und Badeölen verwendet.
Es soll Kopfschmerzen beseitigen und die Blutzirkulation
anregen.

Gewürz	Beschreibung/ Verwendeter Teil
Salbei	Man verwendet die Blätter.
Thymian	Es werden sowohl die Blüten als auch die Blätter verwendet.

Süßmacher

Honig   Er ist ein großartiger Ersatz für Zucker in Getränken und Nachspeisen. Es gibt Dutzende von verschiedenen Honigsorten; sie rangieren von den milden Blütenhonigarten wie Akazien- und Orangenblütenhonig bis zu herben Tannenhonigsorten. Der klare Honig eignet sich besser für Getränke und der verzuckerte ist als Brotaufstrich angenehmer. Der beste Honig trägt auf dem Firmenschild die Be-

Verwendung	Hinweise
Hat ein starkes, individuelles Aroma und ist oft in trockenen Kräutermischungen enthalten. Verträgt sich gut mit Zwiebeln und eignet sich auch für würzige Nußgerichte. Er gibt Samen- und Nußfermentierungen ein intensiveres Aroma und kann sparsam für kremige Suppen verwendet werden.	Salbeitee ist als Gurgelmittel bei Erkältungen bekannt. Reibt man die Blätter auf Zähne und Gaumen, so werden sie gereinigt und gestärkt. Hilft bei der Verdauung von zu reichhaltigen und zu fetten Speisen.
Er hat ein sehr schönes, warmes süß-herbes Aroma. Gibt Samen- und Nußgerichten etwas aromatische Schärfe. Besonders gut für fette Fischarten geeignet.	Wird medizinisch vielfach verwendet. Die Römer und Ägypter verwendeten Thymian als Appetitanreger und als Verdauungshilfe. Man behauptet, Thymian würde auch die Intelligenz stimulieren.

zeichnung ›organisch‹, das heißt, er stammt von Bienen, die sich von Blütennektar ernährt haben. Viele kommerzielle Honigarten stammen von Bienen, die weitgehend mit Zucker gefüttert wurden. Honig enthält viele wertvolle Spurenelemente und ist ein leicht verdaulicher Energiespender.

Melasse ist ein Supernahrungsmittel. Sie ist ein Rückstand bei der Zuckergewinnung und so gut für Sie, wie Zucker schädlich ist. Melasse enthält alle die Mineralien und Vitamine, besonders die B-Vitamine, die aus dem raffinierten

Produkt entfernt wurden. Manche Melasse hat einen unangenehmen Schwefel-Beigeschmack. Das kommt daher, daß bei
der Raffination Schwefel verwendet wird. Melasse ohne
Schwefelgehalt schmeckt jedoch ganz herrlich und kann
direkt mit dem Löffel gegessen werden. Im Kühlschrank wird
sie fest und dick und schmeckt im Müsli, mit Joghurt und als
Brotaufstrich großartig. Die beste Art von Zucker ist der
unraffinierte Rohrzucker oder Melassezucker. Aber wenn Sie
Honig und Melasse in Ihrem Vorratsschrank besitzen, brauchen Sie keinen Zucker.

Trockenfrüchte Feingeschnittene Trockenfrüchte, in
Orangen- oder Zitronensaft eingeweicht, ergeben wundervolle Süßmacher für Desserts, Müslis und Brote. Wählen Sie
Trockenfrüchte, die während des Trocknungsprozesses nicht
mit Schwefel behandelt wurden.

Öle und Fette

Es ist außerordentlich wichtig, gutes Öl zu kaufen. Am besten
sind die nicht raffinierten, frischen, kaltgepreßten Öle. Sie
werden aus den rohen Samen mechanisch herausgepreßt
und nicht durch Hitze oder chemisch extrahiert. Kaltgepreßte
Öle enthalten essentielle Fettsäuren, die der Organismus
aufnehmen kann. In vielen Ölen, die mit Hitze behandelt
wurden, sind die ungesättigten Fettsäuren, die der Körper
aufnehmen kann, chemisch in gesättigte Fettsäuren umgewandelt, die nicht nur schädlich sein können, sondern auch
den Körper daran hindern, die ungesättigten Fettsäuren im
Rest der Nahrung aufzunehmen. Olivenöl ist recht gut und
gibt den Salatsoßen sein bestimmtes Aroma. Es ist jedoch sehr
schwer, und manche Leute bevorzugen ein leichteres Öl, wie
Sonnenblumenöl und Sesamöl, beide sehr delikat. Maisöl
und Distelöl wird meist mechanisch ausgepreßt, aber Dampf
wird oft auch dabei verwendet, und so gehören sie zu den
zweitbesten. Walnußöl, falls Sie es bekommen, ist ausgezeichnet, aber auch sehr teuer.

Nüsse

Wenn Sie Nüsse kaufen, vergewissern Sie sich, daß sie auch wirklich frisch sind. Das ranzige Öl in alten Nüssen schadet dem Magen, verzögert die Sekretion der Pankreasenzyme und zerstört Vitamine. Wenn die Nüsse noch frisch und in ihrer Schale sind, können Sie diese in größeren Mengen kaufen und in einem luftdicht verschlossenen Behälter an einem trockenen, kühlen Ort (am besten im Kühlschrank) mehrere Monate aufbewahren. Geschälte Nüsse sollte man in viel kleineren Mengen kaufen und ebenfalls im Kühlschrank aufbewahren.

Eine gute Idee ist es, verschiedene Sorten zu kaufen und diese dann gemischt in den Rezepten zu verwenden, so daß der Körper die essentiellen Aminosäuren in guter Ausgewogenheit erhält.

Hier folgen die Nüsse, deren Vorrat wir regelmäßig auffüllen sollten:

Mandeln, Paranüsse, Cashewkerne, Kokosnuß (frisch oder trocken), Haselnüsse, Erdnüsse (genaugenommen ein Gemüse), Pecannüsse (ähnlich wie Walnüsse, jedoch weniger bitter), Pinienkerne, Pistazien und Walnüsse.

Samen

Auch hier ist es wichtig, frische Samen zu kaufen. Die drei Samenarten, die eine ideale Kombination von Protein und essentiellen Fettsäuren ergeben, sind: Sonnenblumensamen, Kürbiskerne und Sesamkerne.

Andere Samen, die es wert sind, ausprobiert zu werden, besonders zum Würzen, sind: Mohn, Sellerie, Kümmel, Dill, Fenchel und Anis. Die letzten vier, allein oder gemischt, kann man zwischen den Mahlzeiten kauen. Im 18. und 19. Jahrhundert pflegte man eine Mischung dieser Samen in der Tasche zu tragen und sie zu kauen, um das Hungergefühl fernzuhalten.

Körner

Am besten sind sie im gekeimten Zustand. Wir verwenden sie in unserem Brot, im Müsli und vielen Rezepten. Am meisten benutzen wir: Weizen, Roggen, Tricitale (eine Weizen-Roggen-Kreuzung), Hafer, Gerste und Hirse. Gelegentlich verwenden wir sie ungekeimt, aber für Müsli eingeweicht: Weizen- und Roggenflocken, Haferflocken. Hirse ist besonders wertvoll, denn es ist die einzige alkalische Getreideart und die einzige, die alle acht essentiellen Aminosäuren enthält. Man kann Hirse gekeimt oder eingeweicht verwenden. Buchweizen wird oft als Getreideart angesehen, gehört aber zur Familie der Knöterichgewächse (wie Rhabarber und Sauerampfer). Im Handel sind die dreieckigen Samen der Pflanze zu bekommen. Sie sind oft vorgeröstet, jedoch kann man sie auch roh kaufen. Wie Hirse kann man auch Buchweizen eingeweicht oder gekeimt essen. Die Keime sollten etwa 4 cm lang sein, bevor man sie ißt. Buchweizen (der ja kein Getreide ist, aber in der Küche wie Getreide verwendet wird) enthält Rutin, das eine anregende Wirkung hat. Im übrigen ist er einer der wichtigsten Ernährungsfaktoren bei der Behandlung von Arterienverkalkung. Wer leicht blaue Flecken bekommt und geplatzte rote Äderchen unter der Haut hat, für den ist Buchweizen ebenfalls günstig.

Hülsenfrüchte, Samen und Körner für die Keimung

Bedenken Sie, daß alle ganzen Hülsenfrüchte, Samen und Körner lebende, ja atmende Dinge sind und mit Sorgfalt aufbewahrt und verwendet werden sollten. Man kann eine Menge über diese großartige Kategorie roher Nahrungsmittel sagen, und wir behandeln das meiste im nächsten Kapitel ›Sprossen, Joghurts und Käsebereitungen‹. Zu Beginn Ihrer Karriere als Züchter von Keimen und Sprossen geben wir Ihnen einige Hinweise für Sprossen, die Sie vielleicht gerne vorrätig hätten und die leicht zu ziehen sind: Bohnen, Sojabohnen, Linsen, Kichererbsen, Luzernesamen, Fenugreek-Samen (Trigonella foenum graecum), Rettichsamen, Weizenkörner.

Trockenfrüchte

Sie verdienen einen besonderen Platz in Ihrem Vorratsschrank, nicht nur, weil sie Gerichte süß machen. Sie brauchen nicht gekocht zu werden. 12 bis 18 Stunden in wenig Wasser eingeweicht und an einen warmen Platz gestellt, dann sind sie gerade weich und richtig. Beim Einkauf achten Sie darauf, daß sie nicht in Glukose getaucht sind (bei Feigen, Papaya und Bananenschnitzel ist das oft der Fall) und daß sie nicht mit Schwefel behandelt wurden. Am besten ist es, wenn sie natürlich in der Sonne getrocknet wurden. Wenn möglich, wählen Sie ganze oder halbe Früchte, keine Stücke.

Sie haben die Wahl zwischen: Rosinen, Sultaninen, Korinthen, Aprikosen (wählen Sie die Hunza-Sorte, ohne Stein), Pfirsichen, Pflaumen, Birnen, Feigen, Ananas, Papaya, Datteln und Bananen.

Getränke

Kräutertees oder Gesundheitsgetränke. Wir trinken sie als Tee- oder Kaffee-Ersatz. Kaffee, dem das Koffein entzogen wurde, ist fast genauso schädlich wie der Kaffee selbst, aufgrund der bei diesem Prozeß verwendeten Chemikalien. Aber warum nicht einmal Löwenzahnkaffee oder ein Gersten- und Zichoriegetränk versuchen? Sie werden in jedem guten Reformhaus eine große Auswahl an vorzüglichen Getränken finden. Dann gibt es noch die frischen Obst- und Gemüsesäfte. Bereiten Sie diese, wenn möglich, selbst zu. Die zweitbeste Lösung ist, die Säfte in Packungen, Flaschen oder Dosen zu kaufen; doch lesen Sie die Aufschriften durch und achten Sie auf die Worte ›rein‹ und ›frei von künstlichen Zusätzen, Süßmachern und Konservierungsmitteln‹. Man kann auch Fruchtkonzentrate kaufen, denen Wasser zugefügt wird, aber die sind erhitzt. Etwas, wovon Sie vielleicht noch nichts gehört haben, ist Rejuvelac. Das ist das Einweichwasser von Weizensprossen. Wenn es richtig gemacht wird, ist es ein süßlich schmeckendes Getränk mit vielen gesundheitlichen Vorteilen. Zum Schluß noch ein Wort über die Grundlage allen Lebens, das Wasser. Ein Wasserfilter könnte eine gute Lösung sein, wenn Ihr Leitungswasser nicht ganz einwandfrei ist. Das französische natürliche Mineralwasser hat einen guten Mineralgehalt.

Milchprodukte

Die besten Milchprodukte werden aus Ziegenmilch hergestellt. Ziegenmilch ist leichter verdaulich als Kuhmilch, denn die Protein- und Fettmoleküle sind feiner verteilt. Ziegenmilch mit der ausgewogenen Zusammensetzung seiner Mineralien ist auch eine wichtige Quelle für rohe Proteine und außerdem reich an essentiellen Fettsäuren. Auch Menschen, die auf Kuhmilch allergisch reagieren, vertragen kleinere Mengen von Ziegenmilch. Ziegenkäse und besonders Joghurt aus Ziegenmilch sind wohlschmeckend und gesundheitsfördernd. Die Bakterien im Joghurt wirken verdauungsfördernd und darmreinigend. Käse und Joghurt aus Kuhmilch sind gelegentlich durchaus in Ordnung, es sei denn, man ist allergisch dagegen, aber Sie werden feststellen, daß eine Rohkosternährung allergische Reaktionen verringert.

Spezielle Nahrungsstoffe

Johannisbrot wird als Pulver oder Mehl verkauft und aus den Schoten eines immergrünen Baumes gewonnen, der im Mittelmeergebiet beheimatet ist. Es ist ein ausgezeichneter Kakaoersatz, gesund, und enthält kein Koffein wie Kakao. Dafür ist es mit Mineralien vollgepackt, mit Kalzium, Phosphor, Eisen, Kalium, Magnesium und Silizium und mit den B-

Vitaminen B_1, B_2 und Niacin, ein wenig Vitamin A und etwas Protein. Johannisbrotpulver wird oft geröstet verkauft, aber versuchen Sie, die ungeröstete Art zu bekommen, die in der Farbe etwas heller ist. Wir verwenden es für Schokoladengetränke, Nachspeisen und Näschereien.

Meerespflanzen

Sie sind es wirklich wert, ausprobiert zu werden. Meerespflanzen schmecken viel besser, als sie aussehen. Einige Algenarten lassen einem das Wasser im Munde zusammenlaufen. Tatsächlich sind Algen die nahrhafteste Vegetationsform auf unserem Planeten. Sie enthalten 41 Spurenelemente. Ihr hoher Jodgehalt wirkt sich günstig auf die Schilddrüse aus, besonders wenn man Übergewicht hat und unter einem niedrigen Stoffwechselumsatz leidet. Sie enthalten beinahe das ganze Vitamin-Alphabet A, B, C, D, E und K sowie eine Substanz, die Algensäure heißt und die Eliminierung der Gifte beschleunigt. Sie reduziert sogar die Menge atomarer Strahlung, die der Körper absorbiert hat. Reformhäuser führen einige Sorten (eingetrocknet und verpackt) wie Arame und Hijiki, die besonders viel Eisen enthalten und eine dekorative Beigabe zum Salat bilden. Rotalge (Dulse) ist eine der wohlschmeckendsten Algen mit tiefroter Farbe und einem leicht scharfen Geschmack. Man kann sie, so wie sie ist, kauen oder eingeweicht in Salaten verwenden.

Laver (eßbare Meerespflanze, Porphyra) wird mit Haferflocken zur Herstellung des berühmten ›Welsh Laver Brot‹ verwendet, weich in der Konsistenz, hat sie einen höheren Proteingehalt als die übrigen Arten.

Nori wird in der Form von dunkellila Blättern verkauft und kann als Umhüllung (wie Weinblätter) von Salaten oder dickflüssigen Dips verwendet werden.

Kelp – sehr jodhaltig; in Pulverform nimmt man es zum Würzen. Kombu kocht man meist in Sojasoße, um es zarter zu machen. Agar-Agar und Irisch Moos werden als Alternative zur tierischen Gelatine verwendet, um Süßigkeiten, Gelees und Aspik zuzubereiten. Agar-Agar-Flocken sind im Gegensatz zum Agar-Agar-Pulver chemisch nicht behandelt.

Tofu ist eine Art Sojabohnenquark, der aus Sojamilch hergestellt wurde. Alle Sojabohnenprodukte haben einen hohen Protein- und einen niedrigen Kohlehydratgehalt und werden daher von ernährungsbewußten Menschen vorgezogen.

Sojabohnen besitzen auch einen hohen Gehalt an Lecithin, das dem Aufbau von Cholesterolablagerungen entgegenwirkt und für die einwandfreie Funktion des Gehirns und des Nervensystems benötigt wird. Sojamilch und Tofu erhält man in Reformhäusern. Sie haben einen delikaten, leicht nußartigen Geschmack und sind vielseitig verwendbar. Ein Nachteil besteht jedoch darin, daß sie Phytinsäure enthalten, falls sie nicht gekocht oder aus keimenden Bohnen hergestellt wurden. Phytinsäure bindet Zink und andere wichtige Mineralien. Wir verwenden daher ungekochten Tofu mit Maßen oder braten Stücke im Fonduetopf und essen ihn mit ein wenig Sojasoße gewürzt.

Weizenkeime bilden ein wohlschmeckendes, wertvolles Nahrungsmittel, reich an Vitamin E und B. Wie Melasse enthalten sie alles, was von dem Grundnahrungsmittel – in diesem Falle Weizen – übrigblieb, nachdem es raffiniert wurde. Man kauft am besten die rohen, nicht die gerösteten Keime und lagert sie kühl, damit sie frisch bleiben. Wir bestreuen unsere Salate, Müslis und Nachspeisen großzügig mit Weizenkeimen.

18
Keime, Joghurts und Käsearten

Selbstgezogene Keime, selbstgemachter Joghurt und Gärungsprodukte sind die reinste Nahrung, die man überhaupt essen kann, und sie sind überaus reich an verdauungsfördernden Enzymen. Im Rezeptteil, der auf Seite 226 beginnt, sind viele Verwendungsmöglichkeiten aufgeführt. In diesem Kapitel werden wir beschreiben, wie man sich seinen eigenen Vorrat dieser ausgezeichneten Nahrung anlegen kann. Man braucht nicht sofort spezielle Geräte dafür zu kaufen, aber man braucht einen warmen Ort, ein luftiges Regal oder einen Schrank in der Nähe des Heizkörpers, wo man seine flachen Schalen, Gläser und Töpfe aufbewahren kann. Sprossenziehen und Joghurtherstellung sind eine ausgezeichnete Möglichkeit, um Kinder mit der Idee vertraut zu machen, daß die beste Nahrung das Resultat natürlicher Prozesse ist und nicht vom Supermarkt oder aus dem Gefrierfach kommt.

Anleitung zum Sprossenziehen

Jeder kann jederzeit und überall Saatgut zum Keimen bringen. Einige unserer Wanderfreunde führen Samenpäckchen mit sich und lassen sie im Rucksack keimen, um ihr Campingessen mit frischer, chlorophyllhaltiger Nahrung zu bereichern. Alles, was Sie für den Start Ihrer eigenen Keimfabrik brauchen, sind ein paar alte Gläser, sauberes Wasser, frische Samen, Bohnen oder Körner und ein warmer Ort. Die Sprossentafel auf den Seiten 208–215 führt die verschiedenen Sprossen auf, inklusive Einweichzeiten, Keimungszeiten, Mengen und wertvollen Hinweisen. Eine improvisierte

Keimungsvorrichtung kann aus einer Plastikschüssel oder einem Plastikbeutel bestehen, aber am besten ist ein Glasgefäß mit breiter Öffnung oder mehrere solcher Glasgefäße. Manche decken die Gefäße mit einem Seihtuch oder Nylonnetz ab. Oder man nimmt Einmachgläser und bedeckt sie mit einem Seihtuch. Am einfachsten ist es, offene Glasgefäße mit Filterpapier zu bedecken, um Staub und Insekten fernzuhalten. Nehmen wir einmal an, Sie möchten Bohnen zum Keimen bringen. Der Vorgang ist natürlich immer der gleiche, ob es sich um Hülsenfrüchte, Samen oder Körner handelt. Bedenken Sie dabei, daß eine Handvoll Samen, Bohnen oder Körner etwa die achtfache Menge an Keimen oder Sprossen ergibt.

Sie gehen folgendermaßen vor: Geben Sie die Bohnen in ein großes Sieb; entfernen Sie dann die Steine oder sonstigen Unreinheiten, auch die zerbrochenen Bohnen, und spülen Sie sie unter fließendem Wasser gut ab.

Jetzt werden die Bohnen in ein Gefäß getan und mit frischem Wasser bedeckt. (Die Bohnen können mit Leitungswasser gespült werden, aber das erste Einweichwasser, welches von den Bohnen aufgesogen wird und in dem die Enzyme zu arbeiten beginnen, sollte Quellwasser, gefiltertes Wasser oder abgekochtes Wasser sein, denn das im Leitungswasser enthaltene Chlor könnte die Keimung verhindern.)

Stellen Sie nun die Bohnen an einen warmen Ort, wo sie über Nacht oder etwa 15 Stunden im Wasser weichen. (Die Einweichzeit variiert, je nachdem welche Bohnen, Samen oder Körner man zum Keimen bringen will.)

Gießen Sie das Einweichwasser fort, geben Sie aber den Bohnen erneut Wasser, das sie absorbieren können. Das Einweichwasser kann zum Begießen von Zimmerpflanzen verwendet werden. Manche Leute verwenden es auch in Suppen oder zum Trinken, aber wir finden, daß es zu bitter ist. Außerdem enthält das Einweichwasser einiger Bohnen- und Kornarten Phytate, deren bakterizide Eigenschaften die Embryopflanze vor Mikroben in der Erde schützen. Phytate wirken sich störend auf bestimmte biologische Funktionen im menschlichen Organismus aus, so zum Beispiel auf die Absorption von Zink, Magnesium und Kalzium, und sollten deshalb besser vermieden werden.

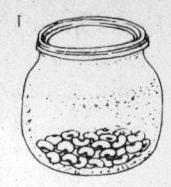

Jetzt werden die Bohnen gespült und in ihr Gefäß zurückgegeben. Lassen Sie sie gut abtropfen, denn übriggebliebenes Wasser kann zu diesem Zeitpunkt Fäulnis verursachen. Das Spülen wird morgens und abends wiederholt. Wenn es sehr heiß ist, müßte es sogar mittags wiederholt werden.

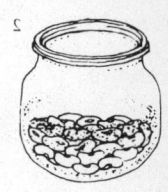

Zwischen den Spülvorgängen stellt man das Gefäß an einen warmen Ort. Die Keimung vollzieht sich am günstigsten im Dunkeln und bei 21–22 Grad Celsius.

Nach drei bis fünf Tagen haben die Bohnen gekeimt und sind für Licht und Sonnenschein bereit. Jetzt stellt man sie auf ein sonniges Fensterbrett. Halten Sie die Bohnen feucht (ein Zimmerpflanzenzerstäuber ist dafür ideal) und lassen sie nicht zu warm werden.

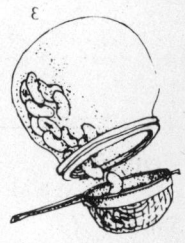

Nach ein paar Stunden in der Sonne sind die meisten Keime und Sprossen für den Verzehr bereit. Optimaler Vitamingehalt tritt 50 bis 96 Stunden nach Keimungsbeginn ein. Man spült sie und ißt sie sofort oder man bewahrt sie in einem luftdicht verschlossenen Behälter oder einer verschlossenen Plastiktüte im Kühlschrank auf. Manche mögen den Geschmack der Samenhüllen nicht. Um sie zu entfernen, schüttet man die Sprossen in eine Schüssel, gießt Wasser darüber und rührt vorsichtig um. Die Samenhüllen schwimmen dann auf der Oberfläche. Uns persönlich macht der Geschmack der Samenhüllen nichts aus. Wir essen die Sprossen so, wie sie sind. Wenn man die Samenhüllen entfernt, werden damit auch gute Ballaststoffe weggeworfen.

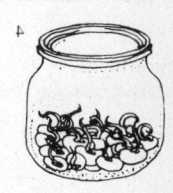

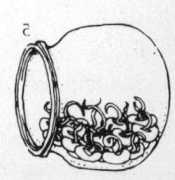

Keimungstabelle (T = Tasse, E = Eßlöffel)

Kleine Samen 6−8 Std. einweichen	Trocken- menge für 1 Liter	Zum Verzehr bereit nach	Länge der Sprossen/ Keime
Luzerne	3−4 E	5−6 Tagen	3−5 cm
(Fenugreek) Bockshornklee- Samen	½ T	3−4 Tagen	1 cm
Senf kein Einweichen	¼ T	4−5 Tagen	2,5 cm
Rettich kein Einweichen	¼ T	4−5 Tagen	2,5 cm

Hinweise	Anmerkungen
Köstlich, einer unserer Favoriten! Schmeckt besonders gut nach einem Tag in der Sonne.	Wird manchmal als ›Vater aller Nahrung‹ bezeichnet. Luzerne ist eine der nährstoffreichsten, stark alkalisch reagierenden Pflanzen. Reich an organischen Vitaminen und Mineralien. Die Wurzeln der ausgewachsenen Pflanze durchdringen den Boden bis zu einer Tiefe von 9–30 cm.
Haben einen starken ›Curry‹-Geschmack. Am besten mit anderen Keimen mischen.	Schweißtreibend, daher günstig, um den Organismus von Giften zu befreien.
Kann man wenigstens eine Woche lang auf feuchten Papierküchentüchern ziehen. Die grünen Spitzen dann mit der Schere abschneiden und im Salat verwenden.	Verdauungs- und durchblutungsfördernd, schmerzstillend, krampflösend.
Geschmack wie bei Rettich. Das scharfe Aroma sehr für Salatsoßen geeignet oder mit anderen Keimen dem Salat beigemischt.	Wirkt anregend auf den Darm, heilt die Schleimmembranen.

Sesam	½ T	1–2 Tagen	so groß wie die Samen

Größere Samen Einweichzeit 10–15 Std.	Trockenmenge für 2 Liter	Zum Verzehr bereit nach	Länge der Sprossen/ Keime
Aduki-Bohnen	1½ T	3–5 Tagen	2,5–3,5 cm
Kichererbsen	2 T	3–4 Tagen	2,5 cm
Linsen	1 T	3–5 Tagen	1,5–2,5 cm
Mung-Bohnen	1 T	3–5 Tagen	1–5 cm

Sesamkeime werden sehr bitter, wenn die Wachstumszeit mehr als 48 Stunden beträgt.

Eine Keimzeit von zwei Tagen macht Sesam leichter verdaulich und schließt die Nährstoffe besser auf. (Sesamkeime enthalten viel Kalzium und Vitamin E.)

Hinweise	Anmerkungen
Haben einen nußartigen ›Gemüse‹-Geschmack	Besonders gut für die Nieren.
Brauchen etwa 18 Stunden, um zu voller Größe aufzuquellen. Das Wasser sollte während dieser Zeit zweimal erneuert werden.	Sie enthalten viel Proteine und wirken sich daher günstig bei Menschen mit Untergewicht aus.
Versuchen Sie alle Arten, rote, chinesische, grüne, braune. Man kann die Keime jung oder bis zu sechs Tagen alt essen.	Ein Hauptnahrungsmittel in der ganzen Welt. Sie bilden mit Reis und anderen Körnern eine komplette Proteinversorgung.
Mindestens 15 Stunden einweichen. Im Dunkeln halten, um süße Sprossen zu erzielen. Legen Sie ein Gewicht (einen mit Wasser gefüllten zugebundenen Plastikbeutel) auf die Bohnen, um lange, gerade Sprossen zu erzielen.	Eine der üblichsten Sprossenarten und am leichtesten zu ziehen.

Sojabohnen	1 T	3–5 Tagen	3,5 cm
Sonnenblumen-kerne	4 T	1–2 Tagen	so lang wie die Kerne

Körner Einweichzeit 12–15 Std.	Trocken-menge für 1 Liter	Fertig zum Verzehr nach	Länge der Sprossen/ Keime
Weizen	2 T	2–3 Tagen	so lang wie das Korn
Roggen	2 T	2–3 Tagen	wie oben
Gerste	2 T	2–3 Tagen	wie oben

Während der ersten 24 Stunden häufig das Wasser wechseln, um eine Gärung zu verhindern. An den Geschmack muß man sich gewöhnen. Alle beschädigten Bohnen vorher entfernen.

Guter Proteinlieferant. Unterlagen beweisen, daß schon 3000 Jahre v. Chr. Sojabohnen im Orient verwendet wurden.

Man kann sie als grüne Sprößlinge ziehen; oder man läßt sie nur einen Tag keimen, dann sind sie besonders ›aktiv‹. Man kann die Kerne leicht beschädigen, und sie müssen sorgfaltig behandelt werden.

Ein vorzügliches Nahrungsmittel, versorgt den ganzen Körper mit wertvollen Nährstoffen.

Hinweise	Anmerkungen
Ein wohlschmeckender, süßer Keim mit vielerlei Verwendungsmöglichkeiten, einschließlich Rejuvelac (Einweichwasser). Große Mengen werden für Weizenkeimbrot gebraucht.	Enthält viele B-Vitamine. Einweichwasser kann man direkt trinken oder für Suppen und Gemüsesäfte verwenden oder fermentiert als Rejuvelac (s. Seite 222) gebrauchen.
Hat ein angenehmes, spezielles Aroma.	Günstig für das Drüsensystem.
Wie andere Körner bekommt Gerste beim Keimen einen süßlichen Geschmack.	Besonders günstig für Menschen mit schwacher Konstitution und Untergewicht.

Hafer nur 5−8 Std. einweichen	2 T	3−4 Tagen	wie oben
Hirse nur 5−8 Std. einweichen	2 T	3−4 Tagen	wie oben

Keime in großer Menge herstellen

Da wir in unserer Familie einen großen Verbrauch an Keimen haben, reicht die Methode mit den Gläsern nicht mehr aus. Wir müssen sie in größeren Mengen ziehen und so benutzen wir Saatkästen der Art, wie sie Gärtner benutzen, um Schößlinge zu ziehen, mit Abflußlöchern am Boden. Wir weichen die Samen über Nacht ein (wie bei der Gläser-Methode), dann werden sie gut gespült und ein paar Schichten übereinander auf einer doppelten Lage Papierhandtücher, die auf das Saatbrett gelegt wurden, ausgebreitet. Dann wird der Saatkasten in einen größeren Kasten gestellt, um die herauströpfelnde Flüssigkeit aufzufangen. Wir besprühen die Samen mit einem Wasserzerstäuber für Zimmerpflanzen und stellen sie an einen warmen Platz. Morgens und abends wird überprüft, ob sie trocken sind und, falls nötig, abgesprüht. Befeuchtet man sie zu sehr, so faulen sie. Größere Samen wie Kichererbsen, Linsen und Bohnen müssen zweimal am Tag vorsichtig umgedreht werden, damit die unten liegenden nicht erstikken. Luzerne kann man unbeaufsichtigt lassen, sie wächst nach etwa fünf Tagen zu einem dicken grünen Teppich zusammen. Dann stellen wir unsere Samen etwa einen Tag lang an einen sonnigen Platz, damit sie grün werden. Sind sie

Die ganzen Körner.	Wie Weizen, Roggen oder andere Körner verliert Hafer viel von seiner schleimbildenden Aktivität, wenn er keimt.
Die Hirse muß die Samenhülle haben (nicht KusKus).	Das einzige Korn, das Protein und Basen vollständig enthält.

fertig, spülen wir sie gut in einem Sieb durch und bewahren sie in einem luftdicht verschlossenen Behälter oder in einem Plastikbeutel auf, bis wir sie benötigen. Manchmal stellen wir einfach den ganzen Samenkasten in den Kühlschrank und nehmen davon, was wir gerade brauchen.

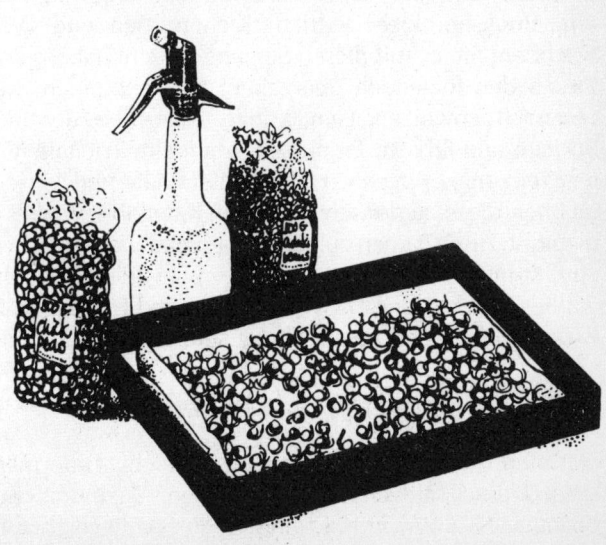

Einfache und schwierigere Keime,
und wo man sie kauft

Manche Keime sind schwieriger als andere zu ziehen, aber wenn die Samen nicht keimen wollen, liegt es meist daran, daß sie zu alt und nicht mehr lebensfähig sind. Es lohnt sich immer, die beste Qualität zu nehmen, weil man mit dieser meist ein günstigeres Ergebnis erzielt als mit den minderwertigen Qualitäten. Vermeiden Sie möglichst, Samen zu kaufen, die mit Insektenvertilgungsmitteln oder pilztötenden Mixturen behandelt wurden. Reformhäuser sind wahrscheinlich die sichersten Einkaufsquellen. Es macht Spaß, alle möglichen Keime zu ziehen, von Rettichsamen bis Sojabohnen. Jedoch versuchen Sie auf keinen Fall, Keime aus Kartoffel- oder Tomatensamen zu ziehen. Sie gehören zu den Nachtschattengewächsen und sind giftig! Lassen Sie auch die Hände weg von weißen Bohnen; die rohen Bohnen und ihre Keime sind ebenfalls giftig!

Aus nachfolgenden Samen lassen sich Keime besonders leicht ziehen: Luzerne, Aduki-Bohnen, Mung-Bohnen, Linsen, Bockshornklee, Rettich, Kichererbsen und Weizen. Nachdem Sie es mit diesen Samen versucht haben, können Sie zu den folgenden übergehen: Sonnenblumen, Kürbis, Sesam, Buchweizen, Lein, Minze, roter Klee, den meisten Bohnen und Erbsen, Erdnüssen, Mandeln, Tricitale (Getreide-Kreuzung), Roggen, Hafer, süßer Mais und Hirse. Wir rechnen diese zu der schwierigeren Kategorie, weil es nicht leicht ist, diese Samen zu bekommen und problematisch, sie zum Keimen zu bringen. Sie müssen unverletzte Samenhüllen besitzen und die Nüsse, Mandeln und Erdnüsse müssen wirklich frisch und unbeschädigt sein.

Sämlinge, die man in der Erde zieht

Hat man die Samen zum Keimen gebracht, kann man aus ihnen kleine, saftige Pflänzchen ziehen. Dazu braucht man ungefähr zwei Wochen. Dann sind die Sämlinge etwa 15 cm hoch. Die Samen, die hierfür am geeignetsten sind: Weizen, Buchweizen und Sonnenblumen.

Füllen Sie einen Samenkasten mit feuchter Erde oder Blumentopferde. Zu nasse Erde läßt Pilze auf den Samen entstehen. Anstelle von Erde kann man auch Baumwolle, Papiertücher oder sogar Baumwollhandtücher nehmen (dies ist weniger schmutzig und, wenn man keinen Garten hat, angenehmer), aber Erde ist doch vorzuziehen, weil sie wertvolle Mineralien enthält, die über die Pflanze zu Ihnen gelangen. Nach der vorgeschriebenen Einweichzeit lassen Sie die Samen in einem Gefäß keimen, bis sich kleine weiße Wurzeln zeigen. Nun streuen Sie die Samen, nur eine Schicht dick, auf die Erde und bedecken Sie den Samenkasten mit einem weiteren Kasten oder mit schwarzem Plastik. Drei Tag lang an einem warmen Ort stehen lassen. Am vierten Tag lassen Sie Licht an die Sämlinge, aber kein direktes Sonnenlicht. Mit Wasser besprühen und bis zu zwei Wochen wachsen lassen, bis sie eine Länge von 15 bis 20 cm erreicht haben. Dazwischen, so weit nötig, wässern. Weizengrün hat dann den süßesten Geschmack, wenn der Halm sich zu verzweigen beginnt.

Für den Gebrauch schneiden Sie die Sämlinge ganz dicht an der Samenhülle ab. Wenn Sie die Stoppeln weiter gießen, erhalten Sie unter Umständen eine zweite Ernte. Manche Sämlinge, wie die von Buchweizen, Salat und Sonnenblumen, kann man im Ganzen essen (nur abspülen, um die Erdreste zu entfernen). Weizenpflänzchen schneidet man klein und verteilt sie über einen Salat oder man entsaftet sie zusammen mit anderen Gemüsen.

Die Joghurtgeschichte

Joghurt ist wegen seiner Wirkung auf die Darmflora oder die Mikroorganismen, die den menschlichen Verdauungskanal bevölkern, außerordentlich wichtig. Sobald sie sich im Darm befinden, beginnen die Sauermilchbakterien des Joghurt die wertvollen B-Vitamine aufzubauen, und während sie daran arbeiten, schaffen sie im Dickdarm eine saure Atmosphäre, durch die das Wachstum fäulniserregender Bakterien behindert wird.

Laborstudien haben tatsächlich ergeben, daß manche Krankheitserreger ihre Wirksamkeit verlieren, wenn man sie in Joghurt legt, ja sogar in Joghurtmolke abgetötet werden. Dies ist einer der Gründe, warum sich Joghurt bei der Bekämpfung von Verdauungsstörungen als so günstig erwiesen hat. Er trägt auch dazu bei, den Verdauungstrakt nach dem Gebrauch von Antibiotika wieder zu normalisieren. Obgleich Antibiotika in Notfällen sehr nützlich sind, zerstören sie doch alle Darmbakterien, auch die freundlichen, und viele der B-Vitamine, die sich im Darm befinden.

Joghurt wird viel leichter als Milch verdaut, denn die Bakterien haben das Milchprotein schon teilweise aufgespalten. Noch wichtiger ist vielleicht die Aufspaltung von Laktose (Milchzucker) zu Milchsäure. Dies erfolgt, wenn die Milch in Joghurt verwandelt wird, ein wichtiger Punkt, denn manche Menschen können Milchzucker nicht verdauen. Wenn sie erwachsen sind, verlieren sie die Fähigkeit, das Enzym Galaktosidase zu produzieren, welches Laktose in Galaktose und Glukose spaltet. Dies führt zur Unverträglichkeit von Laktose.

Unverdaute Laktose verbleibt im Verdauungstrakt und zieht Wasser an. In extremen Fällen verursacht das starke Blähungen, Bauchschmerzen und Diarrhoe. Auf alle Fälle können viele Menschen, die Milch nicht vertragen, ohne weiteres Joghurt zu sich nehmen. Ein weiterer Vorzug von Joghurt gegenüber Milch ist, daß Kalzium und Phosphor, die er enthält, leichter absorbiert werden.

Der beste Joghurt wird aus Schaf- oder Ziegenmilch hergestellt. Kuhmilch ist schwerer zu verdauen und bildet mehr Schleim. Schaf- und Ziegenmilch und davon hergestellter Joghurt werden meist in Reformhäusern verkauft, während der einfache Joghurt aus Kuhmilch in den meisten Supermärkten zu haben ist.

Wie man seinen eigenen Joghurt herstellt

Es lohnt sich, seinen eigenen Joghurt herzustellen, falls man gute frische Milch von Ziegen oder Schafen bekommen kann. Die Milch braucht nicht über Körpertemperatur hinaus erhitzt zu werden, und das bedeutet, daß keines der gesundheitsfördernden Enzyme zerstört werden muß. Außerdem schmeckt selbstgemachter Joghurt viel besser als der gekaufte. Ein Grund dafür ist, daß kommerziell hergestellter Joghurt nicht so frisch ist, wie er sein könnte, und daß er manchmal Stabilisatoren und Konservierungsmittel enthält, damit er nicht zu schnell schlecht wird. Das Resultat davon ist ein leicht saurer Geschmack, der manche abstößt. Der natürliche, selbst hergestellte hat einen süßen Geschmack. Mit ein wenig Praxis kann man schnell zum Experten für die Herstellung werden.

Joghurt selber zu machen ist viel leichter, als die meisten annehmen. Sie brauchen kein luxuriöses Joghurtgerät, Thermometer oder Sterilisierungsflüssigkeit. Alles, was Sie benötigen, ist frische Milch, ein Behälter, ein warmer Platz und ein ›Starter‹.

Milch Am besten Ziegen- oder Schafsmilch, die Sie sogar in größeren Mengen kaufen und einfrieren können. Auch Sojamilch kann verwendet werden. Wenn Sie Joghurt aus Kuhmilch herstellen wollen, können Sie fettarmes Milchpulver nehmen; es ist sogar der Vollmilch vorzuziehen und einfacher zu verwenden, da es nicht abgekocht zu werden braucht.

Behälter Nehmen Sie irgendeinen Behälter, der gerade zur Hand ist, entweder einen Keramiktopf oder eine Kasserolle, ein hitzebeständiges Glasgefäß mit großer Öffnung, eine Thermoskanne mit großer Öffnung oder einen Topf aus Edelstahl. Benutzen Sie immer inaktives Material, kein Aluminium oder beschichtetes Geschirr. Es wäre gut, wenn Ihr Gefäß einen Deckel hat, aber ein Plastikfilm tut es auch.

Ein warmer Platz Eine Tischheizplatte ist ideal. Sie stellen Ihren Behälter direkt auf die Heizplatte oder schieben einen

Drahtuntersetzer dazwischen, falls die Platte zu heiß ist. Ein Ofen, den man auf 50°C erhitzt und abschaltet, ist eine gute Alternative. Verwenden Sie einen Radiator oder die warme Zone oben auf Ihrem Kühlschrank, dann wickeln Sie Ihren Behälter zwecks Isolierung in eine Decke oder ein Handtuch. Oder aber Sie nehmen einen Schaumstoffbehälter oder eine Eisbox mit Deckel, um einen ›Brutkasten‹ daraus zu machen. Noch eine Möglichkeit: Sie nehmen zwei Kartons. Den kleineren füllen Sie mit Heu oder zerknülltem Zeitungspapier oder irgendeinem anderen Isolationsmaterial und stellen den Joghurtbehälter in die Mitte hinein. Den anderen Karton stülpen Sie als Deckel darüber. Die ideale Temperatur beträgt zwischen 32° und 38°C.

›Starter‹ Es gibt zwei Arten, entweder einfachen Joghurt oder eine Joghurtkultur in Pulverform. Wenn Sie Joghurt zum Ansetzen nehmen, ist es ziemlich gleichgültig, ob er von Kuh-, Ziegen- oder Schafsmilch stammt, aber es muß ein einfacher, natürlicher Joghurt ohne Zusätze sein. Lesen Sie die Aufschrift durch! Es wird manches als Joghurt in Supermärkten angeboten, was keine Milchsäurebakterien enthält. Niemals Fruchtjoghurt kaufen, das funktioniert nicht! Wenn Sie einmal Ihren Joghurt haben, so können Sie ihn unendlich oft als Starter neu verwenden. Sie werden sogar feststellen, daß Ihr Joghurt jedesmal besser schmeckt. Falls der Geschmack sauer wird, nehmen Sie einen frischen ›Starter‹. Pulverisierte Joghurtkulturen gibt es in manchen Reformhäusern.

Joghurt – Schritt für Schritt

Nachdem die Milch mit dem Joghurtansatz auf Körpertemperatur erwärmt wurde, verwandelt sie sich in etwa zehn Stunden in Joghurt. So wird es gemacht:

Einen Liter Milch beinahe zum Kochen bringen oder so weit, bis sich kleine Bläschen am Rand des Kochtopfes bilden. Sie können ein hitzebeständiges Glas oder einen kleinen Porzellanteller auf den Boden des Kochtopfes legen, der zu rütteln beginnt, wenn der Siedepunkt beinahe erreicht ist. Falls Sie frische Schafs- oder Ziegenmilch von einem zuverlässigen Lieferanten haben, brauchen Sie die Milch nur auf Körpertemperatur zu erwärmen. Verwenden Sie Milchpulver, dann mixen Sie es gründlich mit reinem Wasser von etwa 36°C. Je mehr Pulver Sie nehmen, um so dicker wird der Joghurt.

Lassen Sie die erhitzte Milch genügend abkühlen, so daß Sie einen Finger hineinstecken können, ohne daß die Milch sich heiß oder kalt anfühlt, eben etwa Körpertemperatur.

Jetzt wird der Behälter mit kochendem Wasser ausgespült. Es ist wichtig, ihn zu sterilisieren, denn es sollen sich keine fremden Bakterien im Joghurt befinden.

Gießen Sie nun die Milch in den Behälter und fügen Sie Ihre Joghurtkultur hinzu. Entweder einen großen Eßlöffel Joghurt auf einen halben Liter Milch oder bei pulverisierter Joghurtkultur die auf der Packung angegebene Menge.

Gut umrühren. Das ist wichtig, damit die Bakterien gleichmäßig verteilt werden, sonst haben Sie zum Schluß einen Klumpen Joghurt, der in einem Milchsee schwimmt. Achten Sie darauf, daß das Gerät, womit Sie die Mischung umrühren, ebenfalls vorher in heißem Wasser gereinigt wurde.

Nun den Behälter mit dem Deckel verschließen oder mit Folie abdichten. Joghurtbakterien brauchen sauerstoffarme Arbeitsbedingungen. Der Behälter wird dann an einen warmen Ort gestellt und fünf bis sechs Stunden stehengelassen. Je schneller der Joghurt fermentiert, um so süßer wird er sein. Ist er innerhalb dieser Zeit nicht dicklich geworden, lassen Sie ihn länger stehen, aber auf keinen Fall sollte es länger als zehn Stunden dauern. Experimentieren Sie mit der Temperatur. Eine etwas höhere Temperatur beschleunigt den Prozeß.

Ziegen- oder Schafsmilchjoghurt ist dünner als ein Kuhmilchjoghurt. Machen Sie sich keine Sorgen, wenn der Joghurt das erstemal etwas wässerig ausfällt. Er ist trotzdem wohlschmeckend und neigt dazu, von Mal zu Mal dicker zu werden. Im Kühlschrank kann man ihn bis zu einer Woche aufbewahren.

Fermente und Käse

Fermentierte Nahrungsmittel sind nicht nur wohlschmeckend, sondern auch sehr wertvoll für die Gesundheit. Sie sind reich an Enzymen und an Laktobazillen. Die in den fermentierten Nahrungsmitteln enthaltenen Proteine sind sozusagen vorverdaut, und der Körper kann sie daher leichter assimilieren. Ihre Milchsäure zerstört schädliche Darmbakterien, und die freundlichen Bakterien fördern die Vitaminproduktion im Verdauungstrakt.

Rejuvelac ist das fermentierte Einweichwasser von Weizen. Es kann getrunken werden, um den Organismus zu reinigen und die Darmflora zu verbessern, oder man kann es zur Herstellung von Samen- und Nußkäse und anderen vergorenen Nahrungsmitteln verwenden. Rejuvelac enthält acht B-Vitamine sowie die Vitamine E und K. Da sein Protein- und Kohlehydratgehalt in der Form von Aminosäuren und einfachem Zucker besteht, werden seine Nährstoffe vom Körper leicht aufgenommen.

Eine Tasse Weizenkörner ergibt etwa neun Tassen Rejuvelac. Für das erste Einweichen nehmen Sie eine Tasse Weizenkörner und drei Tassen reines Wasser und gießen das Rejuvelac nach 48 Stunden ab. Wiederholen Sie den Vorgang dreimal mit den gleichen Weizenkörnern, jeweils zwei Tassen reinen Wassers und nur 24 Stunden Einweichzeit, bevor Sie das Rejuvelac abgießen. Falls Sie das Rejuvelac nicht gleich gebrauchen wollen, können Sie es im Kühlschrank aufbewahren.

Am Ende der Gesamtzeit kann man die Weizenkörner essen, für Essener Brot verwenden (siehe Rezept auf Seite 291) oder man kann sie aussäen, um Weizengras zu erhalten. Rejuvelac sollte süß schmecken, nicht sauer oder scharf. Wenn es unangenehm schmeckt, ist es wahrscheinlich überfermentiert. Es hält sich im Kühlschrank bis zu fünf Tage.

Samen-Nuß-Käse Dies ist ein köstliches, ungewöhnliches Gemisch aus gemahlenen Samen und Nüssen, Rejuvelac und verschiedenen Gewürzen. Die Zutaten werden vermischt, und man läßt sie etwa zwölf Stunden gären. Das Resultat ist ein leicht scharfer, weicher Käse.

Unser Lieblingskäse ist Mandelkäse. Zutaten: 1 Tasse geschälte Mandeln, 1 Tasse Sonnenblumensamen, 1 Tasse Rejuvelac mit etwas Gemüsebouillon gewürzt, 1 Eßlöffel Tahini (wahlweise) und fein gewiegte Frühlingszwiebeln oder Schnittlauch, Petersilie und andere Kräuter. Mandeln und Sonnenblumensamen werden zu einem feinen Mehl verrieben, Rejuvelac hinzugefügt und gut vermischt. Dann die kleingeschnittenen Kräuter, Bouillon und Tahini dazurühren. In eine Schüssel tun, die mit Gaze abgedeckt ist, und etwa zwölf Stunden an einem warmen Ort gären lassen.

Dieses Grundrezept hat viele Variationen, je nachdem welche Nüsse, Samen und Gewürze Sie bevorzugen. Cashewkerne und Sonnenblumensamen sind eine vorzügliche Kombination, ebenso Walnüsse und Sonnenblumensamen. Salbei, Zwiebeln, Knoblauch und Kräuter der Provence sind andere geeignete Gewürzzugaben.

Teil IV

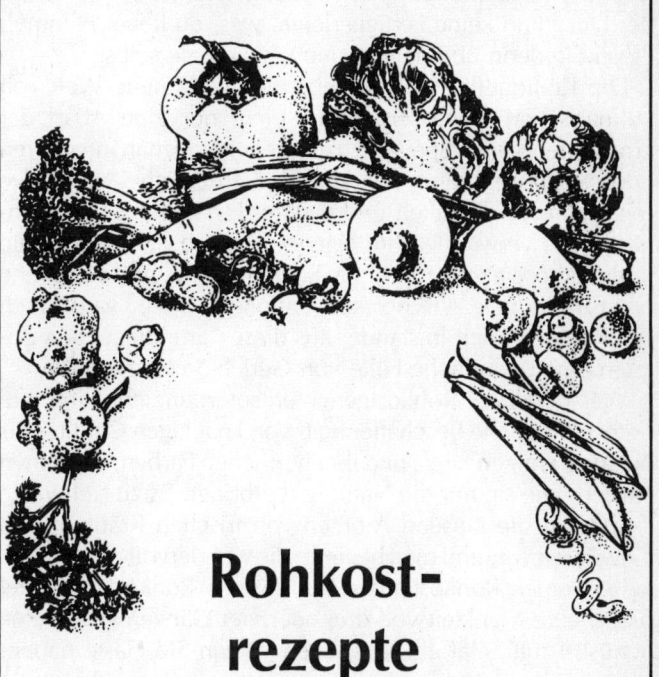

Rohkost-
rezepte

Guten Appetit

Und nun heben wir den Schleier von unseren beliebtesten Rohkostrezepten. Viele sagen uns: »Ihre Diät muß langweilig sein! Wenn Sie weder Fleisch, Fisch, Geflügel noch Käse essen, oder zumindest sehr wenig, und wenn Sie kein Brot, Kuchen, Plätzchen und Mehlspeisen essen, und nichts aus der Dose und keine Fertiggerichte, was, du lieber Himmel, essen Sie denn überhaupt?« Nun, sehen Sie selbst.

Die Kraftquelle Rohkost zeigt eine ganz neue Welt von kulinarischen Genüssen. Es ist nicht nur eine Abart der ernsthaften Kunst, Speisen zuzubereiten, die man integrieren oder weglassen kann, sondern eine erfreuliche Alternative mit eigenen Techniken und eigener Darstellung. Die Rohkostküche verwendet ihre eigenen Zutaten, frische Früchte und Gemüse aller Art, Nüsse, Samen, Keime und vergorene Nahrungsmittel. Wie der konventionelle Koch, so ist auch der Rohkost-Koch imstande, aus diesen grundlegenden Zutaten eine unendliche Fülle von Gerichten zu zaubern.

Was einen bei Rohkostgerichten sofort anzieht, sind ihre unterschiedliche Beschaffenheit, von knackigen Crudités bis hin zu kremigen Dips, und ihre herrlichen Farben, die reinen Farben, wie sie nur die Natur hervorbringt. Dazu stellen Sie sich noch die tausend Aromen von frischen Kräutern und Gewürzen vor, und man beginnt, die wundervollen Möglichkeiten einer Rohkostküche zu spüren. Rohkost bedeutet nicht, eine Mahlzeit von drei oder vier Gängen gegen eine Schüssel mit Salat einzutauschen. Wenn Sie Gäste haben, können Sie ein Rohkostbuffet zusammenstellen, das großartig ist. Rohkost ist nicht der Fluch eines Menschen, der Diät halten muß, sondern eine neue exotische Art, sich zu ernähren. Und Sie müssen ja nicht immer nur rohe Sachen essen. Noch großartiger ist die Tatsache, daß man in der Rohkostküche keinen ›Reinfall‹ erleben kann. Hat etwas nicht die Konsistenz, die Sie beabsichtigt haben, verwandeln Sie es in etwas anderes. Ein zu dünn geratenes Mousse wird zur süßen Suppe.

Maße und Mengen

Die in unseren Rezepten angegebenen Mengen sind für vier Personen gedacht, aber sie können für Ihre Bedürfnisse abgeändert werden. In der Rohkostküche sind die Mengen nicht von Belang, denn es gibt keine Rezepte, bei denen Erfolg oder Mißerfolg am seidenen Faden hängt. Wir geben ungefähre Maße an, wie Tasse (mit T abgekürzt), Handvoll, Eßlöffel (E oder Eßl.), Teelöffel (Teel.) und so weiter.

Wenn Sie etwas nach Rezept herstellen, wird es dennoch immer etwas anders ausfallen, das ist der Spaß am Kochen und Essen. Es nimmt die Spontaneität, wenn man sich ganz genau an Kochbuchrezepte hält. Verändern Sie die Rezepte nach Ihrem Geschmack und Ihrer Fantasie. Die Grundprinzipien für Farbe, Form, Nährwert, Geschmackskombinationen und Aussehen werden Sie bald begriffen haben. Guten Appetit!

Horsd'œuvres und kleine Salate

Vorspeisen sollen wohlschmeckend sein und auch hübsch aussehen. Wenn Sie sich niedersetzen und den ersten Happen zu sich nehmen, soll der Körper für das kommende Mahl vorbereitet werden, indem seine Verdauungssekrete durch Aussehen und Geschmack der Speisen angeregt werden. Sie dienen als Unterstreichung für die folgende Mahlzeit. Sie sollen sich entspannen und das Essen genießen. Die Menschen sind oft durch Streß oder Probleme so in Anspruch genommen, daß sie sich nicht lösen können und ihr Essen kaum schmecken. Sie schlingen es herunter, ohne es zu riechen, zu schmecken. Natürlich bekommen sie Verdauungsstörungen, und da sie ihrem Verdauungsapparat keine Chance geben, ziehen sie auch wenig Nährwert aus ihrer Nahrung. Also seien Sie kreativ beim Zubereiten Ihrer Vorspeisen und machen Sie daraus ein Fest für Augen und Geschmacksnerven!

Vorspeisen mit Füllungen

Grüne Crepes

Das sind gefüllte Salatblätter, jedoch müssen die Blätter groß und biegsam sein, damit sie sich, ohne zu brechen, rollen lassen. Für die Füllung verwenden wir kleingeschnittene Gemüse in kremiger Soße. Eine Kombination, die wir besonders schätzen: Luzernesprossen, Avocados, Tomaten, roter und grüner Paprika, Frühlingszwiebeln, fein geriebene Karotten oder rote Bete und Gurken werden fein geschnitten oder geraspelt und mit einer Salatsoße Ihrer Wahl vermischt. Eine dicke, kremige Mayonnaise (siehe Seite 260) ist besonders geeignet. Die Mischung auf ein Salatblatt legen, zusammenrollen und mit einem Zahnstocher feststecken.

Gefüllte Tomaten mit frischem Basilikum

Am besten sind die selbstgezüchteten Tomaten, die man pflückt, wenn sie rot, reif und voller Aroma sind. Die Tomaten, die man zu kaufen bekommt, werden noch grün abgenommen, dann sind sie härter und lassen sich besser transportieren; auch werden sie mit Äthylengas behandelt, welches die Haut rot macht, aber das Innere bleibt unreif und hat kein Aroma.

4 große Tomaten, ½ Tasse Tahini-Mayonnaise (siehe Seite 262), 2 Frühlingszwiebeln, 8 Blätter frischer Basilikum, ½ Teelöffel (franz.) Senf, ½ Knoblauchzehe (durchgepreßt).

Von den Tomaten einen Deckel abschneiden und aufbewahren. Das Innere aushöhlen und zusammen mit Zwiebeln und Basilikum kleinschneiden. Mit der Mayonnaise, Senf und Knoblauch vermengen. Die Tomaten mit der Mischung füllen. Die Deckel in der Hälfte schneiden und oben so aufsetzen, daß es zwei Schmetterlingsflügel ergibt. Die Tomaten auf einem Salatblatt servieren. Guacamole (siehe Iguana-Salat auf Seite 245) ohne die zusätzlichen Tomaten ergibt auch eine vorzügliche Füllung. Ebenso die meisten Dips auf den Seiten 268–270.

Mit Backpflaumen gefüllte Selleriestangen

4 Stangen Sellerie, 8 Backpflaumen (die über Nacht eingeweicht wurden), ½ T Samenkäse (siehe Seite 222) oder
Quark oder Frischkäse, 1 Orange, ein wenig Muskat.

Das Untere der Selleriestangen abschneiden, aber die
Spitzen dran lassen. Die Pflaumen entsteinen, kleinschneiden und mit Käse, Muskat und dem Saft der halben Orange
mixen. Die Selleriestangen mit dieser Mischung füllen. Die
andere Hälfte der Orange schälen, in Scheiben schneiden
und damit die Selleriestangen verzieren. Gut sind auch
Selleriestangen, mit dicker Tahini-Mayonnaise gefüllt, die
mit Gemüsebouillon gewürzt wurde. Darüber etwas Paprika
streuen.

Mit Samenkäse gefüllte Paprikaschoten

Dieses Rezept sieht mit roten Paprikaschoten besonders
hübsch aus, aber man kann auch grüne nehmen. Die Idee ist,
sie mit einer sehr festen Käse- und Kräutermischung zu füllen,
so daß man sie quer schneiden und als rot- oder grünumran-
dete Medaillons servieren kann. Nur einmal in der Hälfte
geschnitten, kann man sie auch als Hauptgericht servieren,
denn sie sind stark sättigend.

2 rote Paprikaschoten, 2 Tassen Samen-Nuß-Käse, entweder Cashews und Sonnenblumen oder Mandeln und Sonnenblumen, Schnittlauch, frische Petersilie, Liebstöckel oder
Majoran, 1 Teel. Gemüsebouillon.

Das Innere der Paprikaschoten entfernen, indem man um
die Stiele einen scharfen Schnitt macht. Vergewissern Sie
sich, daß alle Samen und das weiße Mark entfernt sind.
Schnittlauch und die anderen Kräuter fein schneiden, mit
dem Samenkäse mixen und das Bouillonpulver beifügen. Die
Schoten mit der Mischung füllen und fest hineinpressen. Jede
Schote in Plastikfolie packen und etwa eine Stunde kühlstel-
len. Dann müßten sie fest genug sein, um sie in Scheiben
schneiden zu können. Servieren Sie die Medaillons auf
einem ›Bett‹ von krauser Endivie mit Petersilie verziert.

Werden die gefüllten Paprikaschoten als Hälften serviert, dann braucht man die Schoten am Anfang nur längs durchzuschneiden, Samen und das weiße Innere entfernen, mit der Käsemischung füllen, auf ein Salatblatt legen und mit ein wenig Paprika bestreuen.

Gefüllte Champignonköpfe

Die runden Champignonköpfe sind die nicht ausgewachsenen Vorgänger der großen Pilze mit flachen Hüten und braunen Lamellen, die es in den Läden im Herbst zu kaufen gibt. Ideal ist es, wenn sie weiß und unbeschädigt direkt von der Pilzfarm kommen. Sie können sich natürlich eine Pilzausrüstung kaufen und in einem großen Eimer billig Ihre eigenen Pilze ziehen.

8–12 große Champignonköpfe, ¼ T Luzernekeime oder fein geraspelten harten Käse, ¼ T Mandeln (gemahlen), 3 Eßl. Joghurt, 1 Spritzer Zitronensaft, 1 Teel. Honig, 1 Teel. Dillsamen (geröstet und zerstoßen), frische Petersilie, Minze und Gemüsebouillonpulver.

Die Stiele der Pilze entfernen, zerschneiden und aufbewahren. Die Mandeln so fein wie möglich mahlen und mit Joghurt, Zitronensaft und Honig mixen. Die zerstoßenen Dillsamen und etwas kleingeschnittene Petersilie hinzufügen. Die feingeschnittenen Pilzstiele beimengen. Die Mischung in die Pilzköpfe füllen und mit Luzernesamen oder fein geraspeltem harten Käse bestreuen. Zwei oder drei auf einem kleinen Teller servieren, der mit Pfefferminzzweiglein garniert wurde.

Hier ein paar dekorative Ideen für Horsd'œuvres und Hauptgerichte, die das Auge erfreuen.

Karotten- oder Zucchinirosetten

Karotten oder Zucchini waschen und mit einem sehr scharfen Messer etwa sechs Rillen in gleichmäßigem Abstand hineinschneiden. Die langen, dünnen, herausgeschnittenen Stücke des Gemüses entfernen. Nun schneiden Sie quer kleine Blütenscheiben.

Tomatenlilien

Man kann sie auf zweierlei Weise herstellen; die erste eignet sich besser für kleinere Tomaten, die zweite für größere, feste Tomaten.

Kleinere Tomaten legt man mit dem Ansatz nach unten auf ein Schneidbrett und schneidet sie mit vier Kreuzschnitten fast bis zum Ansatz durch, so daß man acht Abschnitte erhält. Nun breiten Sie die ›Blumenblätter‹ vorsichtig ein wenig auseinander.

Größere Tomaten

Rund um ihren ›Äquator‹ macht man mit einem sehr scharfen Messer Zickzackschnitte, die tief bis zum Zentrum gehen. Je kleiner der Winkel, um so mehr Blätter wird man bekommen und um so attraktiver sehen die ›Lilien‹ aus. Dann schneidet man die Tomate in zwei Hälften.

Radieschenrosen

Auch in diesem Fall gibt es zwei Arten, sie herzustellen. Sind die Radieschen lang, macht man vier Kreuzschnitte am unteren Ende (nicht am Stiel-, sondern am Wurzelende) bis zur Hälfte des Radieschens. Dann legt man sie in ein Glas kaltes Wasser und in den Kühlschrank, und die Blätter öffnen sich. Hat man größere runde Radieschen, macht man Zickzackschnitte um die Mitte herum, wie bei den Tomatenlilien, und halbiert sie dann.

Rote-Bete-Gardenien

Kleine junge rote Bete sind am geeignetsten; man kann auch kleine Rüben verwenden. Die Wurzel abschneiden und auf ein Schneidbrett legen, mit dem Wurzelende nach oben. Nun macht man mit einem scharfen Messer eine Serie von Längsschnitten in einer Richtung und dann im Winkel von 90° zu den ersten eine weitere Serie von Schnitten. Die Schnitte müssen dicht und tief sein, aber nicht ganz durchschneiden. Dann legt man die Rüben in eine Schüssel mit kaltem Wasser und für etwa eine halbe Stunde in den Kühlschrank, bis sich die ›Blätter‹ öffnen.

Crudités

Eines unserer beliebtesten Horsd'œuvres oder Snacks ist eine Schale mit Crudités, knackigen rohen Gemüsen und Früchten, die man so in Scheiben oder in Stücke geschnitten hat, daß man sie bequem mit den Fingern essen kann, garniert mit Zitronenscheiben, Wasserkresse, Petersilie, Minze oder Sprossen. Man kann sie in eine Soße stippen (s. Dips auf Seite 268) oder eine leichte Salatsoße darüberspritzen und ein paar geröstete Fenchel- oder Kümmelsamen darüberstreuen.

Längsstücke und Stifte

Karotten, Rüben, Zucchini, Gurken, Sellerie und Ananas sind von Natur aus dazu geeignet, geschnitten zu werden. Grüner oder roter Paprika ergeben gute, streichholzfeine Stückchen. Um sie frisch zu halten, legt man sie im Kühlschrank in eine Schüssel mit kaltem Wasser, dem man ein paar Spritzer Zitronensaft beigefügt hat (aber bitte nicht länger als eine halbe Stunde).

Scheiben

Manche Gemüse schneidet man besser diagonal durch; dies ergibt größere Stücke, die man besser tunken kann. Versuchen Sie mal, Gurken, Karotten und weißen Rettich diagonal zu schneiden. Rote Bete, Artischocken, Kohlrabi, Rüben schneidet man in sehr feine Scheiben. Große, quergeschnittene Apfelscheiben kann man als Unterlage für ein ›Sandwich‹ verwenden. Quergeschnittene Paprikaschoten ergeben hübsche Ringe. Probieren Sie ›Serviettenringe‹ aus Paprikaschoten zu schneiden und Bündel von Karotten- oder Selleriestücken hineinzulegen.

Ganze Gemüse

Junge Champignons mit Stiel, ganze runde Karotten, die süßen Schößlinge vom Sellerie, ganze junge grüne Bohnen mit beschnittenen Enden, Blumenkohlröschen, Frühlingszwiebeln, sie alle ergeben herrliche Crudités. Sie brauchen sie nur zu schneiden, zu spülen und mit einem Papiertuch abzutrocknen.

Teilstücke

Orangen- und Mandarinenstücke machen sich gut auf einer Rohkostplatte. Ebenso Segmente von Tomaten, Chicorée, manchen Salatsorten, Äpfeln und Birnen.

Salatspieße

Verschiedene Gemüse- und Fruchtstücke auf Spießchen ergeben eine sehr ungewöhnliche Vorspeise. Zur Auswahl:
Junge Champignons, entsteinte Oliven, Kirschtomaten, Stücke von Paprika, Gurke oder Zucchini, frische Gartenerbsen, Tofustücke, eingeweichte Trockenfrüchte (Pflaumen, Aprikosen).
Die Spieße werden mit einer scharfen Soße auf klein gepflückten Salatblättern serviert. Mmmmmm!

Cocktailstäbchen

Kleine Frucht- oder Gemüsestückchen auf Cocktailstäbchen gespießt und wie bei einem Igel auf eine halbe Grapefruit, einen halben, kleinen Kohlkopf oder auf das Innere eines Blumenkohls gesteckt. Sieht bei einer Einladung sehr hübsch aus. Auf einem Stäbchen kann man Verschiedenes aufspießen, wie Käsewürfel, Apfel-, Gurken-, Sellerie-, Ananasstücke, kleine Schalotten, kleine Radieschen, entsteinte Oliven, Trauben, Aprikosenhälften, Rosinen, Dattelstücke.

Vorspeisen mit Früchten

Avocado-Ideen

Avocados sind wohlschmeckende Appetitanreger. Man kann soviel mit ihnen anfangen. Viele wissen nicht, daß Avocado eine Frucht ist, obgleich sie wenig Fructose enthält, und daß sie gut zu anderen Früchten paßt. Die Brasilier essen sie mit Sahne und Zucker! Sogar die Schalen kann man verwenden; wir füllen sie oft mit Iguana-Salat (s. Seite 245) als Vorspeise.

Knusprige Apfel-Avocados

2 reife Avocados, 2 Eßäpfel (möglichst rot) fein geschnitten, 1 Handvoll Walnüsse oder Pecannüsse, 1 Handvoll Rosinen, 1 Selleriestange sehr fein geschnitten, Zitronensaft (½ Zitrone), 3 Eßl. reine Mayonnaise, Zimt.

Avocados in der Hälfte schneiden und das Innere herausschaben. Die Hüllen aufbewahren. Das Innere mit Zitronensaft mischen, damit es nicht braun wird. Walnüsse grob raspeln.

Äpfel und Sellerie fein schneiden. Apfel, Sellerie, Walnüsse, Rosinen und Avocado zusammen vermischen und die Mayonnaise und etwas Zimt beimengen. Die Avocadoschalen mit der Mixtur füllen und mit einer Walnuß und einer Apfelscheibe verzieren.

234

Appetitmacher aus Avocado oder Birne

Für dieses Rezept kann man Avocado- oder Birnenhälften verwenden. Wählt man Birnen, so müssen sie reif genug sein, um eine Höhlung herauslöffeln zu können.

2 Avocados oder Birnen, 1 Eßl. Zitronensaft, ½ Tasse Joghurt, 2 Teel. Honig, ½ Tasse sehr klein geschnittene Frucht (Ananas oder Sauerkirschen sind besonders gut), Zitronensaft, gemahlenen Ingwer.

Die Avocados oder Birnen halbieren und Steine oder Kerne entfernen. Die Oberfläche mit Zitronensaft bepinseln. Joghurt, Honig, kleingeschnittene Frucht und Ingwer mixen und in die Höhlung löffeln. Jede Hälfte auf einem Salatblatt servieren.

Orange und Wasserkresse

Eine Orange pro Person schälen und fein schneiden (wenn genügend Zeit zur Verfügung steht, die Orangen eine halbe Stunde vor dem Schälen in den Kühlschrank legen). Mit Kressezweigen garnieren.

Direkt vor dem Servieren mit einer leichten Salatsoße (s. Seite 267–268) benetzen.

Cypernoliven

Oliven sind oft sehr salzig. Wir gießen die Marinade fort und bewahren die Oliven in einem Gefäß mit Pflanzen- oder Olivenöl auf, bis wir sie brauchen. Sie schmecken dann weniger salzig, und das Öl erhält ein besonderes Aroma; wir benutzen es später für Salatsoßen.

Legen Sie eine Handvoll schwarzer Oliven auf jeden Teller und bestreuen Sie diese mit fein geriebener Zitronenschale. Die Schale einer Zitrone ist für vier Portionen ausreichend. Dann streuen Sie trockene Oreganoblüten darüber (falls Sie diese bekommen können).

Cocktails als Horsd'œuvres

Es ist eine angenehme Abwechslung, eine Mahlzeit mit einem flüssigen Appetitanreger zu beginnen, der aus frischen Früchten und Gemüsen besteht. Alle rohen Säfte auf den Seiten 305–310 kann man als Cocktail zum Beginn einer Mahlzeit servieren.

Das Auspressen oder Mixen läßt eine Menge Enzyme und Nährstoffe frei werden. Säfte sollten gleich nach der Herstellung getrunken werden, sonst geht viel von ihrem Wert durch Oxydation verloren. Beigefügte frische Kräuter veranlassen den Magen, mehr Verdauungssäfte zu produzieren.

Hier folgen zwei unserer Lieblingscocktails:

Orangen-Ananas-Cocktail

Ananas ist eine ausgezeichnete Verdauungshilfe, denn sie enthält das Enzym Bromelin, das die Absonderung von Salzsäure im Magen anregt und dabei hilft, das Protein zu verdauen. In Hawaii ißt man Ananas oft am Ende einer Mahlzeit.

1 kleine Ananas, 1 oder 2 Tassen Orangensaft, einige Eiswürfel, gemahlener Ingwer, frische Minze, Zitronenscheiben.

Die Ananas schälen, in Stücke schneiden und zusammen mit dem Orangensaft im Mixer oder in der Küchenmaschine durchlaufen lassen. Eiswürfel, Ingwer und Minze hinzufügen und noch einmal durchmixen. Sofort in einem schmalen Glas oder Cocktailglas servieren und auf den Rand eine Zitronenscheibe setzen.

Energiecocktail

2 Karotten, 2 Tomaten, 2 Stangen Sellerie, frische Petersilie, Basilikum und Majoran, 1 Zitrone, 1 Teel. Gemüsebouillonpulver, einige Eiswürfel und so viel Wasser, bis der Cocktail die gewünschte Konsistenz hat.

Die Tomaten schälen. Karotten, Sellerie und Tomaten grob schneiden und in den Mixer geben. Zitronensaft, Kräuter, Bouillonpulver, Wasser und Eiswürfel hinzufügen und mixen. In Gläsern mit einem Petersilienzweig oder Gurkenstäbchen servieren. Wenn Sie mögen, können Sie noch einen Spritzer Tabasco oder Worcestershire-Sauce beifügen.

Suppen

Suppen kann man sehr gut als ersten oder zweiten Gang einer Mahlzeit servieren. Ein Mixer, eine Küchenmaschine oder ein Entsafter sind für die Suppenzubereitung von unschätzbarem Wert. Sie ersparen Zeit, man erhält die Konsistenz, die man bei einer Suppe haben möchte, und die Vermischung aller Aromastoffe.

Viele Rohkostsuppen haben als Basis einen Gemüsesaft. Sogar Leute, die nie daran denken würden, ein Glas Karottensaft zu trinken, werden durch das zarte Aroma einer Karottensuppe verführt. Während gekochte Suppen oft fahle Farben aufweisen, haben die Rohkostsuppen leuchtende Farben. Wir bereiten sowohl Obst- wie Gemüsesuppen zu; beide sind wohlschmeckend und eine mit Nährstoffen vollgepackte Beigabe zu einer Hauptmahlzeit. Möchten Sie lieber eine warme statt einer kalten Suppe, so erhitzen Sie sie vorsichtig auf 33° C. Auf diese Weise werden die Enzyme nicht zerstört.

Gemüsesuppen

Karottensuppe

3 Tassen Karottensaft (dafür braucht man etwa 12 große Karotten), 1 Tasse Nüsse (Mandeln, Haselnüsse oder Walnüsse), 1 Tasse Ziegenmilchjoghurt, 2 Eigelb, 1 Eßl. Olivenöl, Saft einer halben Zitrone, 1 kleine Knoblauchzehe, ½ grüne Paprikaschote, 2 Frühlingszwiebeln, gehackte Petersilie, 2 Teel. Gemüsebouillonpulver, Eiswürfel.

Die Nüsse fein mahlen und mit Joghurt, Eigelb, durchge-preßtem Knoblauch, Zitronensaft, Olivenöl und Gewürzen im Mixer durchpürieren. In den frisch gepreßten Karottensaft Eiswürfel geben und beides langsam in die Joghurtmischung gießen und gut umrühren. Auf die Suppe eine Mischung aus feingehacktem grünem Paprika, Frühlingszwiebeln und Pe-tersilie streuen.

Flamingosuppe

2 mittelgroße rote Bete, 10 Karotten, 1 kleine Sellerieknolle, 4–6 Tomaten, 2 Handvoll Mandeln, 1 Eßl. frischen Thy-mian, 1 Eßl. frisches Basilikum, nach Geschmack Gemüse-bouillon, Eiswürfel, Zitronensaft (1 Zitrone), 6 Eßl. Joghurt, Schnittlauch.

Rote Bete, Karotten und Sellerie entsaften und den Saft in ein dicht verschlossenes Gefäß mit etwas Eis und dem Zitronensaft gießen. Tomaten, Mandeln, Thymian, Basili-kum und Bouillonpulver im Mixer zerkleinern. Alles zusam-menschütten, in Schüsselchen, mit einem Klecks Joghurt in der Mitte, servieren und mit kleingeschnittenem Schnittlauch bestreuen.

Frische Grüne Suppe

2 entsteinte, geschälte Avocados, 3 Tassen Apfelsaft, Zitro-nensaft (½ Zitrone), 1 Zucchini, 1 Handvoll Luzerne- und Mung-Bohnensprossen, 1 Stange Sellerie, Petersilie, 2 Teel. Tamari (eine Art Sojasoße), 1 Teel. Gemüsebouillonpulver, gemahlener Ingwer, dünne Pilzscheiben oder Mandel-flocken.

Avocados, Apfelsaft, Zitronensaft, Petersilie, Tamari, Bouillon und ein wenig Ingwer in den Mixer geben. Zucchini raspeln, Sellerie fein schneiden und mit den Sprossen vermi-schen. Die Avocadosoße anschließend darübergießen und mit den kleingeschnittenen Pilzen oder den Mandelflocken bestreuen.

Allerleisuppe

Sie wird mit den Gemüsen zubereitet, die man gerade zu Hause hat, daher der Name. Nachfolgend eine mögliche Kombination:

je ¼ Tasse der folgenden Zutaten: Grüne Bohnen (feingeschnitten), Karotten (geraspelt), Sellerie (feingeschnitten), frische Gartenerbsen oder Blumenkohlröschen oder Brokkolispitzen (kleingeschnitten), 1 Handvoll Sprossen, ½ nicht zu scharfe Zwiebel und 2 Frühlingszwiebeln (feingeschnitten).

Alles in einer Schüssel vermischen und mit Folie abdichten, während man die flüssigen Zutaten herstellt. Diese sind:

4 Tomaten, 2 Tassen fermentierte Samen- und Nußsoße (s. Seite 264) oder 2 Tassen Gemüsesaft, ½ Avocado, ½ Knoblauchzehe, 1 Eßl. Tamari, ein wenig Gemüsebrühe.

Alles im Mixer durchlaufen lassen und über die kleingeschnittenen und geraspelten Zutaten gießen. In Schüsselchen servieren.

Gaspacho

Diese Suppe ist eine Kombination von weich und knusprig. Sie schmeckt besonders gut mit unseren ›Croutons‹ (eigentlich geröstete Weißbrotwürfel, hier aber geröstete Sojabohnensprossen, Weizenkeime und Gerstenkeime; s. Seite 293).

2 kleine Gurken, 1 Eßl. feingehackte Zwiebel, 3 Tomaten, 1 rote Paprika, 3 Eigelb, 3 Eßl. Essig, 3 Eßl. Olivenöl, 1 Knoblauchzehe, ½ Tasse Tomatensaft, 2 Frühlingszwiebeln, frische Petersilie und Basilikum, 2 Teel. Gemüsebouillonpulver, 1 Teel. Honig, wahlweise etwas Rotwein.

Zwiebel, Tomaten, rote Paprika und eine der Gurken im Mixer durchpürieren, dann Eigelb, Olivenöl, Essig, Knoblauch, Tomatensaft, Honig, Gewürze und Wein dazugeben, mixen. Nun die Frühlingszwiebeln, die andere Gurke und die frischen Kräuter fein schneiden. Erst kurz vor dem Servieren zu der Suppe schütten. Die ›Croutons‹ in einen eigenen Teller legen, so daß sich jeder selbst bedienen kann.

Schwarze-Kirschen-Suppe

2 Tassen süße schwarze Kirschen, Saft von 3 Orangen, 2 Eßl.
Honig, 2 Tassen Wasser, Kokosraspeln, frische Minzezweig-
lein.

Die Kirschen entsteinen und mit Orangensaft, Honig und
Wasser im Mixer durchlaufen lassen. Sehr kalt servieren und
mit Kokosraspeln und Minze garnieren.

Erdbeer-Überraschungs-Suppe

2 kleine Schälchen Erdbeeren, 2½ Tassen Milch, ½ Tasse
Cashewkerne, 1 Teel. Bouillonpulver, ½ Teel. Muskat, ½
Teel. Ingwer, frische Minze. Nüsse, Milch, Muskat, Ingwer
und Bouillon im Mixer glattrühren.

Erdbeeren zu einer kremigen Masse mixen (ein paar zur
Garnierung zurückbehalten). Erdbeer- und Milchmixtur zu-
sammenrühren. Mit kleingeschnittener Minze und Erdbeer-
scheiben in Schüsselchen servieren.

Salate als Hauptgericht

Die Salate in diesem Abschnitt sind weit entfernt von dem
einseitigen Angebot, welches in Restaurants unter der Be-
zeichnung ›Salat‹ auf den Menükarten erscheint, und aus
einem Salatblatt, ein paar Gurken- oder Tomatenscheiben
und viel fetter, kremiger Salatsoße besteht. Das Oxford-
Lexikon zitiert einen kritischen Briten, der 1846 folgendes
sagte: »Der Salat ist der Glanzpunkt eines französischen
Menüs und die Schmach der meisten englischen.« Es ist
höchste Zeit, daß er zum Glanzpunkt jeder Hauptmahlzeit
wird.

Als Hauptgang einer Rohkostmahlzeit müssen Salate vielseitig, nahrhaft und sehr wohlschmeckend sein. Das Wesent-
liche an einem guten Salat sind frische, aromatische Zutaten.

Natürlich ist es wichtig, welche Zutaten man miteinander kombiniert, aber es ist auch wichtig, wie sie zerkleinert, gewürzt und präsentiert werden. Es gibt außergewöhnliche Salate mit sehr gewöhnlichen Zutaten und viele Geschmackskombinationen, von denen Sie nie geglaubt hätten, daß sie zusammenpassen.

Köstliche Tellersalate

Diese haben wir besonders gern. Sie können für sich allein eine ganze Mahlzeit bilden und sind schnell und leicht herzustellen. Der Salat wird für jede Person auf einem Extrateller zubereitet. Sie können einen Salat, der dem individuellen Bedürfnis eines jeden Familienmitgliedes entspricht, genauso leicht zubereiten wie eine Schüssel Salat für alle. Man legt einfach kleine Haufen von Gemüsen, Früchten und Sprossen auf jeden Teller und gießt die Soße darüber, die der einzelne mag. Wichtig ist, wie die Gemüse und Früchte zerkleinert wurden. Das gilt für alle Salate.

Als unterste Schicht nehmen wir oft feinzerpflückten Salat oder Chinakohl. Die Salatsoße oder der Saft fließt in sie hinein, so daß sie besonders gut schmecken, wenn man sie als letztes ißt.

Karotten, Gurken und Selleriestangen eignen sich gut für längliche Stücke, die man in einen kremigen Dip tauchen kann. Die Selleriestange zweimal längs durchschneiden, dann einmal quer, so daß man sechs Stücke von gleicher Größe erhält. Die oberen Blätter kann man dranlassen, sie sind hübsch und schmecken gut. Karotten schneidet man am besten einmal der Länge nach durch; dann die beiden Stücke mit der flachen Seite nach unten auf ein Brett legen und quer in Hälften schneiden; darauf jedes Viertel noch einmal längs durchschneiden, so daß man acht Stäbe erhält. Je dünner sie sind, um so besser schmecken sie. Nimmt man kleine Bündel von Gemüsestäbchen und schneidet sie quer durch, erhält man gleichmäßige würfelige Gemüsestückchen.

Karotten, wie die meisten Wurzelgemüse, kann man gut raspeln. Verwenden Sie abwechselnd die grobe und die feine Raspelscheibe Ihrer Küchenmaschine. Versuchen Sie es mit roter Bete, Rüben, Sellerieknollen, Kohlrabi, Radieschen, Meerrettich, Rosenkohl, Kohl, Blumenkohl, Brokkolistengel und Fenchelgemüse.

Zucchini, Auberginen und manche Gurken haben einen bitteren Geschmack, den man beseitigen kann, indem man sie in Scheiben schneidet und in etwas Weinessig legt. In etwa zehn Minuten sind die Bitterstoffe herausgezogen. Dann wäscht man die Scheiben unter fließendem kalten Wasser und schwenkt sie trocken. Leider verliert man einige Vitamine und Mineralien bei dieser Methode.

Tomaten kann man für Salate in Scheiben oder in Stücke schneiden (nicht vergessen, die harte grüne Stelle am Ansatz herauszuschneiden). Will man für bestimmte Gerichte die Haut entfernen, so legt man sie für eine halbe Minute in kochendes Wasser oder spießt sie auf eine Gabel und dreht sie kurz über offener Flamme. Die Haut springt auf und zieht sich zusammen; nun kann man sie leicht abziehen.

Eine halbe Avocado in den Salat geschnitten gibt ihm eine angenehme Weichheit, im Gegensatz zu den festen anderen Gemüsen. Um eine Avocado schnell klein zu schneiden, teilt man sie, entfernt den Stein, hält eine Hälfte in der Hand und zieht mit dem Messer längs und quer einige Schnitte und entfernt das Innere mit einem Löffel.

Frühlingszwiebeln, Schnittlauch und andere frische Kräuter schneidet man am besten sehr fein. Frühlingszwiebeln schneidet man erst zwei- oder dreimal längs und dann quer.

Verwenden Sie Obst in Ihrem Salatteller (Orangen-, Apfel- und Pfirsichscheiben); es gibt ihm Aroma und Farbe. Auch eine Handvoll Sultaninen schmeckt gut. Legt man sie vorher in den Kühlschrank, kann man sie besser kauen.

Sprossen sind unverzichtbar, sie gehören zum Tellersalat. Luzernekeime eignen sich als Basis, und die Keimlinge von Kichererbsen, Mung-Bohnen, Linsen, Aduki-Bohnen und Bockshornklee ergeben einen ganz eigenen Salat.

Werfen Sie auch einen Blick auf die Salatbeigaben am Ende dieses Kapitels und auf die Gemüse-›Blumen‹ auf Seite 231. Fühlen Sie sich durch das, was Sie gesehen oder gehört haben, nicht eingeengt. Experimentieren Sie mit dem Zerkleinern und Raspeln der verschiedenen Gemüse. Meist kommt das Aroma besser zur Geltung, wenn das Gemüse sehr fein geschnitten ist. Eine wohlgelungene Soße macht natürlich den Salat erst perfekt. Vorschläge dafür finden Sie reichlich auf den Seiten 260–268.

Außer als Hauptgericht ist der Tellersalat großartig geeignet für Menschen, die Diät halten, und für die, die gerne zwischen den Mahlzeiten eine Kleinigkeit essen möchten. Legen Sie einfach alles, was Sie mögen, auf den Salatteller. Dann wissen Sie genau, wieviel Sie essen, fühlen sich satt und weniger versucht, das gleiche noch einmal zwischendurch zu essen.

Gemischte Salate

Ländlicher Gartensalat

Dieser ist wegen der verschiedenen Formen und Aromen der Gemüse besonders ansprechend. Rohe junge Erbsen sind erstaunlich süß und gut. Im 17. Jahrhundert waren Erbsen ein Luxusartikel, wie heute Austern oder feine Schokolade.

1 kleiner Eissalat, 2 Karotten (gewürfelt), 1 Tasse feingeschnittener Rotkohl, 1 Tasse frische Gartenerbsen, 1 feingeschnittene Schalotte (wahlweise), 2 Tomaten (geschnitten), 1 Zucchini oder kleine Gurke (papierdünn geschnitten), eine Handvoll Luzernesprossen.

Den Salat waschen und in einer Plastiktüte im Kühlschrank aufbewahren, während man das übrige Gemüse zubereitet. Dann den Salat in kleine Stücke zerpflücken und mit dem Rest der Zutaten vermischen. Eine leichte Soße darüberschütten, wie die französische Soße oder die Zitrussoße (s. Seite 263–264).

Sommersymphonie

Ein interessanter Salat bezüglich Farben und Formen, je vielseitiger, um so besser.

1 Salatkopf, 1 Tasse kleine Blumenkohlröschen, 2 Selleriestangen, Kresse (geschnitten), 2 Karotten (feingeraspelt oder streicholzdünne Stifte), 6 Cocktailtomaten, 4 Radieschen (in Scheiben), 1 grüne Paprika (in dünnen Streifen), süßer Mais oder Luzernesprossen zum Garnieren.

Die Salatblätter, in mundgerechte Stücke zerpflückt, in eine Schüssel legen. Eine durchsichtige Glasschüssel ist für diesen Salat besonders hübsch, weil man dann alle Farben sieht. Bereiten Sie das Gemüse zu und legen Sie es in Schichten in die Schüssel. Wasserkresse zum Garnieren beiseite legen. Eine dünne Mayonnaise darübergießen und obenauf mit Mais oder Luzernesprossen und Wasserkresse garnieren.

Italienischer Salat

Falls Sie alle Zutaten bekommen können, wird dieser Salat etwas ganz Besonderes.

1 italienischer roter Salat (Radicchio), 1 kleiner Salatkopf oder 2 Chicorée (fein geschnitten), 1 rote und 1 gelbe Paprikaschote (in Ringen oder Würfeln), 1 oder 2 große italienische Tomaten (mit abgezogener Haut und geschnitten), 4 Radieschen (in Segmente geschnitten), 1 rote Zwiebel (in dünne Ringe geschnitten), junge Champignons (in dünnen Scheiben), frisches Basilikum, Fenchelsamen oder frisch gemahlener schwarzer Pfeffer.

Salat und Chicorée zerpflücken und in eine große Schüssel legen. In der Mitte ein ›Nest‹ machen und die anderen Gemüse hineintun, wobei die Zwiebeln und die Champignonscheibchen zum Schluß kommen. Mit einer pikanten italienischen Soße mit viel Basilikum übergießen und geröstete Fenchelsamen oder frisch gemahlenen schwarzen Pfeffer darüberstreuen.

Iguana-Salat

Dies ist eine der vielen Variationen von Guacamole, einem Lieblingssalat der Mexikaner, der hauptsächlich aus Avocados besteht. Iguana-Salat kann wie ein Dip verwendet werden oder als Füllung für grüne Pfannkuchen, oder er wird als Salat gegessen. Falls die Avocados noch hart sind, legt man sie in einer braunen Papiertüte ein paar Tage an einen warmen Platz.

2 oder 3 wirklich reife Avocados (sie müssen weich sein), 2 saftige Tomaten, ½ rote Paprika, 1 kleine Zwiebel (fein geschnitten), Saft einer Zitrone oder Limone, 1 kleine Knoblauchzehe, Tabasco und/oder 1 kleine Chilischote (sehr fein geschnitten), Olivenöl, Pfeffer und Gemüsebrühe zum Würzen.

Tomaten und rote Paprika in kleine Stücke schneiden, die Zwiebel reiben und alles vermischen. Die Steine aus den Avocados entfernen, das Fleisch mit einem Löffel herausholen und alles mit einer Gabel oder in der Küchenmaschine verrühren, dabei Zitrone hinzufügen, damit die Avocado nicht braun wird. Falls Sie eine Küchenmaschine verwenden, lassen Sie die Avocado in der Maschine und fügen den Knoblauch (vorher durchgepreßt), ein paar Tropfen Tabasco und die anderen Gewürze hinzu (nach Wahl auch die Chilischote). Gut mixen! Verwenden Sie keine Küchenmaschine, werden Knoblauch und Gewürze in etwas Olivenöl verschlagen und zum Schluß über den Salat gegossen. Mixen Sie die Avocado-Mischung mit den anderen Gemüsen und würzen Sie nach Ihrem Geschmack nach. Sollte durch die Chilischote der Salat zu scharf ausfallen, kann man ihn auf einem Salatbett oder auf Luzernesprossen servieren, das macht ihn milder.

Griechischer Salat

Je originaler man ihn zubereitet, mit griechischen Oliven, Olivenöl, großen Mittelmeertomaten, frischem Oregano, um so besser wird er. Gutes Olivenöl macht hier den großen

Unterschied. Gute Köche nehmen es mit dem Öl so genau wie Kenner mit dem Wein. Halten Sie Ausschau nach kaltgepreßtem Olivenöl aus erster Pressung (wiederholte Pressungen ergeben zweitklassige und drittklassige Öle). Jedes Land gibt seinem Öl seinen eigenen Geschmack. Griechische Öle, zum Beispiel, sind im allgemeinen fruchtiger als französische Öle. Man bewahrt das Olivenöl am besten an einem kühlen Ort auf, damit es nicht ranzig wird, jedoch nicht im Kühlschrank.

4 große Tomaten, ½ Gurke, 1 Zwiebel, 2 Handvoll schwarze Oliven, Schafskäse oder Ziegenkäse oder weißer Stiltonkäse, trockener oder frischer Oregano, 2 Teel. Koriandersamen (zu Pulver zerstoßen), 1 Knoblauchzehe, 4 Eßl. Olivenöl, frisch gemahlener schwarzer Pfeffer, Kelp oder ein Salzersatz.

Für diesen Salat ist eine hölzerne Salatschüssel am besten. Reiben Sie die Innenseite mit der leicht zerstoßenen Knoblauchzehe aus. Tomaten in Scheiben und diese halbiert. Gurke in Scheiben schneiden und die Zwiebel in feine Scheiben oder sehr klein schneiden. Alles in die Salatschüssel geben, Oliven hinzufügen, mit Oregano, Koriander und anderen Gewürzen bestreuen und gut durchmischen. Den Käse darüberkrümeln oder in dünnen Streifen dazufügen. Zum Schluß das Olivenöl darübertröpfeln und noch einmal vorsichtig umwenden.

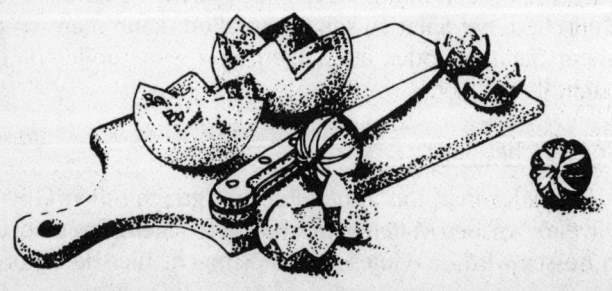

Grüne Salate

Feiner Spinatsalat

Es gibt verschiedene Möglichkeiten, den Spinat zu ersetzen, und sie schmecken alle genausogut, wenn nicht besser. Wir schätzen besonders Mangold, der dem Spinat sehr ähnlich ist, aber weniger scharf im Geschmack.

Spinat wird von Kindern im allgemeinen gehaßt. Verantwortungsbewußte Eltern glauben oft, er sei der Schlüssel zu Gesundheit und Stärke. Sein Nutzen wird jedoch oft mißverstanden. Spinat ist reich an Vitamin A und enthält erstaunlich viel Eisen und Kalzium, aber wenn er gedünstet serviert wird, und das ist meist der Fall, verhindert die darin enthaltene Oxalsäure die Absorption dieser Stoffe. Bei rohem Spinat fällt dieses Problem weg.

Ein Haufen Spinatblätter, von denen man den Stamm entfernt hat, 2 Handvoll kleine Champignons (fein geschnitten), ein paar Radieschen (in Scheiben geschnitten), 3 Frühlingszwiebeln, eine Handvoll Cashewkerne oder Paranüsse (grob geraspelt) oder ein paar Sonnenblumensamen.

Der Trick ist, den Spinat wie gesponnen aussehen zu lassen. Man nimmt ein scharfes Messer, hält die Blätter dicht zusammen und schneidet so, als ob man eine hauchdünne Scheibe Brot schneiden will. Das Ergebnis sind ganz feine grüne Streifchen, die hübsch aussehen und gut schmecken. Nun die Frühlingszwiebeln fein schneiden, so daß sich ihr Geschmack mit dem des Spinats vermischt, und alles Übrige hinzufügen. Die Pilze längs schneiden. Das Ganze mit einer leichten französischen Salatsoße mit Knoblauch beträufeln.

Florentiner Fenchelsalat

In Italien ißt man Fenchel oft am Ende einer Mahlzeit, um die Verdauung zu fördern. Er hat einen erfrischenden anisähnlichen Geschmack.

2 Fenchelknollen (in kleine Späne geschnitten), 1 Radicchio-Salat (in kleine Stücke zerpflückt), ½ Tasse grob geras-

pelte Walnüsse, 1 Tasse (Ricotta) Käse oder Tofu, 1 Eßl. geschnittenen Schnittlauch, die Fenchelkrautspitzen zum Garnieren verwenden.

Die äußeren zähen Blätter des Fenchel entfernen und entweder die ganze Knolle einmal quer schneiden oder sie in ihre Stengel teilen und diese dann zerkleinern. Mit den Salatblättern mischen. Den Käse oder Tofu würfeln und zusammen mit den Nüssen dazugeben. Eine italienische Soße verwenden und mit Schnittlauch, Fenchelkraut oder Fenchelsamen bestreuen.

Blattsalate

Blattsalat ist ein natürliches Beruhigungsmittel. Er enthält kleine Mengen eines chemischen Stoffes, Lactucin genannt. Lactucin ist dafür bekannt, daß es, in größeren Mengen genommen, einen Zustand der Entspannung herbeiführt (man sagt, daß wilder Salat, gegessen oder geraucht, einen ähnlichen Effekt wie Marihuana hat).

Normalerweise mischt man den Blattsalat mit Gemüsen, um ihm mehr Geschmack zu verleihen. Aber wenn der Salat welk und geschmacklos ist, sollte man ihn überhaupt nicht verwenden. Die Franzosen bereiten wunderbare einfache Blattsalate, indem sie nur eine oder mehrere Sorten von Blattsalat verwenden, die am selben Tag gepflückt wurden. Er wird gewaschen, trocken geschwenkt und, ganz oder etwas zerpflückt, mit ein wenig Zitronensaft und Olivenöl in eine Schüssel getan. Das Wichtigste am Salat ist, daß er frisch ist, wenn Sie ihn kaufen. Manche Salatarten bewahren ihre Frische und Festigkeit länger als andere. Der holländische Salat scheint am schnellsten lappig zu werden. Nehmen Sie die von Natur aus festeren Sorten, wenn das möglich ist, Eissalat, Radicchio (mit seinen rotgefärbten Spitzen), Chinakohl. Sie mögen etwas teurer sein, aber sie sind auch dichter. Versuchen Sie es mal mit ein paar Eßlöffeln gerösteter Sesamsamen oder mit dünn geschnittenen Eßkastanien oder dünnen Scheiben von weißem Rettich als Salatbeigaben, oder bestreuen Sie ihn mit geriebenem harten Käse (Parmesan) oder fein geraspelter roter Bete.

Alligator-Salat

Avocados werden manchmal ›Alligator-Birnen‹ genannt, weil eine bestimmte Art eine dunkle grünbraune Farbe hat und die Schale so hart wie die eines Alligators ist.

1 Salat, 1 kleine Stange Lauch, 2 Tomaten (fein geschnitten), 1 Avocado (fein geschnitten), eine Handvoll geraspelter Mandeln, Basilikum (frisch oder getrocknet), Tabasco oder Cayennepfeffer, Rettichsprossen (nach Wahl), Zitronensaft.

Zunächst bereitet man eine Grundlage von Salatblättern, zerpflückt, klein geschnitten oder ganz. Die Lauchstange waschen und in lange, schmale Streifen schneiden, etwa 2,5 cm lang. Sind die grünen Spitzen frisch und saftig, kann man sie fast vollständig mitverwenden. Tomaten und Avocado klein schneiden und mit dem Lauch und Zitronensaft vermischen. Alles auf das Salatbett häufen und mit den geraspelten Mandeln (eventuell geröstet) und ein paar Rettichsprossen bestreuen. Die Kräuter und Gewürze mit einer französischen Salatsoße mischen und darübergießen.

Ein Salat für die Geschmacksnerven

Dieses Rezept kombiniert die vier Geschmacksrichtungen, die die Geschmacksnerven ohne Hilfe des Geruchs erkennen können, süß, sauer, bitter und salzig.

1 große Portion Brunnenkresse, 6–8 Radieschen, 3–4 Stangen Sellerie, geraspelte Walnüsse.

Die Brunnenkresse waschen und die dicksten Stiele entfernen. ›Radieschenrosen‹ herstellen (s. Seite 231) und 30 Minuten in kaltes Wasser legen, bis sich die Blätter entfalten. Den Sellerie fein und die Walnüsse grob schneiden.

Eine Salatsoße aus den folgenden Zutaten herstellen:

4 Eßl. Olivenöl, 1 Eßl. Zitronensaft, 2 Teel. Tamari, 1 Teel. Honig, gemahlener Pfeffer, fein geschnittene Zwiebel (nach Wahl).

Die Brunnenkresse in eine Schüssel legen und Sellerie und Walnüsse darüberhäufen. Mit den Radieschenrosetten garnieren und die Salatsoße darübergießen.

Zigeunersalat

Dieser Salat fällt jedesmal anders aus. Alles hängt von der Jahreszeit ab und von den Kräutern und Wildpflanzen, die zur Verfügung stehen. Wir sammeln die Zutaten, entfernen die Blätter von den Stengeln und knabbern an den Blättern, um zu sehen, wie stark ihr Aroma ist, ob es mild oder dominierend ausfällt. Dann entscheiden wir uns für die Mengen, die wir verwenden wollen. Einige Zutaten könnten sein: Löwenzahnblätter, Sauerampfer, Sauerklee, Portulak, Vogelmiere, Weißer Gänsefuß, Feldsalat, Senf, Brunnen- oder andere Kressearten, Thymian, Kerbel, Basilikum, Liebstöckel und Majoran.

Alles mit etwas Zitronenfleisch durchmischen und Zitronendressing darübergießen oder mit einem Joghurtdressing gewürzt verzehren.

Salate für den Winter

Viele sagen: »O ja, ich liebe Salat im Sommer, aber im Winter möchte ich etwas Warmes.« Sie verstehen nicht, daß die Energie, die die Rohkost verleiht (und damit erwärmt), im Winter genauso wichtig ist wie im Sommer. Der Nachteil besteht natürlich darin, daß die Auswahl an frischen Gemüsen im Winter beschränkt ist. Trotzdem kann man mit etwas Phantasie hervorragende Wintersalate bereiten.

Hades-Salat

Dieser Salat ist Pluto, dem Gott der Unterwelt, gewidmet, weil seine Hauptzutaten unter der Erde wachsen.

2 Tassen geraspelte Karotten, ½ Tasse fein geraspelte rote Bete, ½ Tasse geraspelte Rübe (oder Pastinak, Erdartischok-

ke, Kohlrabi, Kartoffel, weißer Rettich; wählen Sie drei aus, die Ihnen am meisten zusagen), Rosinen oder geschnittene Zwiebel, Muskat.

Alle geraspelten Gemüse vermischen und die Rosinen oder die Zwiebel beifügen. Mit Mayonnaise, Joghurt oder fermentiertem Samen-Dressing übergießen und mit Muskat bestäuben. Muskat wirkt erwärmend. Wenn Sie dem Ganzen noch eine Schale Hüttenkäse oder Quark hinzufügen, erhalten Sie eine nahrhafte Hauptmahlzeit.

Die Versuchung der Persephone

Zeus verkündete, daß Persephone, von Pluto, dem König der Unterwelt, geraubt, nur in die obere helle Welt zurückkehren dürfe, wenn sie sich weigere, etwas in der Unterwelt zu essen, was ihr dort angeboten würde. Sie hielt es eine Weile aus, aber schließlich gab sie der Versuchung durch einige saftige rubinrote Granatäpfelkerne nach. Kein Wunder!

10–12 junge Rosenkohlknospen, 4–5 Stangen Sellerie, 2 Granatäpfel, 2 oder 3 kernlose Satsumas, Sonnenblumensamen.

Die äußeren Blätter des Rosenkohls entfernen und ihn dann fein raspeln. Sellerie sehr klein schneiden. Die Kerne aus den Granatäpfeln herausnehmen (nicht die umliegende Haut nehmen, sie ist stark bitter). Die Satsumas schälen und einmal quer durchschneiden, wie bei Orangen, dann in die einzelnen Segmente zerteilen. Alle Zutaten vermischen und mit einer Joghurt- und Honig-Soße übergießen. Über das Ganze Sonnenblumensamen (eventuell geröstet) streuen.

Kohlsalate

Kohlsalate sind im Winter in unserer Familie sehr beliebt, doch kann man die Zutaten das ganze Jahr über bekommen. Die Hauptsache daran, der Kohl, hat viele gesundheitsfördernde Eigenschaften. Reich an Vitamin C, wird roher Kohlsaft zur Heilung von Magengeschwüren verwendet. Er dient auch als Tonikum für Menschen, die an Eisenmangel leiden, und reinigt die Schleimmembranen des Verdauungstraktes. In früherer Zeit hat man Kohlblätter erwärmt, zerstampft und entweder auf die Haut gelegt, um Ekzeme zu heilen, oder man hat sie als Bandage für Wunden und entzündete Stellen verwendet.

Beim Einkauf achten Sie darauf, daß Sie einen festen, schweren Kohlkopf bekommen, an dem die äußeren Blätter noch anhaften. Um ihn frischzuhalten, wickeln Sie ihn in Folie und legen ihn in den Kühlschrank.

Königlicher Krautsalat

Ein Krautsalat für einen König. Dieses Rezept enthält Kümmel, der schmerzhafte Blähungen vertreibt. Manche Leute kauen eine kleine Handvoll Kümmelsamen, um Blähungen zu verhindern und die Verdauung anzuregen (Dillsamen scheint ähnlich zu wirken). Kümmel ist die ideale Würze für Krautsalate, da der Kohl bei manchen Menschen Blähungen verursacht.

1–2 Tassen geraspelter Rotkohl, 1–2 Tassen geraspelter Weißkohl (ein paar äußere Blätter beiseite legen), ½ Tasse geraspelte Karotten, 1 Stange Sellerie (fein geschnitten), ½ rote Paprikaschote (geraspelt), 1 kleine Zwiebel (wahlweise), Rosinen, ½ Teel. Selleriesamen, 1 Teel. Kümmelsamen, 1 Teel. Dillsamen.

Dieser Salat kann sehr schnell mit Hilfe einer Küchenmaschine bereitet werden. Man nimmt besser die mittlere Raspelscheibe statt der feinen, die den Kohl zu breiig macht und ihn in seinem eigenen Saft schwimmen läßt. Die Zutaten eine nach der anderen raspeln, wobei die Zwiebel auch weggelassen werden kann. Eine Schüssel mit den Salatblättern auslegen und alle geraspelten, vorher vermischten Zutaten darauf häufen. Mit Rosinen und Samen bestreuen und einer Mayonnaise, die man mit Cayennepfeffer ein wenig pikant gemacht hat, übergießen.

Regenbogensalat

Dies ist ein hübsch aussehender Salat, der besonders für Partys geeignet ist. Man nimmt ein halbes Dutzend verschiedener Gemüse mit kontrastreichen Farben, raspelt sie fein oder grob und arrangiert sie in einem Bogen auf einer großen Platte. Die Raspelscheibe muß nach jedem Gemüse gereinigt werden, damit die Farben separat bleiben. Nehmen Sie als Anregung je 1 Tasse der folgenden Zutaten:

Rotkohl, Weißkohl, Grünkohl, Karotten, rote Bete, Rüben (die Sorten, die gerade zu haben sind), Pastinak, das Grün von rote Bete oder Spinat.

An ein Ende des Regenbogens wird ein ›goldener Topf‹, eine flache Schüssel mit einer gelben Salatsoße gestellt.

Dschungel-Salat

Die Erdnüsse machen seine Besonderheit aus. Erdnüsse enthalten große Mengen der Aminosäure Tryptophan. Diese fördert den Schlaf, und man glaubt, daß sie gegen Depressionen hilft.

2 Tassen Weißkraut (fein geraspelt), eine Handvoll zarte grüne Bohnen (diagnonal in Scheiben geschnitten), 2 Karotten (geraspelt), ½ Zwiebel (geraspelt), ½ roter/grüner/gelber Paprika (fein geschnitten), 1 Tasse ungesalzene Erdnüsse.

Alle Zutaten mit Ausnahme der Erdnüsse vermischen. Eine Salatsoße mit Erdnußöl (wenn Sie es bekommen) und Orangensaft (s. französische Zitrussoße auf Seite 263 als Anhaltspunkt), eine kleine, sehr fein geschnittene Chilischote (falls Sie das Abenteuer eingehen wollen). Die Erdnüsse erst zum Schluß beifügen, so daß sie nicht durchweichen. Röstet man sie einige Minuten auf dem Grill, haben sie noch mehr Geschmack.

Spinatsalat

Eine vorzügliche Kombination von Geschmacksnuancen. Der Spinat muß frisch und knackig sein. Sieht er schon etwas lappig aus, wird er gewaschen, für eine halbe Stunde in eine Schüssel mit kaltem Wasser gegeben, durch Schwenken getrocknet und in einem Plastikbeutel in den Kühlschrank gelegt. Nicht vergessen, die zähen Hauptrippen von den Blättern zu entfernen.

1 große Portion junger Spinatblätter, 1 Tasse Weißkohl, 3 Äpfel (möglichst süße, rote), eine große Handvoll Sultaninen, Saft einer Orange und einer Zitrone.

Die Sultaninen für etwa eine Stunde in dem frischen Orangen- und Zitronensaft einweichen. Die Spinatblätter zerpflücken, den Kohl raspeln, die Äpfel klein würfeln und alles in eine Schüssel geben. Die durchweichten Sultaninen mit dem Saft hineinrühren. Ein Öldressing mit ein wenig Honig darin verwenden.

Sanfter Rübensalat

Für diesen Salat braucht man etwa 4 Tassen geraspelter oder klein geschnittener Rüben. Eine Salatsoße bereiten aus ½ Tasse saurer Sahne oder Joghurt, 1 Eßl. Weinessig und 2 Eßl. Honig. Die Rüben in eine flache Schüssel legen und frische Petersilie darüberstreuen.

Blutapfelsalat

Rote Bete ist für die Leber ausgezeichnet. Jetzt ist es einer unserer Lieblingssalate.

6 süße Eßäpfel (geraspelt), 2 kleine rote Bete, Orangensaft, frische Minze, Zimt oder Muskat.

Die Äpfel raspeln und mit dem Orangensaft beträufeln, damit sie nicht braun werden. Die rote Bete fein raspeln (man muß sie nicht unbedingt schälen, es genügt, sie gut zu bürsten), überflüssigen Saft abseihen und zu den Äpfeln mischen. Dieser Salat braucht eigentlich kein Dressing. Stäuben Sie Zimt oder Muskat darüber und garnieren ihn mit Minzzweiglein. Als Variation kann man eine Karotte dazu raspeln oder fein geschnittenen Sellerie.

Sprossen-Salate

Bei diesen Salaten sind Sie nicht auf Ihren Gemüsehändler oder Ihr Reformhaus angewiesen, denn die meisten Zutaten können Sie das ganze Jahr hindurch selber ziehen (s. Kapitel 18). Sind Sie erst einmal mit Sprossen vertraut, werden Sie sicher stets einige zur Verfügung haben, so daß Sie diese in vielen Gerichten verwenden können, denn Sprossen haben einen fantastischen Nährwert und viel Aroma. Obgleich man Sprossen fast jedem Salat beifügen kann, bereiten wir auch Salate, die nur aus ihnen bestehen. Eine größere Vielfalt von Sprossen oder Keimen verbessern den Salat.

Konfetti-Sprossen-Salat

2 Tassen Luzernekeime, 1 Tasse Mung-Bohnensprößlinge, 1 Tasse Linsensprossen (rote, grüne und schwarze Linsen ergeben erstaunliche Farbeffekte), ½ Tasse Kichererbsensprossen, ½ Tasse Bockshornklee- oder Aduki-Bohnensprossen, ein paar Rettichsprossen, Sonnenblumenkerne.

Haben Sie Buchweizen- oder Sonnenblumensprößlinge zur Verfügung, nehmen Sie davon eine Tasse als Unterlage für die anderen Sprossen; wenn nicht, nehmen Sie zerpflückten Salat oder etwas anderes Grünes. Die Sprossen werden mit einem pikanten, fermentierten Samendressing oder Mayonnaise vermischt. Ein paar über Nacht eingeweichte Sonnenblumenkerne sind eine gute Beigabe. Die Sprossenmischung auf das Salatbett häufen und mit geriebenem Käse oder mit Paprika bestreuen.

Weizenkeimsalat

Weizenkeime mit Karotten kombiniert haben einen erstaunlich süßen Geschmack.

2−3 Tassen Weizenkeime, 2 geraspelte Karotten, Sesamsamen oder Tofu als Garnierung.

Die geraspelten Karotten mit den Weizenkeimen vermischen und mit Sesam oder Tofu garnieren. Man kann ein Zitronendressing mit etwas Petersilie verwenden oder die Süße des Salats mit einem Honigdressing und einigen Rosinen unterstreichen.

Knuspriger Proteinsalat

Weizenkeime und Kichererbsensprossen ergeben zusammen einen vollständigen Proteingehalt mit allen acht essentiellen Aminosäuren.

2 Tassen Weizenkeime, 1 Tasse Kichererbsensprossen, 1 rote Paprika, 2 Frühlingszwiebeln, frische Petersilie.

Die Keime vermischen und mit dünnen Ringen roten Paprikas verzieren. Die fein geschnittenen Frühlingszwiebeln und die Petersilie einer französischen Salatsoße beifügen und darübergießen. Die Araber bereiten einen ähnlichen Salat, bei dem sie nur die Weizenkeime verwenden, mit kleingeschnittenen Frühlingszwiebeln, Petersilie und Minze gewürzt und mit einer Soße aus Zitronensaft, Olivenöl und Knoblauch. Tomaten und schwarze Oliven ergeben eine gute Kontrastgarnierung.

Orientalischer Sprossensalat

Diesen Salat bereitet man am besten eine oder zwei Stunden vor dem Verzehr und mariniert ihn in seinem Dressing.

2 Tassen Mung-Bohnensprossen (von 5–7 cm Länge), 2 Tassen Pilze (fein geschnitten), 1 Tasse Weißkohl (fein geschnitten), 1 Bündel Brunnenkresse oder Schnittlauch.

Pilze, Sprossen und Kohl miteinander vermischen. In eine flache Schüssel schütten und die folgende Soße darübergießen:

2 Eßl. Olivenöl, 2 Eßl. Tamari-Soße, 2 Eßl. Zitronensaft mit ein wenig abgeriebener Schale, einen Spritzer Essig, 2 Teel. Honig, ½ Teel. fein geriebener frischer Ingwer oder ½–1 Teel. Ingwerpulver.

Mit Blättern der Brunnenkresse oder gewiegtem Schnittlauch garnieren.

Schmackhafte Salate mit Früchten

Sonnenschein-Salat

Die frische Ananas gibt diesem Salat einen tropischen Beigeschmack. Um zu testen, ob die Ananas reif ist, zieht man eines der mittleren Blätter heraus; geben sie leicht nach, so ist die Ananas reif genug zum Essen.

1 frische Ananas, 2 Karotten, 2 Stangen Sellerie, ½ grüne Paprika, ein paar frische Salatblätter, 2 Handvoll Sultaninen (oder Rosinen), ½ Teel. Selleriesamen, 1 Teel. Senfpulver mit Mayonnaise oder französischer Salatsoße gemixt.

Die Salatblätter waschen und im Kühlschrank frischhalten. Die Ananas schälen und in ziemlich kleine Stücke schneiden. Die Karotten grob raspeln, Sellerie und Paprika fein schneiden. Die Sultaninen hinzufügen, die vorher einige Stunden in Wasser eingeweicht wurden. Mit Selleriesamen bestreuen und auf einem Bett von frischen Salatblättern servieren. Mit einer pikanten Senfmayonnaise oder französischer Salatsoße servieren.

Würziger Waldorf-Salat

4–6 Äpfel (rot oder grün oder beides), 3 Stangen Sellerie, 2 Handvoll Rosinen, 2 Handvoll Walnüsse, 1 Handvoll Kürbiskerne (geröstet) oder Käsewürfel (reifer Cheddar), Zitronensaft, ½ Tasse Mayonnaise, Gewürze (Zimt, Muskat, Piment vermischt).

Die Äpfel vierteln und das Kerngehäuse entfernen, dann würfeln und in Zitronensaft wenden. Die Selleriestangen diagonal in Scheiben schneiden. Die Walnüsse halbieren. Äpfel, Sellerie und Nüsse vermischen, Kübiskerne oder Käse und Rosinen dazugeben. Die gemischten Gewürze, etwa 1½ Teel. zusammen, in die Mayonnaise geben und alles über den Salat gießen. Gut umwenden. Man kann den Salat so essen oder auch auf einem Bett von zerpflücktem Eissalat servieren.

Als Variation kann man Waldorf-Salat mit Curry zubereiten. Man ersetzt dann die Gewürze durch ½ Teel. Currypulver.

Orangen-Orangen-Salat

Eine merkwürdige Kombination..., aber es geht!

4 Karotten, 1–2 Tassen Weißkohl, 6 Orangen, 2 Handvoll
Rosinen oder kleine Trauben ohne Kerne, 4 Teel. Sesamsamen.

Die Karotten grob raspeln. Den Saft von 4 Orangen mit den
Karotten im Mixer durchlaufen lassen, bis eine geschmeidige
Mischung entsteht. Den Kohl raspeln und in eine Schüssel
geben, zusammen mit den Rosinen oder Trauben. Die
Karottenmischung darübergießen und mit einer Gabel leicht
umwenden. Die Sesamsamen darüberstreuen und mit den
Stücken der beiden letzten geschälten Orangen garnieren.

Beigaben zur Verfeinerung der Salate

Um was für einen Salat es sich auch handelt, um einen
komplizierten gemischten Salat oder um einen einfachen
Blattsalat, fast immer kann man ihn durch Beigaben verfei-
nern. Entweder streut man diese wohlschmeckenden kleinen
Extras darüber oder man serviert sie in einer separaten
Schüssel, so daß sich jeder davon nehmen kann. Manche
Beigaben sind erhitzt, aber wir verwenden sie dennoch, weil
sie so gut schmecken und immer noch nahrhaft sind:

Sonnenblumenkerne, Sesamsamen und *Kürbiskerne*, ein-
zeln oder zusammen, ganz, gemahlen oder geröstet.

Fenchel, Selerie, Mohn, Kümmel, Dill, so wie sie sind oder
geröstet.

Senf und *Kresse*

Weizenkeime

Zerkleinerte kleine Weizenpflänzchen, voll mit guten
Vitaminen, Enzymen und hilfreichen Bakterien.

Gemahlene Nüsse

Frische Kräuter

Algen/Seetang, entweder eingeweicht und in Streifen geschnitten oder trocken und zerkrümelt.

Blütenblätter, zum Beispiel Ringelblume oder weiße Seerose.

Sojanüsse, man bäckt einfach die Sojasprossen (mit Knoblauchpulver oder Gemüsebouillon bestreut) bei mäßiger Hitze im Ofen etwa 15 Minuten oder bis sie braun und knusprig sind.

Weizen und Gerste, geröstet, sie haben einen angenehmen süßen Geschmack. Man bäckt die Weizen- und/oder Gerstenkeime auf einem Blech im Ofen wie die Sojanüsse.

Hartgekochte Eier, da man Eiweiß nicht roh essen soll, ist es wahrscheinlich am besten, die Eier gekocht zu verzehren. Hervorragend schmecken sie, wenn man sie kocht, fein zerkleinert und in den Salat mischt, besonders zu Spinat oder Kohl.

Fein geraspelte rote Bete, gibt einem ›blutarm‹ aussehenden Salat etwas Farbe.

Geriebener Hartkäse, zum Beispiel Parmesan.

Tofu, in kleine Würfel oder Schnitzel geschnitten.

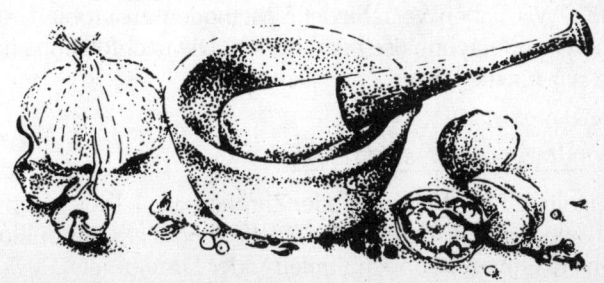

Salatsoßen und Dips

Die Soße, die man für einen Salat wählt, ist so wichtig wie der Salat selbst. Eine gute Soße kann aus dem einfachsten Salat ein wohlschmeckendes Gericht machen. Viele verwenden französische Salatsoße oder Mayonnaise (kommerzielle), aber kennen Sie ein fermentiertes Samen-Dressing oder Karotten-Dressing oder Tahini-Mayonnaise? Es entstehen verblüffend unterschiedliche Salate, wenn man die gleichen Zutaten, aber eine andere Soße verwendet.

Eier-Mayonnaisen

Mayonnaisen eignen sich am besten für Kohl- und Sprossen-salate und für fein zerkleinerte gemischte Gemüsesalate. Sie sind dick, kremig und verleihen Weichheit und Geschmack. Mit etwas Wasser verdünnt, kann man sie auch gut für Blattsalate verwenden.

Es scheint, als ob die Mayonnaiseherstellung mit einem bestimmten Geheimnis verbunden ist. Manche sagen, es wäre ganz schwierig, Mayonnaise ›dick‹ zu bekommen, wenn man das Geheimnis nicht kennt. Es gibt keine Geheim-nisse. Es ist ganz einfach, besonders wenn man einen elektrischen Mixer besitzt. Wir finden, daß Olivenöl eine ziemlich streng schmeckende Mayonnaise ergibt, und so benutzen wir manchmal ein leichteres, kaltgepreßtes Öl wie Sonnenblumen- oder Distelöl (Kommentar darüber auf Seite 198). Wir haben verschiedene Methoden ausprobiert, um eine Grundmayonnaise herzustellen. Die nachfolgende hal-ten wir für die beste:

Grundmayonnaise auf Ei-Basis

2 Eigelb, 2 Eßl. Weinessig oder Zitronensaft, 1 Teel. Senfpul-ver oder Senf, 1 Teel. Honig, Pfeffer und Gemüsebouillon-pulver, Oliven-, Sonnenblumen- oder Distelöl (etwa 0,3 l).

Alle Zutaten, außer dem Öl, in den Mixbecher schütten und bei Höchstgeschwindigkeit etwa 45 Sekunden laufen lassen. Dann das Öl langsam durch die Deckelöffnung im Mixbecher in einem dünnen kontinuierlichen Strahl gießen. Wenn die Mayonnaise anfängt, dick zu werden, hört man es bereits am Klang der Maschine. Diese Methode funktioniert großartig, wahrscheinlich weil das vorherige Mixen aller Zutaten sie auf Zimmertemperatur erwärmt, was wichtig ist, denn die Eier kommen meist aus dem Kühlschrank.

Dieses Rezept ergibt etwas mehr als eine Tasse Mayonnaise. Wenn sie in einem dichtverschlossenen Gefäß im Kühlschrank aufbewahrt wird, hält sie sich ein paar Tage. Gekaufte Mayonnaise hält sich nur deshalb so lange, weil sie viel Konservierungsstoffe enthält.

Variationen der Grundmayonnaise auf Ei-Basis

Nachdem Sie einmal eine Portion Grundmayonnaise zubereitet haben, können Sie sie auf vielerlei Art mit Aromen und Gewürzen variieren.

Knoblauch-Mayonnaise Fügen Sie eine zerdrückte Knoblauchzehe hinzu.

Curry-Mayonnaise ½ Teel. Currypulver und 1 Prise Muskat dazu.

Meerrettich-Mayonnaise 1 Teel. geriebenen Meerrettich.

Pikante Mayonnaise Eine Prise Tabasco oder ¼ Teel. Chilipulver.

Paprika-Mayonnaise 1 Teel. Paprikapulver. Ergibt eine schöne rosa Farbe.

Pfefferminz-Mayonnaise In den Mixer eine Handvoll sauberer Pfefferminzblätter ohne Stengel geben und mit der Mayonnaise verrühren.

Käse- und Zwiebel-Mayonnaise Beifügen von geriebenem Parmesan oder hartem (Cheddar) Käse und geriebener Zwiebel, klein geschnittenen Frühlingszwiebeln oder gehacktem Schnittlauch.

Kräuter-Mayonnaise Eine Handvoll Ihrer bevorzugten frischen Kräuter oder 1 Eßl. getrockneter Kräutermischung hinzufügen (Petersilie, Oregano, Thymian, Basilikum und so weiter).

Tahini-Mayonnaisen

Wie bei der Ei-Mayonnaise kann man die interessantesten Variationen ausprobieren, sobald man die Grundzutaten und die Methode weiß.

Tahini-Grundmayonnaise

½ Tasse Tahini, Zitronensaft (1 große Zitrone), etwa ½ Tasse Wasser. Tahini und Zitronensaft bei Mittelgeschwindigkeit durchlaufen lassen. Jeweils immer nur ein wenig Wasser dazugeben, bis die gewünschte Konsistenz erreicht ist. Das ergibt etwas mehr als 1 Tasse Mayonnaise. Die Mayonnaise in einem dicht verschlossenen Gefäß im Kühlschrank aufbewahren. Ideal ist es, sie sofort zu verwenden, sie hält sich jedoch bis zu fünf Tagen.

Variationen der Tahini-Mayonnaise

Tahini-Mayonnaise ist für sich allein etwas fad, aber man kann fein schmeckende Variationen zubereiten.

Tahini-Mayonnaise mit Samen Kümmel oder Dillsamen beifügen, 1 Eßl. Weinessig, abgeriebene Zitronenschale (1 Zitrone), etwas Honig und (wahlweise) geriebene Zwiebel. Vor dem Servieren die Mayonnaise mit ganzen Sesamsamen oder Mohnsamen bestreuen.

Mexikanische Pfeffermayonnaise Zugefügt werden: 2 Eßl. fein geschnittener roter und/oder grüner Paprika, 1 Eßl. fein geschnittene Zwiebel, Cayennepfeffer nach Geschmack, etwas Senf, ¼ Teel. Gemüsebouillon.

Kräuter-Mayonnaise Zerdrückte Knoblauchzehe (½ oder 1) möglichst frische Kräuter (Schnittlauch, Basilikum, Kerbel, Petersilie, Liebstöckel, Rosmarin) fein geschnitten, je 1 Teel. Essig und Honig.

Essig-Öl-Salatsoßen (französische)

Ein Öl-Dressing eignet sich besonders gut für Blattsalate. Mit den richtigen Gewürzzutaten, wie Senf und Kräutern, kann es sehr aromareich sein und nicht das übliche ›Öl-und-Essig-Dressing‹, wie es die meisten kennen.

Essig-Öl-Grundsoße

¼ Tasse Öl, ¼ Tasse Weinessig oder Zitronensaft, 1 Teel. ganzkörniger Senf (unser Favorit ist ›Meaux‹) oder Senfpulver, 2 Teel. Honig, Gemüsebouillonpulver und Pfeffer nach Geschmack, eine kleine zerdrückte Knoblauchzehe (nach Wahl).

Alle Zutaten in den Mixbecher geben oder aber in ein Gefäß mit Schraubverschluß und gut schütteln. Falls man das Salatdressing etwas dünner haben möchte, fügt man ein paar Eßl. Wasser hinzu.

Variationen der Essig-Öl-Soße

Hier ein paar Vorschläge für Salatsoßen, die die französische Küche als Grundlage verwendet:

Gehaltvolles Essig/Öl-Dressing Beigefügt wird: 1 Eßl. Tamari, eine fein geschnittene Schalotte und 1 Prise Cayennepfeffer.

Wein-Dressing Beigefügt wird: 1 Eßl. roter oder weißer Wein. Weißwein eignet sich besser für Salate, die Obst enthalten, und Rotwein besser für Kohlsalate.

Kräuter-Dressing Hier unsere Lieblingskombination von Kräutern: Majoran, Basilikum, Thymian und Dill oder Liebstöckel, zusammen etwa 3–4 Eßl., wenn die Kräuter frisch und klein gewiegt sind, oder 2 Teel., falls es sich um getrocknete Kräuter handelt.

Zitrus-Dressing ¾ Tasse Sesamöl, Zitronensaft (½ Zitrone), 1 Orange und 1 Eßl. Weinessig statt der ersten drei Zutaten für das Grundrezept. 1 Teel. abgeriebene Orangen-

schale und ½ Teel. abgeriebene Zitronenschale (vorher gut
bürsten), 1 Prise Muskat und 1 Teel. Kerbel. Alle Zutaten im
Mixer gut verrühren.

Pikantes italienisches Dressing Zu dem obigen Grundrezept fügt man folgendes hinzu: 1 Spritzer roten Wein oder
Tamari, 2 reife geschälte Tomaten, 1 Eßl. fein gewiegte
Zwiebeln, Knoblauch, ½ Teel. Oregano und Basilikum und
etwas Lorbeer (pulverisiert oder zerstoßen). Alle Zutaten gut
mixen.

Samen- und Nuß-Dressings

Sie sind besondere Energiespender, geeignet für Wintersalate, und machen einen Sprossen- oder gemischten Gemüsesalat gehaltvoller. Es gibt zwei Arten, fermentiert und nicht
fermentiert. Fermentierte Dressings brauchen etwa 6–12
Stunden zur Gärung, das hängt von der Temperatur ab. Sie
haben ihren eigenen Geschmack, süß und ein wenig scharf.
Auch hier gilt das gleiche wie für die übrigen Salatsoßen.
Wenn man weiß, wie die Grundsoße hergestellt wird, kann
man mit Kräutern und Gewürzen variieren. Nüsse und
Samen kann man auch getrennt fermentieren und aus ihnen
ein Dressing herstellen, aber wir lassen sie lieber zusammen
vergären.

Sonnenblumen-Cashew-Dressing

Diese Salatsoße schmeckt gut mit geraspelten Karotten und
anderen Wurzelgemüsen.

½ Tasse Cashewkerne, ½ Tasse Sonnenblumenkerne,
1 Teel. Hefeextrakt oder Gemüsebouillon, 1 Tasse Wasser.

Nüsse und Samen so fein wie möglich reiben. Mit Wasser
übergießen und Hefeextrakt oder Gemüsebouillon hinzufügen. Alles gut verrühren. Die Mischung in eine Schüssel
gießen, mit Gaze oder Mulltuch abdecken und für etwa acht
Stunden an einen warmen Ort stellen. Nach zwei Stunden
die Soße einmal umrühren. Sie soll angenehm süßlich

schmecken. Falls sie zu dick ist, mit Wasser verdünnen, sollte sie etwas ›merkwürdig‹ schmecken, ist sie zu sehr vergoren. Vor dem Servieren mit einigen frischen Kräutern würzen.

Sonnenblumen-Sesam-Dressing

Dies ist ein ›Instant‹-Ferment-Dressing, das mit Rejuvelac bereitet wird, das ja bereits eine Fermentation durchgemacht hat. (Herstellung von Rejuvelac s. Seite 222.)

½ Tasse Sonnenblumensamen (möglichst über Nacht in Wasser eingeweicht), ¼ Tasse Sesamsamen, Zitronensaft (1 Zitrone), 1 Teel. Tamari, 1 Tasse Rejuvelac, Basilikum oder Salbei und nach Geschmack Gemüsebouillon (Paste oder Pulver).

Sesam ganz fein mahlen, dann die Sonnenblumenkerne hinzufügen und noch einmal durch den Mixer laufen lassen oder auf andere Art fein zerkleinern (Sesamsamen lassen sich schlecht zermahlen, wenn man sie nicht für sich allein zerkleinert). Rejuvelac hinzufügen, ebenso die Kräuter und die Bouillon, und alles noch einmal mixen. Diese Soße können Sie sofort verwenden.

Italienischer Pesto

Dies ist eine sehr feine Soße, besonders über Luzernesprossen oder einfachem Blattsalat. Pinienkerne oder Pistazien geben ihr den echten italienischen Geschmack. Wenn man sie nicht bekommen kann oder sie zu teuer sind, werden sie durch Mandeln, Walnüsse oder Pecannüsse ersetzt.

1 Tasse Pinienkerne oder Pistazien, eine Handvoll frischer Basilikumblätter, ein wenig Petersilie oder Oregano, ½ Tasse Olivenöl, ½ Knoblauchzehe, zerdrückt, und, falls gewünscht, etwas geriebener Parmesan-, Sardo-, oder anderer Hartkäse.

Nüsse im Mixbecher zerkleinern und langsam das Öl hineinlaufen lassen. Dann die Kräuter (nur die entstengelten Blätter), Knoblauch und Käse dazugeben, wieder durchmixen und servieren.

Salatsoßen auf Gemüsebasis

Sie bilden eine erfrischende Abwechslung zu den Öl-Dressings und Mayonnaisen, aber sie dürfen erst kurz vor dem Servieren zubereitet werden, denn Gemüse verliert sehr schnell sein Aroma und seinen Nährwert, wenn es fein zerkleinert ist. Über einen Salatteller gegossen, wirken sie farbenfroh und schmecken gut.

›Draculas Wonne‹

1 kleine rote Bete, 1 Tasse gerösteter oder ungerösteter Sonnenblumensamen, etwa 1 Tasse Wasser, Zitronensaft (1 Zitrone), etwas abgeriebene Zitronenschale, 2 Eßl. Tamari, Cayennepfeffer, Basilikum, Knoblauch und Gemüsebrühwürfel.

Rote Bete bürsten und raspeln, mit den übrigen Zutaten, außer Kräutern und Bouillon, in den Mixbecher geben und gründlich zerkleinern. Mit der Brühe würzen.

Tomaten-Dressing

Für dieses Rezept kann man Tomaten aus der Dose verwenden, aber sie sind nicht so farbenfroh und gesund wie frische.

4–5 große Tomaten, ½ Tasse Mandeln, ½ Avocado, Zitronensaft (1 Zitrone), 1 Frühlingszwiebel, 1 kleine Knoblauchzehe, eine Handvoll frischer Basilikumblätter, einen Spritzer Tamari oder etwas Gemüsepaste (oder Pulver).

Die Tomaten schälen und mit den restlichen Zutaten im Mixer pürieren. Eventuell mit Wasser verdünnen, um die gewünschte Konsistenz zu erzielen. Macht sich gut auf Salattellern oder über einen grünen Salat oder Tomatensalat gegossen.

Kremige Karottensoße

1–2 Karotten, 1 Tasse Karottensaft oder Wasser, 2 Eßl. Olivenöl, ¼ Tasse Walnüsse, eine Handvoll frischer Petersilie, 1 Teel. Dill, 1 kleine Knoblauchzehe (nach Geschmack), Gemüsebouillon zum Würzen.

Karotten schneiden und mit Walnüssen, Öl und Karottensaft oder Wasser im Mixer pürieren. Petersilie, Dill, Knoblauch und Bouillon beifügen und noch einmal durchlaufen lassen. Diese Soße schmeckt köstlich, wenn man noch Frischkäse oder frische Sahne dazutut.

Avocado-Dressing

Ersetzen Sie das Öl in einer der vorherigen französischen Salatsoßen durch das Fleisch einer reifen Avocado. Um die gewünschte Konsistenz zu erzielen, kann man Wasser oder Gemüsesaft hinzufügen.

Oliven-Dressing

Im Mixbecher durchpürieren: 1 Tasse Olivenöl, Zitronensaft (1 Zitrone), ein halbes Dutzend geschnittener, entsteinter schwarzer oder grüner Oliven, etwas frisches Basilikum und ein bißchen Cayennepfeffer. Dieses Dressing hält sich im Kühlschrank mindestens eine Woche.

Joghurt-Dressings

Joghurt ergibt eine angenehme, leichte Salatsoße und ist besonders günstig für alle, die abnehmen wollen.

Nachfolgend unsere zwei Favoriten:

Grüne-Göttin-Dressing

Sehr erfrischend und ideal für Sommersalate.

1 Tasse Joghurt, 1 Handvoll frischer Kräuter (Minze, Basilikum, Liebstöckel, Petersilie), 1 Teel. Senf, Zitronensaft (½ Zitrone).

Alle Zutaten im Mixer durchlaufen lassen, bis die Kräuter fein zerkleinert sind.

Pikanter Joghurt-Dressing

Eine etwas pikantere Soße für einen einfachen oder sehr milden Salat. Alle Zutaten gut vermengen.

1 Tasse Joghurt, 2 Eßl. Öl, 1 Eßl. Weinessig, 1 Eßl. Tamari, 1 Eßl. fein gewiegte Zwiebel oder Schalotte, ½ Knoblauchzehe, 1 Teel. Melasse, 2 Teel. Honig, 1 Prise Cayennepfeffer, ein wenig Dill, Petersilie, Thymian, Salbei und Selleriesamen.

Dips (Soßen zum Stippen)

Dips sind eine fabelhafte Beigabe zu einer Platte mit Crudités (rohe Gemüsestäbchen), oder man häuft sie in die Mitte eines Tellersalats. Einige sind so steif, daß man sie als Paste auf Streifen von Essener-Brot streichen kann.

Houmous

Die rohe Version dieser berühmten griechischen Vorspeise finden wir noch besser als das Original:

1 Tasse Kichererbsenkeimlinge (etwa 2,5 cm lang), Zitronensaft (1 Zitrone), 2 Eßl. Orangensaft, 1 Knoblauchzehe, 2 Eßl. Tahini, Schnittlauch, Gemüsebouillon.

Die Kichererbsenkeimlinge sehr fein in der Küchenmaschine zerkleinern. Zitronensaft, Orangensaft, Tahini, Knoblauch und Gemüsebouillon beifügen. Gut durchmixen und mit gewiegtem Schnittlauch überstreuen. Um ein dünnes Houmous-Dressing für Salate herzustellen, eine delikate Abänderung, fügt man Joghurt oder Wasser bei.

Kalter Gurken-Dip

1 kleine Gurke, ¾ Tasse Joghurt, 1 Spritzer Zitrone oder Essig, 1 Eßl. fein gewiegte Zwiebel, 1 Teel. Honig, 1 Knoblauchzehe (nach Geschmack), frische Minze, Pfeffer, Salzersatz.

Die Gurke schälen und raspeln, den Saft abseihen (man kann ihn in einem Getränk verwenden). Mit Joghurt, Zitronensaft oder Essig, Zwiebel, Honig und Knoblauch mischen. Einige Blätter frischer Minze fein wiegen und beifügen. Würzen und mit Pfefferminzzweigen garnieren.

Karotten-Dip

Er wird mit Kuhmilchprodukten zubereitet, aber man kann sehr gut einen weichen Ziegenkäse oder sogar einen Samenkäse und Joghurt dafür nehmen:

½ Tasse Sauerrahm, ½ Tasse Frischkäse, 1 große Karotte, Paprika, 2 Frühlingszwiebeln.

Frischkäse und Sauerrahm mit den geraspelten Karotten vermischen. In eine Schüssel löffeln und mit feingewiegten Frühlingszwiebeln und Paprika bestreuen.

Avocado-Dip mit Curry

Ein großer Favorit in unserem Hause!

1 oder 2 Avocados, 1 Tasse Orangensaft, 1 Teel. Curry, 2 Teel. Gemüsebouillon, ein paar Liebstöckelblätter, Petersilie, frisches Basilikum oder Majoran, 1 Knoblauchzehe.

Das Innere der Avocado mit dem Orangensaft in der Küchenmaschine durchpassieren und die Gewürze nach Geschmack hinzufügen. Die Orangensaftmenge können Sie variieren, je nachdem Sie einen dicken Dip oder ein dünneres Dressing haben wollen.

Taramasalata (Fischrogensalat)

Es gibt verschiedene Variationen dieses berühmten griechischen Dips. Manche enthalten Kartoffeln oder Brot. Dieses Rezept ist einfach, jedoch sehr wohlschmeckend:

½ Tasse geräucherten Fischrogen, ¼ Tasse Olivenöl, 2 Eßl. Wasser, 1 Knoblauchzehe, 1 Spritzer Tabasco, frisch gemahlener Pfeffer oder Paprika.

Den Rogen enthäuten und im Mixbecher mit Knoblauch verquirlen, bis alles zu einem glatten Brei wird. Ganz langsam, unter ständigem Rühren, Öl und Wasser zugeben. Mit Tabasco und frisch gemahlenem Pfeffer oder Paprika würzen.

Tausend-Inseln-Dip

Dieser Dip enthält zwar hartgekochte Eier, aber es wäre zu schade, sie wegzulassen.

1 Tasse Ei-Mayonnaise (s. Seite 260–261), 1 Teel. Senf (Meaux), ¼ rote Paprikaschote, 2 hartgekochte Eier, 1 Scheibe rote Bete, 4 grüne Oliven oder 1 Gewürzgurke, frische Petersilie.

Die Paprikaschote in kleine Stücke schneiden, die Samen entfernen. Die Eier fein zerschneiden. Oliven entsteinen und fein zerkleinern. Die rote Bete in sehr kleine Würfel schneiden. Mayonnaise, Senf und die ›Inseln‹ (rote Paprikaschote, Eier, Oliven und rote Bete) vermengen. Mit frischer Petersilie garnieren.

Kroketten, Rohkostplätzchen und Rohkostpasteten

Oft geschieht es, wenn Leute mit einer Rohkostdiät beginnen, daß sie sich darüber beklagen, daß Salat und Obst ihnen nicht genügen, daß sie Fleisch oder Brot brauchen, um richtig satt zu werden. Die Gerichte in diesem Abschnitt sind genau dafür gedacht, nämlich die Hauptmahlzeit (ein großer Salat) mit extra Proteinen und Kalorien in Form von Nüssen, Samen und Keimlingen zu ergänzen, damit dieses Sättigungsgefühl eintritt.

Hat man einige Zeit viel Rohkost gegessen, so stellt man fest, daß die ›Hungeranfälle‹ zurückgehen, daß man so schwere Nahrungsmittel wie Nüsse nicht mehr möchte und daß ein großer Salat als Hauptmahlzeit ausreicht.

Rohkostpasteten

Sandstein-Pastete

Dieses Gericht hat eine schöne orange-rosa Farbe und ist mit einer Küchenmaschine leicht zuzubereiten:

6−8 Karotten, 3−4 Selleriestangen, ½ Tasse Mandeln oder Erdnüsse, 2 Eßl. Tahini, ½ Zwiebel, Zitronensaft (½ Zitrone), eine Handvoll frischer Petersilie oder 1 Eßl. getrocknete, 2 Teel. Gemüsebouillonpaste.

Karotten und Sellerie waschen. Wenn die Selleriestangen sehr faserig sind, die zähen Fasern abziehen. Karotten und Sellerie grob schneiden und in den Mixer geben. Gründlich verrühren, Zitronensaft beifügen und in eine separate Schüssel schütten. Nun die Nüsse sehr fein raspeln. Zu der Karotten- und Selleriemischung geben, Tahini dazurühren, ebenso die feingewiegte Zwiebel und die Petersilie. Das Ganze in eine Kastenform drücken. Mit Petersilienblättern garnieren und servieren.

Falsche Fasanen-Pastete

Preiselbeeren sind eine feine Ergänzung zu diesem Rezept. Sie passen gut zu ›Wild‹. Die amerikanischen Indianer pflegten ihr Wildbret mit Preiselbeeren für den Winter zu konservieren. Heute trinkt man Preiselbeersaft, um Infektionen zu bekämpfen. Falls Sie keine Preiselbeeren haben, können Sie als Ersatz schwarze oder rote Johannisbeeren nehmen.

4−6 Stangen Sellerie, 1 Schalotte oder 2 Frühlingszwiebeln, 1 Tasse Cashewkerne, 1 Tasse Kürbissamen, ½ Tasse Paranüsse, 1 Tasse Preiselbeeren, frische Petersilie, 1 Teel. Salbei, Honig.

Nüsse und Samen in der Küchenmaschine mahlen. Geschnittene Selleriestangen und Schalotte hinzufügen und zu einem glatten Brei verquirlen (wird eine knusprige Pastete gewünscht, sie fein schneiden und vermischen, ohne sie im

Mixer zu verrühren). Die Kräuter beifügen und gut vermengen. In eine Kasten- oder Pastetenform pressen. Die Preiselbeeren im Mixer zu einer Soße verrühren. Einen Teil des Saftes abseihen (für Getränke verwenden) und Honig nach Geschmack hinzufügen. Die Beeren auf die Pastete schütten und mit Petersilie garnieren.

Fermentierte Samen-Pastete

Diese Pastete muß 24 Stunden fermentieren; man muß sie also wenigstens einen Tag vor Gebrauch zubereiten:

½ Tasse Mandeln, ½ Tasse Sesam, 1 Tasse geschnittenen Blumenkohl oder Brokkoliröschen, 4 Pilze, 2 Stangen Sellerie, 2 Eßl. Tamari, 1 Knoblauchzehe, Basilikum, Petersilie, 1 Teel. Kümmelsamen, ½–1 Tasse Wasser oder Rejuvelac, Rettichscheiben zum Garnieren.

Nüsse und Samen fein mahlen. Die Gewürze, Tamari, klein geschnittener Knoblauch, Basilikum und Petersilie sowie Kümmel und das Wasser oder Rejuvelac dazumischen. Blumenkohl oder Brokkoli fein schneiden oder raspeln, Sellerie und Pilze in feine Würfel schneiden. Alles vermischen und in eine Pastetenform drücken. Mit einem Mulltuch zudecken und 24 Stunden an einem warmen Platz fermentieren lassen. Rettich- oder Radieschenscheiben direkt vor dem Servieren darauflegen.

Kroketten und Rohkostplätzchen

Sprossen-Kroketten

Eine gute Möglichkeit, Keimlinge aufzubrauchen, wenn man feststellt, daß zu viele vorhanden sind:

Je 1 Handvoll von Mung-Bohnen-, Linsen-, Bockshornklee- und Luzernekeimlingen, ein paar Rettichsprossen, 1 Schalotte oder 2 Frühlingszwiebeln, ½ Tasse Sonnenblumenkerne, ½ Tasse Cashewkerne, 1–2 Eßl. Tamari, 1 Eßl. getrockneter Oregano, 1 Teel. Gemüsebouillon.

Cashewkerne und Sonnenblumenkerne fein mahlen; hinzugefügt werden: fein geschnittene Schalotte, Kräuter, Bouillonpulver und Tamari. Die Keimlinge dazugeben und nur grobkörnig zerkleinern. Die Mischung zu Kroketten oder Kugeln formen, kühl stellen und servieren.

Kichererbsen-Kroketten

1 Tasse Erbsenkeimlinge, ½ Tasse Sonnenblumenkerne oder Erdnüsse, 3–4 Karotten, 1 Schalotte, 1 Eigelb, 1 Eßl. Tahini, Zitronensaft (½ Zitrone), ¼ Teel. Cayennepfeffer, Kümmel, Mohn- oder Sesamsamen, frische Petersilie.

Erbsenkeimlinge, Sonnenblumenkerne oder Erdnüsse, Eigelb, Tahini, Zitronensaft und Cayennepfeffer in der Küchenmaschine fein zermahlen. Karotten und Schalotte fein raspeln und zu der Mischung geben. Mit ein wenig Kümmel würzen. Kroketten formen und mit Sesam- oder Mohnsamen bestreuen. Auf einem Bett aus Salat oder Luzernesprossen servieren und mit frischer Petersilie garnieren.

Weizenplätzchen

2 Tassen Weizenkeime, 1 Tasse Pilze, ½ grüne Paprikaschote, 2 Frühlingszwiebeln, 2 Tomaten, 1–2 Eßl. französische Salatsoße, mit Gemüsebouillon (Paste oder Pulver) würzen.

Weizenkeime und Pilze in der Küchenmaschine zerkleinern, jedoch nur kurze Zeit, so daß noch kein Brei entsteht. Die Paprikaschote, Zwiebeln und Tomaten fein schneiden und manuell mit der Weizen- und Pilzmischung vermengen. Soviel von dem Dressing verwenden, daß es eine knetbare Konsistenz ergibt. Mit Gemüsebouillon würzen. Kleine Bällchen formen und zu einem Plätzchen flachdrücken. Man kann die Plätzchen mit einer Grillsoße servieren, die aus folgenden Zutaten im Mixer hergestellt wird:

½ Tasse Wasser, 1 Eßl. Essig, 1 Eßl. Worcestershiresoße, Zitronensaft (1 Zitrone) und abgeriebene Zitronenschale (½ Zitrone), 2 Eßl. Honig, 2 geschälte Tomaten, einen Spritzer Tabasco.

Karotten-Joghurt-Plätzchen

Sie sind in unserer Familie sehr beliebt und leicht herzustellen:

6–8 Karotten, 3 Stangen Sellerie, 3 Frühlingszwiebeln, 1 Tasse Sonnenblumenkerne oder gemahlene gemischte Nüsse, ½ Tasse Joghurt, Weizenkeime, Zitronensaft, Gemüsebouillon (möglichst Pulver), Basilikum, Pfeffer.

Sonnenblumensamen oder Nüsse fein oder grob mahlen, je nachdem wie Sie Ihre Plätzchen möchten. Die Karotten reiben oder im Mixer zerkleinern, Sellerie und Zwiebeln fein schneiden. Alles in einer Schüssel vermengen. Eine Soße herstellen, indem man Joghurt, Zitronensaft, Bouillonpulver, Basilikum und Pfeffer mixt. In die Mitte der Gemüse eine Vertiefung machen und die Soße hineingießen. Nun so viel Weizenkeime dazugeben, daß eine knetbare Masse entsteht. Aus der Mischung kleine Bällchen formen und plattdrücken. Man ißt sie so oder mit gewiegter Petersilie oder gerösteten Sesamsamen bestreut.

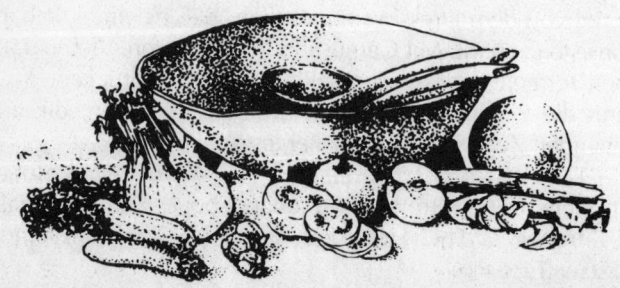

Desserts und Dessertsoßen

Viele Leute verzichten aus Gewichtsgründen auf ein Dessert oder weil sie sich am Ende einer üppigen Mahlzeit ausreichend gesättigt fühlen. Wir halten das für bedauerlich, denn ein Dessert kann die Krönung einer Mahlzeit sein. Desserts müssen nicht schwerverdaulich, füllig und kalorienreich sein. Die Rezepte in diesem Abschnitt beziehen sich in erster Linie auf Früchte ohne Zuckerzusatz. Sie fühlen sich danach gesättigt, energiegeladen und unbeschwert. Darüber hinaus enthalten manche Früchte verdauungsfördernde Enzyme und sind daher der ideale Abschluß einer Mahlzeit. Die nachfolgenden Vorschläge reichen von einfachen bis zu arbeitsintensiven Rezepten.

Obstsalate

Satinsalat

Er wird in der Hauptsache aus weichen Früchten zubereitet, was ihm eine zarte Konsistenz verleiht. Die üblichen Pfirsiche sehen gelb aus, aber halten Sie nach den weißen Ausschau. Sie haben eine blasse Cremefarbe, die leicht ins Rosa übergeht, und ein herrliches blütenzartes Aroma. Achten Sie beim Auswählen der Pfirsiche darauf, daß sie nicht beschädigt oder grün sind. Im Gegensatz zu anderen Früchten reifen Pfirsiche nicht nach, wenn sie gepflückt sind; sie werden nur weich und beginnen, ihr Aroma zu verlieren.

2 Bananen, 4 Pfirsiche oder Nektarinen, 1 Birne, 2 süße Pflaumen oder ein paar Kirschen, 1 Tasse kernlose Trauben oder 1 Tasse eingeweichte Rosinen, getrocknete Kokosflokken (eventuell).

Die Pflaumen in Stücke schneiden oder die Kirschen halbieren, die Pfirsiche würfeln und die Birne schälen und würfeln. Zusammen in eine Schüssel und die Trauben, ganz oder halbiert, dazugeben. Die Bananen, in Scheiben geschnitten, beifügen. Nun 1 Tasse Früchte mit ein wenig

Fruchtsaft oder dem Einweichwasser der getrockneten Früchte im Mixbecher glatt rühren und über den Obstsalat gießen. So servieren oder noch ein paar Kokosraspeln darüberstreuen.

Salat aus Trockenfrüchten

Besonders im Winter empfehlenswert, wenn die Auswahl an frischem Obst begrenzt ist. Dieses Rezept enthält Feigen, denen man eine belebende Wirkung nachsagt.

Je eine Handvoll Backpflaumen, getrocknete Aprikosen, getrocknete Feigen und Rosinen, ½ Tasse Pinienkerne (oder abgezogene Mandeln oder Walnüsse), 1 Eßl. Orangenblütenwasser, 1 Eßl. Rosenwasser, 2 Tassen Wasser.

Die getrockneten Früchte in eine Schüssel mit Wasser legen und mit einem Mülltuch abdecken. Über Nacht an einem warmen Platz stehen lassen. Die Steine der Backpflaumen entfernen und die Schüssel in den Kühlschrank stellen. Vor dem Servieren mit Rosen-, Orangenwasser und den Nüssen verrühren. (Pinienkerne sind am besten, jedoch sind grob geraspelte Mandeln oder Walnüsse eine gute Alternative.)

Frischer Zitrussalat

Eine Grapefruit, die sich leicht anfühlt oder eine zerbeulte Schale hat, ist wahrscheinlich innen trocken und pelzig. Nehmen Sie die rosarote Grapefruit, sie ist süßer als die gelbe und schmeckt viel besser.

2 Orangen, 1 Grapefruit oder 3 Tangerinen, 1 kleine Ananas, frische Minze zum Garnieren.

Orangen sowie Grapefruit oder Tangerinen schälen. In Scheiben zerteilen und soweit wie möglich die Haut entfernen. Nun jede Scheibe einmal quer durchschneiden. Die Früchte mit ihrem Saft in eine Schüssel füllen. Die Ananas schälen, würfeln und dazugeben. Mit ein wenig frischer Minze garnieren und servieren.

Obstgartensalat

Ein wunderschön aussehender Salat mit zarten roten und rosa Farbtönen.

2 große rote Äpfel, 1 Birne, 1 Tasse Kirschen, 1 Körbchen Erdbeeren, 1 Banane, ½ Zitrone, Minzzweige zum Garnieren.

Birne, Äpfel und Banane würfeln und mit Zitronensaft beträufeln. Die Kirschen halbieren und die Steine entfernen. Die Erdbeeren längs in Scheiben schneiden. Alle Früchte vermischen und mit Minzzweigen garnieren.

Gefüllte Früchte

Äpfel, aromatisch gefüllt

Am besten sind ungespritzte Äpfel, doch kann man sie nur schwer bekommen. Achten Sie darauf, daß die Schale durch Insekten beschädigt wurde, das zeigt Ihnen, daß die Äpfel nicht mit Pestiziden behandelt worden sind. Trotz ihres schlechteren Aussehens sind sie besser als die Äpfel mit perfekter Schale, die wie Plastik aussieht. Der größte Nährwert des Apfels befindet sich in der Schale oder dicht darunter; so ist es am besten, die Äpfel gut zu waschen, aber nicht zu schälen. Für dieses Rezept eignen sich besonders weiche Äpfel, da das Innere herausgeschabt werden muß.

4 große Äpfel, 1 Tasse Traubensaft oder roter Wein, Zitronensaft (½ Zitrone), ½–1 Tasse geschälte Mandeln, ½ Tasse Datteln oder Rosinen, 1 Teel. Zimt, 3 Gewürznelken, ½ Teel. Muskatpulver, 2 zerstoßene Kardamomkapseln im Beutel, ½ Teel. Gewürzkörner (zerstoßen).

Den Traubensaft oder den Wein würzen, indem man ihn zusammen mit den Gewürzen in eine Schüssel gießt und wenigstens eine Stunde ziehen läßt. Dann die Nelken und das Kardamomsäckchen herausnehmen und die Mandeln, Nelken und Kardamom (ohne Hüllen) im Mixbecher zerkleinern. Von den Äpfeln eine Haube abschneiden und aufbewahren. Die Kerne entfernen und einige aufbewahren. Das Apfelinnere herausnehmen, so daß eine Hülle von etwa 1 cm Stärke übrigbleibt. Das Innere mit dem Saft und der Mandelmischung mit einem Spritzer Zitronensaft mixen, bis alles glatt wird.

Ist die Mischung zu dünn, ein paar gemahlene Mandeln hinzutun. Datteln oder Rosinen klein schneiden und mit der Apfelfüllung vermengen. Nun die ausgehöhlten Äpfel füllen und die Haube aufsetzen.

Nach dem gleichen Rezept kann man Äpfel, gefüllt mit Apfelbrei und Brombeeren, zubereiten. Das Apfelinnere mit etwas Zitronensaft, Honig und Gewürzen zu einem Brei verrühren, dann mit den Brombeeren vermischen und in die ausgehöhlten Äpfel löffeln.

Gefüllte Ananas

1 Ananas, 1 Orange, 1 Mango oder Papaya, 1 Tasse Himbeeren oder Erdbeeren, 2 Feigen (frische oder eingeweichte, getrocknete), Kokosmilch (falls vorhanden), Kokosraspeln zur Garnierung.

Die Ananas längs halbieren, das Fruchtfleisch aus jeder Hälfte entfernen, so daß eine 1 cm dicke Schale übrigbleibt. Das Fruchtfleisch würfeln, Orangen und Mango (Papaya) in kleine Stücke schneiden, Himbeeren ganz lassen (Erdbeeren halbieren). Alles vermischen. Feigen kleingeschnitten dazugeben. Eventuell alle Zutaten mit Kokosmilch vermischen. Die Füllung in die Ananashälften häufen und mit Kokosraspeln bestreuen.

Reiner Melonensalat

Wer eine Diät befolgt, die bestimmte Nahrungsmittelkombinationen verlangt, besteht darauf, bei einer Mahlzeit nur Nahrungsmittel der gleichen Gruppe zu essen. Von Melonen sagt man: »Essen Sie sie allein oder lassen Sie sie weg.« Nachfolgend ein Salat, der drei Melonensorten kombiniert und ein herrliches Sommerfrühstück oder eine Vorspeise abgibt:

1 kleine Wassermelone, 1 Kantalupe (Warzenkürbis, als Ersatz kann man ein Stück Gartenkürbis nehmen), 1 Zuckermelone, Honig.

Die Wassermelone längs halbieren oder, falls Sie mehr Ehrgeiz besitzen, können Sie die Zickzacktechnik für Tomatenlilien anwenden, wie sie auf Seite 231 beschrieben wurde. Das Fruchtfleisch der Wassermelone herausschaben und bis auf eine Tasse voll, die Sie später für ein Getränk verwenden können, in Würfel schneiden. Kürbis und die andere Melone halbieren. Nun mit einem Melonenlöffel kleine Bällchen herausschaben oder sie ebenfalls in Würfel schneiden. Nun die Bällchen und die Würfel miteinander vermengen und in die Wassermelonenschalen häufen. Etwas Blütenhonig darüberträufeln und mit frischen Blüten (Ringelblume, Holunderblüten, Seerosen) und Pfefferminzblättern garnieren.

Frucht-Mixdesserts

Sie bilden eine Alternative zu Fruchtsalaten und sind besonders für Babys und ältere Menschen geeignet, für die Kauen ein Problem darstellt. Man kann fast alle Früchte kombinieren, aber weiche tropische Früchte und Beeren sind besonders gut.

Mixdessert ›Sonnenschein‹

½ Ananas, 1 Mango oder Papaya, 1 kernlose Orange, 1 Pfirsich, 2 Eßl. Kokosflocken, Honig.

Ananas schälen und grob schneiden, desgleichen Mango und Orange. Pfirsich halbieren und den Stein entfernen. Alles im Mixbecher zu einem glatten Brei verrühren, gegebenenfalls mit etwas Honig süßen. In eisgekühlte Dessertgläser tun und Kokosraspeln darüberstreuen. Anstelle von Mango kann man zwei Bananen nehmen.

Würziges Mixdessert aus Trockenfrüchten

Schön für Winterabende, wenn es wenig frische Früchte gibt. Die unten angeführten Gewürze werden besonders in der Winterkälte als angenehm empfunden.

2 Tassen Trockenfrüchte (Aprikosen oder Pfirsiche), 2 Tassen Wasser, 1 Zitrone, 1 Orange, einige Gewürzkörner oder Wacholderbeeren, 2 Zimtstangen, ½ Teel. Muskatpulver, Honig nach Geschmack.

Orangen und Zitronen (ungeschält) sehr klein schneiden und mit den Gewürzen in eine Schüssel geben. Trockenfrüchte dazuschütten, mit Wasser bedecken und über Nacht einweichen. Orangen- und Zitronenstückchen sowie die Gewürze herausnehmen, Früchte und Einweichwasser in den Mixbecher schütten und pürieren. (Die Verwendung eines Mullsäckchens für Zitrusfrüchte und Gewürze erleichtert das Herausnehmen.) Gekühlt und mit ein wenig Muskat bestäubt servieren.

Schnell zubereitete Obstgerichte

Diese Nachtische können ganz leicht zubereitet werden und sind genauso wohlschmeckend wie ein Salat mit vielen verschiedenen Früchten. Diese Gerichte ergeben auch ein herrliches leichtes Frühstück.

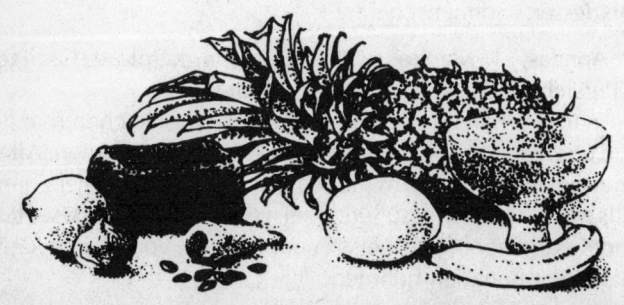

Geraspelte Birnen oder Äpfel

4 Birnen oder 4 Äpfel, ½ Zitrone, Honig, Zimt, gemahlene Nüsse (Paranüsse, Mandeln, Haselnüsse oder Cashewkerne).

Birnen oder Äpfel fein raspeln und mit Zitronensaft beträufeln. In vorgekühlte Dessertgläser oder Schälchen schütten und etwas Honig darüberträufeln. Zum Schluß gemahlene Nüsse darüberstreuen und ein ganz klein wenig Zimt.

Japanische Orangen

Diese schmecken besonders gut, wobei das Geheimnis darin liegt, wie man sie zerteilt:

4 große Orangen, Minzzweige, Cocktailstäbchen.

Den unteren und den oberen Teil der Orangen abschneiden; den unteren, damit die Orangen nicht wegrollen, den oberen verwendet man später als Deckel. Man nimmt nun ein scharfes Grapefruitmesser (ein leicht gebogenes kleines Messer mit Sägeschliff) und schneidet das Fruchtfleisch aus der Orange, indem man dicht an der Schale entlang im Kreis herumschneidet. Zuerst von der oberen und dann von der unteren Seite. Die Deckelöffnung muß größer als die untere Öffnung sein, denn das ganze Fruchtfleisch wird in einem Stück durch die obere Öffnung entfernt. Nun wird das Fruchtfleisch längs in vier Stücke zerteilt, die alle noch einmal halbiert werden. Dann wird der untere Deckel wieder eingesetzt, die Orangenstücke in ihre Schale zurückgelegt und der obere Deckel aufgesetzt. Für eine oder zwei Stunden in den Kühlschrank stellen. Auf kleinen Tellern mit Minze garniert servieren. Auf die Orange ein Cocktailstäbchen mit einem Minzzweig stecken. Man ißt dann die Stücke mit diesem Stäbchen.

Exotische Früchte mit Ingwer

Einige exotische Früchte ißt man am besten für sich allein, um ihr zartes Aroma zu genießen. Versuchen Sie einmal Mangos, Lychees, Papaya, Kakifrucht, Kiwis in Stücke geschnitten, mit Zitronensaft und Honig beträufelt und mit Ingwerpulver überstäubt.

Erdbeeren mit Stiel

Zunächst waschen Sie große Erdbeeren, ohne den Stiel zu entfernen und tun sie in eine Schüssel. Dann füllen wir eine andere Schüssel mit dickem Joghurt oder saurer Sahne und eine dritte mit Rohzucker und stellen alles auf den Tisch, Jeder nimmt sich eine Erdbeere, stippt sie in den Joghurt und dann in den Zucker. Schmeckt köstlich!

Obsttorten und Törtchen

Es gibt viele Möglichkeiten der Zubereitung. »Aber, du lieber Himmel«, hören wir Sie fragen, »wie kann man eine Tortenkruste ohne Mehl oder wenigstens zerkrümelte Biskuits herstellen?« Ganz einfach, Sie verwenden in der Maschine zerkleinerte Trockenfrüchte und Nüsse und drücken Sie in eine Schale oder Tortenform, als Unterlage oder Tortenboden für die Füllung. Die Füllung wird feiner zerkleinert. Die Obsttortenstücke kann man mit Sahne, Joghurt oder Honig servieren oder man verwendet eine der Dessertsoßen auf Seite 290.

Tortenböden

Wir bevorzugen einen Tortenboden aus Datteln und Mandeln, doch kann man alle anderen Trockenfrüchte und Nüsse nehmen.

1 Tasse Mandeln, 1 Tasse Datteln, 3 Eßl. Honig, Wasser soweit es notwendig ist.

Mandeln und Datteln so fein wie möglich in der Küchenmaschine zerkleinern. Honig und so viel Wasser wie nötig hinzufügen, bis die Mischung bindet. In eine Schale oder Tortenform drücken, oder aber in vier Teilen in vier kleine Dessertschalen pressen, als Unterlage für die Füllung.

Als Variation kann man 2–3 Eßl. Kokosflocken oder Haferflocken oder 1 Eßl. Tahini dazugeben. Man kann den Boden auch mit zerstoßenen Gewürzkörnern oder Zimtpulver würzen.

Füllungen

Die einfachsten Füllungen bilden in Scheiben geschnittene oder geraspelte Früchte wie Pflaumen, Pfirsiche oder Äpfel, mit Orangen- oder Zitronensaft und Honig beträufelt und mit Zimt oder Gewürzpulver überpudert. Experimentieren Sie selbst! Sie brauchen etwa 1–1½ Früchte pro Person.

Pastetenfüllung

1 Tasse Rosinen und 1 Tasse Datteln (mehrere Stunden eingeweicht), 3 Äpfel, Honig, Zimt und Muskat nach Geschmack.

Von den Äpfeln das Gehäuse entfernen und mit den Datteln in der Küchenmaschine zerkleinern. Die Rosinen und die anderen Zutaten dazugeben und vermischen; alles auf den Tortenboden häufen.

Geforenes aus zerkleinerten Früchten Bananen und Erdbeeren (s. Seite 286) ergeben ebenfalls gute Obstfüllungen.

Äpfel und Brombeeren Die Äpfel werden geraspelt und mit Zitronensaft und Honig vermengt. Dann fügt man die Brombeeren hinzu. Dies ist ebenfalls eine wohlschmeckende Füllung.

Rohkostkuchen

Rohkostkuchen sind für Geburtstage und besondere Gelegenheiten ebenso verführerisch wie gebackene Kuchen. Die beiden ersten Rezepte enthalten Getreide (Hafer), das letzte jedoch nicht. Es ist empfehlenswert, falls einer der Gäste eine Allergie gegen Getreide besitzt.

Würziger Fruchtkuchen

Trockenfrüchte: ¼ Tasse Rosinen, 4 Feigen, 4 Datteln (entsteint), 4 Pfirsiche (oder 6 Aprikosen), 4 halbe Birnen; ½ Tasse Nüsse und Samen gemischt (zum Beispiel Walnüsse und Sonnenblumenkerne), 3 Eßl. Kokosflocken, 1 Banane, 1 Orange, 1 Zitrone, je ¼ Teel. Zimt, Muskat, Gewürzpulver, Vanilleessenz, 1 Tasse Haferflocken.

Samen, Nüsse, Kokosnuß und Trockenfrüchte in der Küchenmaschine grob zermahlen. In eine Schüssel schütten. Die Banane mit den Gewürzen und einigen Tropfen Vanilleessenz plus ½ Teel. abgeriebener Orangenschale und ½ Teel. abgeriebener Zitronenschale vermischen. Die Orange und Zitrone entsaften und den Saft separat aufbewahren. Nun die Banane mit der Trockenfrucht-Nuß-Mischung vermengen und die Haferflocken hinzufügen. Alles gut verrühren und so viel Saft dazugeben, daß die Mischung bindet. Die Mischung in eine Springform drücken oder einen Laib daraus formen und in Pergamentpapier einpacken. Ein paar Stunden in den Kühlschrank legen. Man serviert den Kuchen in dünnen Scheiben.

Karottenkuchen

Die gebackene Version erfreut sich in Amerika großer Beliebtheit. Karotten eignen sich in der Tat für einen Kuchen ganz ausgezeichnet, weil sie ziemlich süß sind.

½ Tasse Mandeln, ¾ Tasse Haferflocken, ½ Tasse Weizenkeime, ½ Tasse Kokosflocken, ½ Tasse Rosinen und ½ Tasse Datteln, 3 Tassen fein geraspelte Karotten, Zitronensaft (½ Zitrone), 4 Eßl. Honig, 3 Eßl. Sesamöl, 1 Teel. Vanilleessenz, 1 Teel. Zimt, 1 Teel. Gewürzpulver, Wasser.

Die Mandeln fein mahlen und mit den Haferflocken, Weizenkeimen und Kokosraspeln vermischen. Rosinen und Datteln etwa zehn Minuten in warmem Wasser einweichen (aber besser über Nacht) und in der Küchenmaschine mit Honig, Öl, Vanille, Gewürzen und 2 Eßl. Wasser mixen. Die Karotten fein reiben, Zitronensaft dazugeben und mit der

Haferflocken-Nuß-Mischung vermengen. In die Mitte eine Vertiefung machen und die pürierte Rosinen-Dattel-Mischung hineingießen. Gut vermengen. In eine Brotform packen und mit Folie abdecken. Ein paar Stunden in den Kühlschrank stellen. Man serviert den Kuchen mit Rosinen und Kokosraspeln bestreut.

Johannisbrot-Apfelkuchen

3 Äpfel (möglichst rote), 1 Tasse Sonnenblumenkerne oder eine Mischung von 2 zu 1 Sonnenblumenkerne und Sesamsamen, 1 Tasse Johannisbrotpulver, ½ Tasse Kokosraspeln, ½ Tasse Datteln, ½ Teel. Vanilleessenz, 1 Teel. Gewürzpulver, Apfelscheiben oder Erdbeeren zum Garnieren.

Die Samen sehr fein mahlen und mit Johannisbrotpulver, Kokosraspeln und fein geschnittenen Datteln vermengen. Von den Äpfeln das Gehäuse entfernen und sie fein reiben oder durch den Mixer laufen lassen. Mit den anderen Zutaten gut vermischen. Aus der Masse einen länglichen Laib formen und einige Stunden in den Kühlschrank stellen. Man serviert den Kuchen in Scheiben geschnitten und verziert jede Scheibe mit einer Apfelschnitte und/oder mit Erdbeerscheibchen.

Gefrorenes

Wenn Nahrungsmittel tiefgefroren werden, wie bei der Bereitung von Scherbetts und Eisspezialitäten, werden die Enzyme zwar zeitweilig inaktiv, aber sie werden nicht zerstört. Im Körperinneren werden die Nahrungsmittel dann aufgewärmt, und die Enzyme werden wieder aktiv. Diese rohen Scherbetts und Eisspezialitäten sind im Aroma delikater als die gekauften.

Manchmal süßen wir sie mit Akazienhonig oder Rohzukker, denn Früchte neigen dazu, etwas von ihrer Süße beim Einfrieren zu verlieren.

Fruchteis

Wir stellen es ganz einfach her, indem wir unsere Lieblings-früchte mit dem Fruchtsaft und eventuell etwas Wasser im Mixbecher pürieren und in das Gefrierfach legen. Damit sich keine großen Kristalle formen und das Eis leichter zu löffeln ist, empfiehlt es sich, die Mischung während des Gefrierpro-zesses alle halbe Stunde einmal umzurühren. Nachfolgend ein paar Kombinationen, die Sie vielleicht versuchen möchten:

Brombeeren und Pfirsiche   2 Tassen Brombeeren, mit 4 fein zerkleinerten Pfirsichen und etwas Honig vermischt, ein-frieren.

Rote Johannisbeeren und Birne   2 Tassen rote Johannisbee-ren mit 3 fein zerkleinerten Birnen vermischen.

Beeren mit Banane   2 Tassen Blaubeeren oder Himbeeren oder Erdbeeren mit 3 zerdrückten Bananen vermischen.

Manche geeisten Früchte ergeben eher ein dickliches Mus als einen dünnen Scherbett. Die dickeren, wie Beeren mit Banane, sind gekühlt fast besser als tiefgefroren.

Softeis

Um eine richtig kremige Konsistenz zu erzielen, entfernt man Samen oder Steine aus den Früchten, schneidet sie grob und legt sie ins Gefrierfach. Wenn sie gefroren sind, mixt man sie mit etwas Wasser in der Küchenmaschine, bis sie glatt, leicht und kremig werden.

Passionsfrucht-Scherbett

Ein Dessert für Götter! Je häßlicher die Passionsfrucht aus-sieht, um so besser schmeckt sie. Sie sollte schwarz und schrumpelig sein und sich weich anfühlen.

8–10 Passionsfrüchte, 4–6 Orangen, 1 Zitrone, frische Minzblätter, Honig nach Geschmack.

Die Passionsfrüchte halbieren und das Fruchtfleisch herausschälen. Aus den Orangen und der Zitrone den Saft herauspressen, mit dem Fruchtfleisch mischen und Honig nach Geschmack dazugeben. Die Mischung ins Gefrierfach legen. Mit Minzblättern garniert servieren. Als Alternative, den Scherbett in die Orangenschalen füllen und mit Minze garniert servieren.

Bananen am Stiel

Sie sind eine herrliche Näscherei und sehr gehaltvoll. Man verwendet reife Bananen, die schon braune Flecken auf der Schale haben.

4 Bananen, ½–1 Tasse gemischte Nüsse (Mandeln, Paranüsse, Walnüsse, Haselnüsse, Cashewkerne), ½ Tasse geröstete oder ungeröstete Sesamsamen, ½ Tasse Honig, Johannisbrotpulver, Kokosraspeln, Datteln.

Die Bananen schälen und quer halbieren (halbiert kann man sie leichter handhaben). Einige Löffel Honig auf einen flachen Teller geben und die Bananen darin umwenden. Die Nüsse grob mahlen und mit den Sesamsamen auf einen anderen Teller schütten. Nun die Honigbananen darin wälzen. Zum Abschluß kann man sie noch in Johannisbrotpulver oder Kokosflocken oder kleingeschnittenen Datteln oder in einer Mischung von allen dreien umwälzen. Nun steckt man sie auf ein Stäbchen (wie Eis am Stiel) und gibt sie in das Tiefkühlfach.

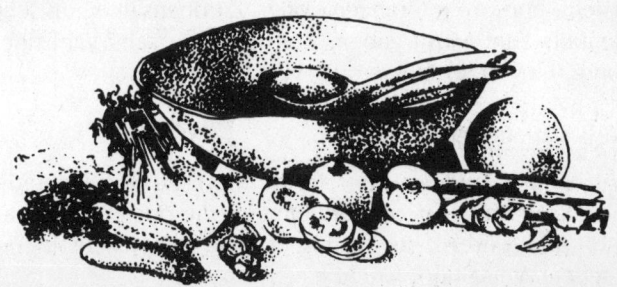

Müslis

Die meisten kennen die Müslis, die in Läden verkauft werden und die man mit viel Milch zum Frühstück ißt. Sie schmecken recht gut, enthalten aber meist viel Zucker und sind, mit Milch gegessen, recht schwer verdaulich. Selbst zubereitete Müslis sind viel besser, denn man kann die Zutaten seinem individuellen Geschmack entsprechend variieren. Sie können zusammen mit einem leichten Mahl als Dessert serviert werden oder als ausreichendes energiespendendes Frühstück dienen.

Standard-Müsli für eine Person

Die hierfür verwendeten Getreidekörner (eine oder mehrere Arten) weicht man am besten über Nacht ein oder läßt sie etwa drei Tage keimen, bevor man sie im Müsli benutzt.

1–2 Eßl. Hafer-, Weizen- oder Roggenflocken oder ganze Getreidekörner, 1 Eßl. gemischte Nüsse (Mandeln, Walnüsse, Paranüsse, Haselnüsse, Cashewkerne), 1 Eßl. Weizenkeime (nach Wahl), 1 geraspelter Apfel, Saft (½ Zitrone oder ½ Orange), 1 Eßl. Rosinen, ¼ Tasse Joghurt, 1 Teel. Honig oder Melasse, Zimt oder Gewürzpulver nach Geschmack.

Die Flocken oder Körner in einer halben Tasse Wasser über Nacht einweichen. In einer anderen Tasse die Rosinen mit so wenig Wasser wie möglich einweichen. Morgens das durchweichte Getreide mit Joghurt in eine Schüssel geben und die Rosinen mit ihrem Einweichwasser hinzufügen. Den Apfel raspeln und, mit Orangen- oder Zitronensaft vermischt, ebenfalls zum Müsli geben. Zum Schluß nach Wahl noch Honig, Gewürze, Nüsse oder Weizenkeime.

Müsli-Variationen

Müsli ohne Getreide Anstelle von Körnern oder Getreideflocken nimmt man Sonnenblumenkerne oder Sonnenblumen- und Kürbiskerne gemischt, und weicht sie in der gleichen Weise über Nacht ein.

Sahne-Müsli Anstelle von Joghurt nimmt man süße Sahne. Sahnig wirkt auch Ziegenmilch mit einem Eßl. fein gemahlener Cashewkerne. Ziegenmilch allein ergibt ein dünneres Müsli.

Müsli ohne Milcherzeugnisse Anstelle von Joghurt verwendet man Obstsaft (besonders gut geeignet ist der Saft von Äpfeln und Trauben). Ist das Müsli zu dünn, verwendet man die Rosinen ohne Einweichwasser.

Fruchtiges Müsli Der Zusatz von frischen oder getrockeneten Früchten gibt dem Müsli noch mehr Geschmack. Man kann den Apfel weglassen oder nur einen halben geraspelten Apfel verwenden, aber dafür kleingeschnittene Banane, Pfirsich, Pflaumen, Erdbeeren, Himbeeren, Kirschen hinzufügen. Oder man weicht Trockenfrüchte ein, wie Aprikosen, Feigen, Pfirsiche, Datteln, Pflaumen, Birnen, Rosinen und gibt sie mit etwas mehr Wasser zu dem Müsli.

Zusätze Anstelle von Weizenkeimen oder zusammen mit ihnen kann man auch Sesam oder Kokosflocken nehmen. Versuchen Sie auch einmal die gerösteten Getreidekeime.

Frucht-Porridge

Aus frischen Früchten hergestellt, ist dieser Porridge herrlich süß, leicht und als Dessert ebensogut geeignet wie als Frühstücksspeise. Das Prinzip ist, Samen oder Nüsse mit frischen Früchten zu kombinieren und mit Rosinen oder Datteln zu süßen. Birnen eignen sich für dieses Gericht besonders gut, ebenfalls Erdbeeren, Äpfel, Mangos, Brombeeren oder entsteinte Kirschen. Sie können mehrere oder nur eine Art von Früchten verwenden. Sonnenblumensamen und Cashewkerne sind eine gute Kombination oder Mandeln und Sesamsamen oder nur Walnüsse.

5–6 Birnen, ¾ Tasse Samen und/oder Nüsse, ¼ Tasse Rosinen oder Datteln, Kokosraspeln (nach Wahl).

Samen und Nüsse in der Küchenmaschine sehr fein raspeln. Dann mit den übrigen Zutaten weiter mixen, bis alles eine glatte Masse wird. In vier Schälchen gießen und nach Geschmack mit Sahne, Kokosraspeln oder gerösteten Sesamsamen servieren.

Garnierungen von Dessertsoßen

Manche Desserts brauchen noch etwas zur Vollendung, aber es muß nicht Schlagsahne sein. Süße Tahini-Mayonnaise (s. Seite 262) oder Joghurt mit Honig und Gewürzen sind leicht herzustellen. Hier noch ein paar andere Ideen:

Schokoladensoße mit Banane

2 sehr reife Bananen, 5 Eßl. Johannisbrotpulver, ¼ Teel. Vanilleessenz, zum Verdünnen Wasser oder Apfelsaft.

Bananen und Johannisbrotpulver in der Küchenmaschine mixen. So viel Wasser oder Apfelsaft dazugeben, bis die gewünschte Konsistenz erreicht ist. Mit Vanille-Extrakt würzen.

Abänderung: 1 Eßl. Kokosraspeln hinzufügen und gut durchmixen.

Cashew-Creme

1 Tasse Cashewkerne, ½ Tasse Wasser oder Orangensaft, 1–2 Teel. Honig, Muskat.

Nüsse und Flüssigkeit in der Küchenmaschine mixen und ein wenig Honig und Muskat beifügen.

Apfel-Sauce

4 kleine Äpfel, Zitronensaft (1 Zitrone), Honig und Zimt nach Geschmack.

Die Äpfel vierteln, das Gehäuse entfernen und im Mixbecher mit Zitronensaft pürieren, bis die Masse glatt ist. Mit Honig süßen und mit Zimt bestäuben.

Brote und Oblaten

Die Idee, Rohkostbrot zu essen, mag Ihnen nicht sehr verführerisch erscheinen, jedoch ist ›sonnengebackenes‹ oder Essener-Brot eine der interessantesten Rohkostspezialitäten. Es hat einen leicht süßlichen Nußgeschmack und ist für sich allein oder mit einem Dip gleichermaßen delikat. Manche Rezepte für ungebackenes Brot enthalten Weizenmehl (oder anderes Getreidemehl). Wir verwenden lieber Getreidekörner mit Keimlingen, denn sie sind leichter verdaulich und nahrhafter; außerdem schmecken sie besser. Sie brauchen auch nicht unbedingt Sonnenschein, um dieses Brot zu ›backen‹. Ein Radiator, eine warme Ofenoberfläche, ja selbst ein kalter Ofen ist dafür geeignet. Wichtig ist, daß die Temperatur nicht über 50° C hinausgeht, damit Enzyme und Vitamine nicht zerstört werden.

Essener-Brot – Grundrezept

Essener-Brot besteht in der Hauptsache aus ganzen Weizen- oder Roggenkörnern, die etwa 15 Stunden eingeweicht wurden und die man dann zwei oder drei Tage keimen läßt. Man versucht dann, einen Teig zu kneten, den man ausrollen kann, ohne daß er bricht.

Eingeweichte Körner, die Keime entwickeln, enthalten viel Feuchtigkeit. Ist die Teigmasse zu trocken, kann man immer etwas Öl oder Wasser hinzufügen, ist sie zu feucht, schüttet man Weizenkeime dazu.

Die Getreidekörner mit ihren Keimen werden so fein wie möglich in der Küchenmaschine zermahlen. Mit einem kleinen Zusatz von Öl formt man zunächst eine Kugel. Diese legt man auf ein Backbrett, das vorher mit Weizenkeimen bestreut wurde, damit der Teig nicht klebt. Nun mit einer Teigrolle, die ebenfalls mit Weizenkeimen bestreut wurde, dünn ausrollen. Statt den Teig auszurollen, kann man ihn auch auf eine Servierplatte oder ein Backbrett, so dünn wie möglich, aufpressen, ohne daß es reißt. Nun läßt man das Brot sechs bis zwölf Stunden an einem warmen Ort ›backen‹, wendet es aber nach der Hälfte der ›Backzeit‹ einmal vorsichtig um.

Variationen des Essener-Brotes

Würzbrot

Man mischt eine halbe Tasse fein gemahlener Gemüse (Karotten, Zwiebel, Sellerie, Pfefferschoten, Petersilie, Kresse) unter die Weizenkörner in der Küchenmaschine. Mit Gemüsebouillonpulver und 1 Eßl. Samen (Sesam, Mohn oder Kümmel) würzen. Man kann auch ein paar getrocknete Kräuter hinzufügen.

Süßes Brot

Hierfür nimmt man als weitere Zutat gemahlene Trockenfrüchte, wie Rosinen oder Datteln (¼ Tasse genügt) oder eine kleine zerdrückte Banane. Diese Zutaten werden gründlich mit dem gemahlenen Weizen vermischt. Falls man eine Banane verwendet, nimmt man noch ½ Tasse Weizenkeime dazu, sonst wird der Teig zu feucht. Nun mit ein wenig Zimt, Muskat oder Gewürzpulver würzen. Will man ein süßeres Brot, kann man anschließend noch ein wenig Honig dazugeben. Andererseits haben die Weizenkeime bereits einen etwas süßen Geschmack.

Hirsebrot

Für ein wirklich nahrhaftes Brot kann man auch ¼ Tasse Hirse, zu feinem Mehl vermahlen, dem Grundrezept beifügen. Man muß dann allerdings mehr Öl und Wasser nehmen, um die richtige Konsistenz zu bekommen. Nimmt man aber Hirsesprossen, läßt man das Wasser weg.

Knusprige Getreidesprossen

Sehr geeignet für kleine Zwischengerichte, als Chips, die man in eine Soße stippt oder als Croutons für Suppen und Salate.

1 Tasse Weizensprossen (oder andere Getreidesprossen), 1 Eßl. Tahini, 1 Teel. Gemüsebouillonpulver, 2–3 Eßl. frische oder 2 Teel. getrocknete Kräuter (Schnittlauch, Petersilie, Basilikum, Majoran), Sesam oder Mohn zum Garnieren, Weizenkeime.

Die Sprossen mit Tahini, Bouillon und Kräutern in der Küchenmaschine mahlen. Den Teig mit viel Weizenkeimen zu einer dünnen Platte ausrollen und mit den Samen bestreuen. Mit einem scharfen Messer in diagonale Streifen schneiden und quer dazu diese Streifen wieder diagonal durchschneiden. Das ergibt Karos (wie bei der Spielkarte). Schneidet man diese Karos durch, erhält man Dreiecke. An einem warmen Platz etwa zwei Stunden trocknen lassen, wenden und noch ein paar weitere Stunden trocknen lassen, bis sie knusprig sind. Mit einem Dip (s. Seite 268) servieren. Will man sie als Croutons verwenden, schneidet man sie in sehr kleine Vierecke oder Dreiecke.

Sonnenblumen-Oblaten

Sonnenblumenkerne gehören zu den besten Nahrungsmitteln. Sie sind eine Quelle essentieller Fettsäuren und Proteine. Wenn man bedenkt, daß sich aus einem winzigen Samen eine riesengroße Pflanze entwickelt, deren schwere Blüte sich nach der Sonne dreht und den ganzen Tag ihre Strahlen absorbiert, dann wundert man sich nicht, daß die Samen so nährstoffreich sind. Sonnenblumen-Oblaten kann man süß oder herzhaft zubereiten und zu einem Dessert oder mit einem Dip genießen.

1 Tasse Sonnenblumenkerne, ¼ Tasse Rosinen oder 2 Teel. Tamari, etwas Wasser.

Die Samen so fein wie möglich mahlen und mit den Rosinen oder Tamari in der Küchenmaschine zerkleinern.

Genügend Wasser zugeben, damit es ein zäher Teig wird. Kleine Portionen abstechen und sie zu runden, flachen Oblaten von etwa 4 cm Durchmesser pressen. Auf eine luftdurchlässige Unterlage legen, mit einem Mulltuch bedekken und mehrere Stunden an einem warmen Ort trocknen lassen, bis sie knusprig sind.

Näschereien

Diese schmackhaften kleinen Dinge können gut den Schokoladenriegel ersetzen oder die Kekse zur Kaffeepause. Sie sind besonders günstig für Kinder (und auch Babys) und können bald den Platz von Süßigkeiten einnehmen. Sie sind ein regelrechter ›Energiestoß‹ und helfen, Mahlzeiten zu überbrücken.

Ostereier – Grundrezept

1½ Tassen Nüsse (eine Mischung wie Walnüsse und Haselnüsse, oder Mandeln und Paranüsse), ¾ Tasse Sonnenblumenkerne, ¼ Tasse Sesamsamen, 1 Tasse gemischte Trockenfrüchte (Aprikosen, Pfirsiche, Ananas und Bananen oder Birnen mit Rosinen, Feigen und Datteln), 3 Eßl. Kokosraspeln, 2 Eßl. Honig, Orangensaft (½ Orange) oder 1 Eßl. Apfel- oder Traubensaft, Johannisbrotpulver oder Sesam, um die Eier darin zu wälzen.

Sesamsamen in der Maschine fein mahlen. Sonnenblumenkerne und Nüsse dazugeben und nochmals durchmahlen. Trockenfrüchte grob schneiden und mit den anderen Zutaten in der Maschine zerkleinern. Nun die Kokosraspeln, Honig und etwas Fruchtsaft hinzufügen und wieder durcharbeiten. Zum Schluß ergibt das eine etwas klebrige homogene Masse. Nun ein Küchenbrett mit Johannisbrotpulver oder Sesam bestreuen, aus der Masse kleine Bälle oder Würste formen, sie im Pulver oder in den Samen wälzen, in den Kühlschrank legen und aufbewahren.

Variationen und Tips

Wenn Sie ein paar Nüsse und Samen beiseite legen, sie grob zerkleinern und zum Schluß mit den anderen Zutaten vermengen, erhalten Sie eine krokantartige Näscherei. Besonders nährstoffreich wird dieses ›Konfekt‹, wenn Sie die Sonnenblumenkerne einen oder zwei Tage keimen lassen, bevor sie verwendet werden. Anschließend in Weizenkeimen wälzen.

Lakritz-Konfekt Ein Lakritz-Aroma erhält man, wenn man 1 Teel. Anis mit 2 Eßl. natürlichen oder gerösteten Sesamsamen vermischt und das ›Konfekt‹ darin wälzt.

Würziges Konfekt Die Grundmasse mit ein wenig Gewürzpulver, Zimt, Ingwer oder Kardamompulver gut vermischen. Ein paar Tropfen Vanilleessenz sind auch lecker.

Aromatisches Konfekt 1 oder 2 Eßl. Orangenblüten- oder Rosenwasser statt Fruchtsaft der Grundmasse beifügen oder ein wenig abgeriebene Orangen- oder Zitronenschale.

Fruchtiges Konfekt In diesem Fall wird die Hälfte der Trockenfrüchte des Grundrezeptes durch frische Früche, wie Banane, Ananas, Erdbeeren oder Kirschen ersetzt. In diesem Fall keinen Fruchtsaft hinzufügen.

Gekühlte Plätzchen

Wir stellen sie mit Erdnußbutter her. Fast immer ist die Erdnußbutter, die man kauft, erhitzt, aber wenn man sich Mühe gibt, kann man auch rohe finden oder sie selbst herstellen.

1 Tasse Haferflocken, ¼–½ Tasse abgezogene Mandeln, 3 Eßl. Erdnußbutter oder ⅓ Tasse gemahlene Erdnüsse, 1–2 Eßl. Honig oder Melasse, je 1 Handvoll Rosinen und Datteln, 1 Teel. Vanilleessenz, 1 Teel. Zimt, 1 Prise Gewürzpulver.

Mandeln, Rosinen und Datteln in der Küchenmaschine mahlen. Erdnußbutter, Honig, Vanille und Gewürze dazugeben und gut vermischen. Die Haferflocken mit dem Rest der Zutaten vermischen. Aus der Masse mit der Hand kleine flache Plätzchen formen und auf ein Backblech legen. In den Kühlschrank stellen, bis sie fest sind.

Gewürzte Apfelbällchen

Wegen des frischen Apfels halten sie sich nicht so gut wie die anderen Näschereien, aber sie schmecken herrlich.

3–4 Äpfel, ½ Tasse Rosinen, ½ Tasse Kokosraspeln, ¼ Tasse Sesam, ¼ Tasse Sonnenblumenkerne, ¼ Tasse Kürbiskerne, ¼ Teel. Muskat, ½ Teel. frisch gemahlene Nelken, 1 Teel. Zimt, Kokosraspeln.

Alle Samen fein mahlen und in eine Schüssel geben. Das Kerngehäuse der Äpfel entfernen und mit den Gewürzen zu Mus mixen. Die Rosinen, die Kokosraspeln und das Apfelmus mit den gemahlenen Samen vermischen. Kleine Bällchen formen und mit Kokosraspeln bestreuen. Kühlen und servieren.

Johannisbrotkugeln

Gekühlt schmecken sie wundervoll und sind ein idealer Ersatz für Schokoladenkonfekt.

1 Tasse Sesamsamen, ½ Tasse Kokosraspeln, ½ Tasse Johannisbrotpulver, 1 Teel. Honig, ½ Teel. Vanilleessenz.

Die Samen in der Küchenmaschine fein mahlen, dann die übrigen Zutaten hinzufügen und noch einmal durchmixen. Aus der Masse kleine Bällchen formen und im Kühlschrank aufbewahren.

Indische Trüffel

Diese Näschereien haben einen ungewöhnlichen pikanten Geschmack.

10 getrocknete Feigen (die harten Stiele entfernen), 6 getrocknete Datteln, 1 Tasse Kokosflocken, 1 Eßl. Honig, 1 Eßl. abgeriebene Orangenschale, 1 Teel. Kardamompulver.

Die Trockenfrüchte fein durchmahlen und Kokosraspeln, Honig und Orangenschale dazugeben. Die Samen aus einigen Kardamomkapseln im Mörser zerstoßen oder fertiges Kardamompulver hinzufügen und alles gut vermischen. Aus der Masse kleine Bällchen formen und anschließend in den Kühlschrank legen.

Halvah

Dies ist eine Lieblingsnäscherei im Mittleren Osten und einfach herzustellen.

1 Tasse Sesamsamen, 2 Eßl. Honig, 2 Eßl. Rohzucker, 2 Eßl. geraspelte Nüsse (Pinienkerne, ungesalzene Pistazien, Cashewkerne) oder 2 Eßl. Rosinen oder 2 Eßl. fein geriebene Karotten.

Die Sesamsamen so fein wie möglich zermahlen. Das dauert einige Minuten, weil das Messer der Küchenmaschine durch die harte Samenschale brechen muß. Den Zucker dazurühren und die geraspelten Nüsse (oder Rosinen oder Karotten) hinzufügen. Die Mischung mit dem Honig verkneten, bis sich eine feste Teigmasse ergibt. Einen kleinen viereckigen Laib daraus formen und tiefkühlen. In Scheiben servieren.

Sonnenblumen-Snacks

½ Tasse Sonnenblumenkerne, ½ Tasse Johannisbrotpulver, ¼ Teel. Zimt, etwas Apfelsaft.

Die Sonnenblumenkerne fein mahlen und mit dem Johannisbrotpulver und Zimt vermischen. Nur so viel Apfelsaft hinzufügen, daß die Mischung bindet. Eine Rolle von etwa 2,5 cm Dicke formen, kühlen und dann in Scheiben schneiden. Oder kleine Stücke abbrechen, zu münzengroßen Oblaten formen und tiefkühlen.

Getränke

Eines der besten Gesundheitsrezepte lautet, den ganzen Tag viel Flüssigkeit zu sich nehmen. Dadurch werden lebenswichtige Körperflüssigkeiten ersetzt, die durch Schweißabsonderung und Atmung ständig verlorengehen, und der Organismus wird durchgespült. Ein Glas frischer Gemüse- oder Obstsaft ist gleichzeitig ein Stärkungsmittel. Mit leerem Magen werden die natürlichen Zucker, Vitamine und Mineralien in Minutenschnelle vom Blutkreislauf absorbiert und man fühlt sich klar, erfrischt und energievoll. Die Getränke in diesem Abschnitt gehen von fruchtigen Sommergetränken gegen Durst bis hin zu proteinreichen Frühstücksgetränken.

Fruchtgetränke

Fruchtgetränke kann man ganz leicht herstellen, indem man eine beliebige frische Frucht in einem elektrischen Entsafter oder mit der Hand auspreßt, oder indem man die Frucht unter Wasserzugabe im Mixbecher püriert. Es lohnt sich durchaus, eine ganze Kiste Orangen oder Äpfel speziell für die Saftzubereitung zu kaufen.

Weiche Fruchtgetränke

Hierfür nimmt man verschiedene Früchte, gibt sie mit etwas Apfelsaft, Quellwasser oder natürlichem Kohlensäurebrunnen und 1 Teel. Honig (nach Wahl) in den Mixbecher, und schaltet kurz ein. Man benötigt etwa 1 Tasse grob zerkleinerte Früchte (geschält oder ungeschält, das hängt von der Frucht ab) und etwas weniger als 1 Tasse Flüssigkeit pro Person. Nachfolgend einige gute Kombinationen, die noch besser werden, wenn man die Früchte vorher etwa eine Stunde ins Tiefkühlfach legt.
Banane und Pfirsich
Banane und Erdbeere/Himbeere/Brombeere/Blaubeere

Banane und Apfel
Birne und Apfel
Mango und Orange
Pfirsich oder Aprikose
Orange mit einer Prise Ingwerpulver.

Ananas- oder Orangen-Shake

Pro Person braucht man: ½ Tasse Ananas oder Orange, ¼ Tasse Ananas- oder Orangensaft, etwas Zitronensaft, 2 Eiswürfel.

Ananas schälen und die Augen entfernen, in größere Stücke zerschneiden, mit dem Saft und einem Spritzer Zitronensaft in den Mixbecher geben und mischen, bis alles glatt ist. Nun die Eiswürfel dazugeben und noch einmal einschalten, bis sie zerkleinert sind. In einem hohen Glas servieren, das man mit einem Minzzweig, einem Kringel Orangenschale oder einem Stück Ananas garnieren kann.

Trockenfrucht-Shake

Pro Person braucht man: ⅓ Tasse Trockenfrüchte (Aprikosen, Pfirsiche, Birnen, entsteinte Pflaumen oder Datteln oder eine Mischung), 1–2 Tassen warmes Wasser, einen Spritzer Zitronensaft (nach Wahl), Honig (nach Wahl).

Die Trockenfrüchte über Nacht in warmem Wasser einweichen, bis sie rund und vollgesogen sind. Früchte und Einweichwasser in den Mixbecher geben, bis alles glatt vermischt ist. Eventuell etwas Zitronensaft und Honig beifügen. Eine Prise Zimt oder 1 bis 2 Tropfen Vanilleessenz passen gut zu dem milden Aroma der Trockenfrüchte.

Gartenpunsch

Er ist unser bevorzugtes Sommergetränk. Um eine große Kanne voll zuzubereiten, die vier durstige Kehlen stillt, braucht man:

2−3 Tassen Apfelsaft, 1 Tasse Ananas oder Orangensaft, eine Handvoll Himbeeren oder schwarze Johannisbeeren (mehr um des Farbeffektes willen), 1 Orange, 1 Zitrone, frische Minze, Zitronenaroma, 1 Tasse frische oder getrocknete Holunderblüten (entstielt), Honig, Eis, 2 Tassen Wasser.

Die frische Minze mit Zitronenaroma, Wasser und den Beeren im Mixbecher zerkleinern, bis die Blätter fein zerhackt sind. Die abgeriebene Schale der Orange und Zitrone hinzufügen und etwa 15 Minuten im Mixbecher weichen lassen. Alles durch ein Sieb in eine Karaffe gießen und die zurückgebliebenen Bestandteile wegschütten. Jetzt auch den übrigen Saft (Apfel und Ananas oder Orange) in die Karaffe gießen. Die Zitrone auspressen und die Orange in Stücke teilen und gleichfalls in die Karaffe schütten. Dann die Holunderblüten beigeben (man kann sie später absieben, aber ein paar wirken mit dem Getränk im Glas recht attraktiv). Zum Schluß mit etwas Honig süßen und im Kühlschrank kalt stellen. Man serviert in hohen Gläsern mit Eis und frischer Minze. Als Variation kann man den Apfelsaft durch Traubensaft ersetzen.

Würziger Apfelsaft für 4 Personen

Eine Besonderheit, auf einfache Weise herzustellen:

4−6 Tassen Apfelsaft (oder Most), 2 Eßl. Honig, 1 Zitrone und/oder 1 Orange, 6 Nelken, 4 Zimtstangen, 2 Kardamomkapseln, 1 Prise Muskat, Gewürzpulver und gemahlener Zimt.

Zitrone und Orange in dünne Scheiben schneiden und in eine Karaffe legen. Den Apfelsaft darübergießen, Honig und Gewürze (außer Zimtstangen) beigeben. Bedecken und eine Stunde ziehen lassen. Den Saft durch ein Sieb gießen und in Gläsern mit je 1 Zimtstange servieren.

Limonade für 4 Personen

Zitronen, die man einstmals dazu verwendete, Kleidermotten zu bekämpfen, bevor die Mottenkugeln erfunden wurden, haben viele gesundheitsfördernde Eigenschaften. Ihr hoher Gehalt an Hesperidin stärkt das Kollagen in der Haut und die Blutgefäße, und das in ihnen enthaltene Vitamin C hilft bei Halsentzündung. Zitronensaft soll auch großartig bei Schluckauf helfen.

3–4 Zitronen, 4–6 Tassen Wasser, 1 Tasse Rosinen, 1 Eßl. Honig, 4 Zitronenscheiben.

Die abgeriebene Schale einer Zitrone mit etwa 2 Tassen Wasser in einen Topf geben und fast bis zum Kochen erhitzen. Diese Flüssigkeit durch ein Sieb in eine Schüssel gießen und die Rosinen hinzufügen. Man läßt sie weichen, bis sie rund und vollgesogen sind. Die Rosinen mit Einweichwasser in den Mixbecher geben und den Saft aller Zitronen (auch der ohne Schale) ebenfalls hineingießen. Gut mixen und Honig nach Geschmack beigeben. In hohen Gläsern mit zerkleinerten Eiswürfeln und mit einer Zitronenscheibe servieren.

Samen- und Nußmilchshakes

Sie sind einfach herzustellen, außerordentlich nahrhaft und leicht verdaulich. In bestimmten Gerichten können sie die Kuhmilch ersetzen. Nußmilch und Samenmilch kann man zusammen oder getrennt zubereiten, das Prinzip ist dasselbe.

Mandelmilch

Sie ist eine ambrosische Einführung in diese Getränkeart. Wir entfernen die Haut der Mandeln, da sie bitter schmeckt und Prussic-Säure enthält, die man vermeiden soll. Manche blanchieren erst die Mandeln und entfernen die Haut, aber wir finden es einfacher, die Milch mit den ungeschälten Mandeln zu bereiten und später die Flüssigkeit durch ein feines Sieb oder Mulltuch zu gießen, um Schalen und Pulpe zu entfernen. Im allgemeinen braucht man 1 Teil Nüsse für 3 Teile Wasser. Die unteren Mengen reichen für 2 Personen aus.

1–1½ Tassen Mandeln, 4 Tassen Wasser, Honig zum Süßen, 1 Prise Zimt oder Muskat, Vanilleessenz (nach Wahl).

Mandeln und Wasser im Mixer gut eine Minute durcharbeiten, bis alles glatt ist, Honig, Zimt oder Muskat und Vanille beifügen, durchsieben und servieren. Als Abänderung 1 reife Banane mit der Mandelmilch vermischen.

Statt Mandeln kann man auch andere Nüsse, Sonnenblumenkerne oder Sesam-Samen verwenden. Cashewkerne sind sehr gut, aber man braucht etwas mehr Wasser.

Süße Samenmilch für 4 Personen

1 Tasse Sonnenblumenkerne und Sesam (3 Teile Sonnenblumen zu 1 Teil Sesam), 4–5 Tassen Wasser, 10 getrocknete Datteln oder 8 getrocknete Feigen (ohne die harten Stiele), 1 Zitronenspritzer (nach Wahl).

Die Kerne mit etwas Wasser im Mixbecher sehr fein vermahlen. Wenn die Mischung glatt verrührt ist, die Datteln oder Feigen beigeben. Durch die Samen der Feigen wird die Mischung angenehm grobkörnig. Das übrige Wasser und 1 Spritzer Zitronensaft beigeben. Sofort servieren. Versuchen Sie die süße Samenmilch einmal als Frühstücksgetränk, wobei man Samen und Trockenfrüchte zusammen im Mixbecher über Nacht einweicht. Am nächsten Morgen lassen sich alle Zutaten sehr gut vermischen. Das Einweichen macht Samen und Früchte leichter verdaulich und läßt den Geschmack noch besser hervortreten. Anstelle von Datteln kann man auch Rosinen oder Aprikosen verwenden.

Variationen zu den Samen- und Nußmilchshakes

Samen- und Nußmilchshakes können auf verschiedene Weise geschmacklich veränderte werden.

Bananenmilch Zum Grundrezept für 4 Personen zwei reife Bananen hinzufügen. Man braucht etwas mehr Wasser, besonders wenn man einen Strohhalm benutzen möchte. Die Bananen mit der Milch so lange mixen, bis sie kremig wird.

Johannisbrot-Milchshake   Dem Grundrezept für 4 Personen eine halbe Tasse Johannisbrotpulver, 1 Teel. Vanilleextrakt und etwas mehr Wasser beigeben. Alle Zutaten gut mixen.

Kokos-Milchshake   Dem Grundrezept für 4 Personen eine halbe Tasse Kokosraspeln beigeben. Im Mixbecher mit dem Wasser die Kokosraspeln völlig zerkleinern, dann Samen oder Nüsse hinzufügen und noch einmal gründlich mischen.

Milch- und Joghurt-Getränke

Für die folgenden Getränke kann man fast immer Milch oder Joghurt nehmen. Mit Joghurt wird das Getränk natürlich etwas dicker und hat einen kräftigeren Geschmack. Wegen ihrer besseren Verdaulichkeit empfehlen wir Ziegenmilch, doch kann ebenso Kuhmilch oder sogar Sojamilch verwendet werden.

Mokka-Milch für 1 Person

1 Tasse Ziegenmilch, ⅓ Tasse Johannisbrotpulver, 1 Teel. löslicher Kaffee-Ersatz, 1 Eßl. Honig, Vanille-Extrakt, Schlagsahne und geraspelte Walnüsse (nach Wahl).

Johannisbrotpulver mit der Milch zu einer Paste verrühren und mit dem Rest der Milch in den Mixbecher geben. Kaffee-Ersatz und Honig ebenfalls hineinschütten. Gut durchmixen und in ein Glas gießen. Obendrauf etwas geschlagene Sahne und zerkleinerte Walnüsse (nach Wahl).

Bananen-Milch für 1 Person

Auf der Welt gibt es über hundert verschiedene Arten von Bananen, alle ein wenig unterschiedlich in bezug auf Farbe, Größe und Geschmack. Bananen sollte man essen, wenn die Schale braun gefleckt ist. In diesem Stadium ist die meiste in ihnen enthaltene Stärke in Fruchtzucker umgewandelt; dadurch schmecken sie besser und sind leichter verdaulich.

Die Banane mit 1 Tasse Milch und einem Spritzer Vanille-Extrakt im Mixbecher vermischen. Falls gewünscht, kann man etwas Sesam darüberstreuen. Um einen kremigeren Milchshake zu bekommen, nimmt man eine tiefgefrorene Banane (vor dem Einfrieren schälen) und mixt wie üblich.

Beeren-Milchshake

Man kann ihn mit Joghurt oder Milch herstellen. Wenn man Milch nimmt, ist es besser, gefrorene Beeren zu verwenden; das ergibt eine dickere Konsistenz.

1 Tasse Joghurt oder Milch, 1 Handvoll Beeren (Erdbeeren, Himbeeren, rote oder schwarze Johannisbeeren), Weizenkeime, Honig.

Joghurt oder Milch mit den Beeren mixen, bis alles glatt verrührt ist. Nimmt man sehr dicken Joghurt, empfiehlt es sich, etwas Milch zum Verdünnen beizugeben. In ein Glas gießen und, falls gewünscht, ein paar Weizenkeime darüberstreuen. Mit einem Löffel Honig hineinträufeln lassen und mit 1 oder 2 ganzen Beeren garnieren.

Energie-Shake

Dieses Getränk eignet sich besonders für Sportler oder Tänzer und kann anstelle eines Frühstücks eingenommen werden. Es ist schnell und einfach zuzubereiten. Der Mixprozeß spaltet die Nahrungsmittel gründlich auf, so daß sie schnell verdaut und aufgenommen werden können, und das Protein und die B-Vitamine im Rezept führen dem Körper unterstützende Energie zu. Die angegebenen Mengen sind für zwei Getränke ausreichend oder für ein großes Frühstück.

2 Tassen Ziegenmilch-Joghurt oder Nußmilch, 2 Eßl. Melasse oder Honig, 2 Eßl. Weizenkeime, 2 Eßl. Lezithin (nach Wahl), 1 Eigelb, 1 Eßl. Tahini oder fein gemahlene Sesamsamen, 2–3 Tropfen Vanille-Extrakt.

Alle Zutaten in den Mixbecher geben und gut durchmischen. Man kann noch eine Banane oder eine weiche, kleine, frische Frucht hinzufügen.

Gemüsesäfte

Die erstaunlichen Resultate, die mit rohen Gemüsesäften bei der Behandlung von Krebs, Colitis, Diabetes, multipler Sklerose, Vergiftungen, Arthritis und Rheumatismus erzielt wurden, sind ein Beweis für ihre wundervollen gesundheitsfördernden Eigenschaften. Säfte sind nicht nur wirksam, weil sie lebenswichtige Enzyme, Mineralien und Vitamine enthalten, sondern weil diese Nährstoffe so aufgeschlossen zur Verfügung stehen. Säfte werden sehr schnell absorbiert und assimiliert. Deshalb sind sie so gute Aufmunterungsgetränke. Versuchen Sie einmal ein Glas Karotten- oder Apfelsaft nach einer schlaflosen Nacht und beobachten Sie, wie Ihr ganzer Organismus stimuliert wird. Wenn Sie Saft herstellen, geben Sie bitte Eis in den Behälter, in den Sie den Saft gießen. Das reduziert die Oxydation. Obwohl der Saft am besten sofort getrunken werden soll, kann man ihn auch einige Stunden in einem fest verschlossenen Gefäß im Kühlschrank oder in einer Thermosflasche mit Eis aufheben.

Wie die Tafel auf den Seiten 306–310 zeigt, hat jedes Gemüse seine spezifischen Eigenschaften, die die verschiedensten Leiden lindern können. Die Vorzüge und der Geschmack der verschiedenen Gemüsesäfte ergänzen einander. Wir meinen, der am besten schmeckende Saft wird aus Karotten und Äpfeln hergestellt (5 Teile Karotten mit 3 Teilen Äpfeln). Weitere Kombinationen sind:

Karotten, rote Bete, Gurken (8:2:3)

Karotten, Sellerie, Spinat (7:5:4)

Karotten, Kohl, Salat (8:4:4)

Ein wenig Petersilie, Wasserkresse und einige frische Kräuter, wie Minze, Schnittlauch oder Basilikum, können allen Kombinationen beigefügt werden; auch 1 oder 2 frische Tomaten. Man erhält ein wohlschmeckendes, nahrhaftes Protein-Getränk, wenn man zusätzlich noch eine Handvoll Sonnenblumenkerne oder abgezogene Mandeln in den Mixbecher gibt. Sprossen, insbesondere Luzerne, können mit dem anderen Gemüse zusammen entsaftet werden.

Gemüse	Anwendung	Anmerkungen
Rote Bete	Einer der besten Säfte bei Blutarmut. Er hilft, die roten Blutkörperchen aufzubauen und verbessert das Blut ganz allgemein. Besonders günstig für Frauen, die unter Menstruationsstörungen leiden. Man hat festgestellt, daß der Saft der Blätter der roten Bete hormonelle oder Östrogen-Eigenschaften besitzt, und man verwendet ihn, um die Fruchtbarkeit zu erhöhen und Frauen durch die Wechseljahre zu helfen. Die Mineralien im Saft der roten Bete machen diesen zu einem vorzüglichen Mittel, um Leber, Nieren und Galle zu reinigen.	Zu stark, um ihn für sich allein zu trinken, es sei denn in sehr kleinen Mengen, aber sehr angenehm zusammen mit anderen Säften, wie Karottensaft. Vergessen Sie nicht, auch die grünen Spitzen für den Saft zu verwenden!
Kohl	Hervorragend, um die Schleimmembranen des Verdauungstraktes zu reinigen. Kohlsaft ist auch ein ausgezeichnetes Mittel gegen Magengeschwüre und Verstopfung. Hilft auch bei Gaumeninfektionen. Der Saft verursacht oft die Bildung von Gasen, weil er die fäulniserregenden Stoffe im Darm aufspaltet.	Der Saft hat einen strengen Geschmack. Man kann ihn allein trinken, jedoch ist er in Kombination mit anderen Säften angenehmer.

Gemüse	Anwendung	Anmerkungen
Karotten	Die Heilwirkungen des Karottensaftes sind unglaublich. Sie reichen von Verdauungsstörungen, Hautunreinheiten bis zu Magen- und sogar Krebsgeschwüren; der Saft wirkt sich günstig auf die innere Sekretion und auf die Augen aus; er hilft dabei, Infektionen zu bekämpfen und beruhigt das Nervensystem, während er zugleich Vitalität und Wohlbefinden erhöht. Wir empfehlen Karottensaft als Einführung zu Gemüsesäften.	Karottensaft kann in großen Mengen getrunken werden. Er enthält viele Vitamine, inklusive großer Mengen von Vitamin A. Zum Mixen mit anderen Gemüsesäften ist er geradezu ideal.
Gurke	Ein ausgezeichnetes, natürliches wassertreibendes Mittel. Aufgrund ihres hohen Gehalts an Silizium und Schwefel fördert die Gurke den Haarwuchs. Aufgrund ihres reichlichen Kaliumgehaltes ist sie ein guter Regulator für den Blutdruck und außerdem wirkt sie lindernd auf Rheumatismus, da sie Harnsäure aus dem Organismus spült.	Der Saft reagiert schnell und ist ideal, um das System sauber durchzuspülen, besonders einige Stunden nach einer übersalzenen Mahlzeit. Paßt auch gut zu Karotte und rote Bete.

Gemüse	Anwendung	Anmerkungen
Sellerie	Der Saft ist wichtig, um Abfallstoffe zu beseitigen, die sich im Gewebe bilden und es verstopfen, wobei folgende Krankheiten auftreten: Arthritis, Diabetes, Herzkranzgefäßerkrankungen, Krampfadern, Nierensteine. Sellerie enthält besonders viel Natrium und ist wichtig, um die korrekte Konsistenz der Körperflüssigkeiten zu erhalten. Sellerie enthält außerdem organisches Kalzium und andere Mineralien, die für ein ausbalanciertes Nervensystem wichtig sind.	Läßt sich gut mit Karottensaft kombinieren. Zusammen bilden sie einen besonders ausgeglichenen Mineralientrank. Entsaften Sie auch die blätterige Spitze.
Blattsalat	Man kann aus allen Blattsalaten, und praktisch aus allem Grüngemüse, Saft herstellen. Die meisten haben einen hohen Eisengehalt, was für die Blutbildung günstig ist. Außerdem sind Grüngemüse reich an Chlorophyll, welches außerordentlich gesundheitsfördernd wirkt. Blattsalat ist auch ein natürliches Beruhigungsmittel, lindert Magenstörungen und ist ein leichtes Diuretikum.	Am besten nimmt man zur Saftgewinnung die äußeren Blätter, denn sie enthalten das meiste Chlorophyll. Oft sind sie weniger zart und daher für Salat nicht so geeignet. Blattsalat kann man gut mit anderen Gemüsen kombinieren.

Gemüse	Anwendung	Anmerkungen
Spinat	Für das gesamte Verdauungssystem ist Spinat wahrscheinlich am wirksamsten. Er reinigt nicht nur und beseitigt Verstopfungen, sondern übt auch eine heilende Wirkung auf die Innenwände des Verdauungstraktes aus, besonders auf Kolon und Dünndarm. Dies beruht vor allem auf der Oxalsäure. Anders als die unorganische Oxalsäure im gekochten Spinat, die schädliche Kristalle bildet, stimuliert die organische Oxalsäure die Peristaltik (Wellenbewegungen der Darmmuskulatur). Daher unterstützt Spinatsaft die Verdauung, da er die Durchlaufzeit für Speisen und Abfallprodukte verkürzt.	Spinatsaft für sich allein ist ziemlich stark; man trinkt ihn besser mit anderen Säften kombiniert. Andere Grüngemüse, die organische Oxalsäure enthalten, sind: Mangold, das Grün der Roten Bete, Grünkohl, Rübenblätter, Sauerampfer.
Brunnenkresse	Sie enthält sehr viel Schwefel. Der Saft ist vorzüglich zur Darmreinigung geeignet und hilft, in Kombination mit anderen Säften, bei Anämie, Hämorrhoiden, Emphysemen.	Nur mit anderen Gemüsesäften kombiniert und nur in kleinen Mengen trinken, denn der Saft ist außerordentlich bitter. Ein wenig davon einem Karotten- und Spinatsaft beifügen.

Gemüse	Anwendung	Anmerkungen
Petersilie	Wird meist als Küchenkraut verwendet; aber Petersiliensaft ist in kleinen Mengen (1 oder 2 Eßl.) als Zusatz zu anderen Säften außerordentlich gesundheitsfördernd. Er ist ein harntreibendes Mittel, das sich günstig auf Niere, Nebenniere, Schilddrüse und sogar auf die Augen auswirkt.	Da hochwirksam, sollte der Saft nur in kleinen Mengen genommen werden; am besten kombiniert mit Karotte oder Karotte und Sellerie.

Tees und Gesundheitsgetränke

Tees und Gesundheitsgetränke haben sich als so günstig für die Reinigung und Stärkung des Körpers erwiesen, daß sie in unserem Rohkostsystem nicht fehlen dürfen. Vor allem besitzen sie nicht die schädlichen Effekte von schwarzem Tee und Kaffee. Kräutertees haben viele medizinische Eigenschaften, und sie sind seit Jahrhunderten dazu verwendet worden, alle möglichen Krankheiten zu heilen.

Bei Schmerzen im Magen und Verdauungstrakt: Pfefferminze, Kümmel, Dill, Fenchel, Anissamen, Zitronengras, Zitronenmelisse, Kerbel.

Als Diuretikum (harntreibend) zum Abnehmen und für die Nieren: Selleriesamen, Eibisch, Löwenzahn, Quecke, Goldrute, Ackermennig.

Für die Leber: Ackermennig, Beifuß, Angelika.

Gegen Infektionen und Erkältungen: Hagebutte, Huflattich, Beinwell, Anissamen, Andorn, Süßholz, Salbei.

Als Diaphoretikum (schweißtreibend, fiebersenkend): Lindenblüten, Pfefferminze, Holunderblüten, Schafgarbe.

Nervenberuhigend, schlaffördernd: Kamille, Hopfen, Lindenblüten, Helmkraut, Orangenblüten, Passionsblume, Roter Klee.

Als Tonicum (stärkendes Mittel): Brennessel, Minze, Ginseng, Rosmarin, Brombeer-, Himbeer- und Erdbeerblätter.

Bei Hautunreinheiten: Schöllkraut, Goldrute, Johanniskraut.

Einige der am häufigsten vorkommenden und am besten schmeckenden Kräuter, aus denen man Tee bereitet, sind: Pfefferminze, Hagebutte, Jasmin, Orangenblüten, Kamille, Fenchel, Lindenblüten, Goldrute, Zitronenmelisse, Hibiskus und Zitronengras. Obgleich sie alle gesundheitsfördernde Eigenschaften besitzen, trinkt man sie auch wegen ihres guten Aromas. In Reformhäusern kann man sehr wohlschmeckende Kräutertees finden. Die fertigen Teebeutel sind sehr bequem, aber auch teuer. Manche Reformhäuser bieten eigene Mischungen an, die preisgünstiger sind. Man kann das aber auch selbst tun, indem man kleinere Mengen verschiedener Kräutertees kauft und nach eigenem Bedarf Mischungen zusammenstellt.

Wie macht man Kräutertee?

Man braucht einen Eßlöffel getrockneter Kräuter (von einer Sorte oder von einer Mischung) für zwei Tassen Tee. Die Kräuter mit kochend heißem Wasser übergießen und fünf bis zehn Minuten ziehen lassen. Gelegentlich umrühren, damit sie ihr volles Aroma entfalten. Durch ein Sieb gießen und mit einer Scheibe Zitrone oder etwas Honig servieren. Manche mögen auch einen Löffel Sahne oder Milch dazu.

Kräutertees schmecken auch eiskalt sehr gut. Eistee muß stärker als heißer Tee aufgebrüht werden. Wird Honig gewünscht, rührt man ihn dazu, solange der Tee heißt ist. Man stellt den Tee bis zum Gebrauch in den Kühlschrank und serviert ihn in hohen Gläsern mit Eiswürfeln, einem Spritzer Zitrone oder einem Paar über den Rand gehängter Kirschen. Es macht sich auch hübsch, Blüten von Geißblatt, Flieder oder Holunder einzufrieren, die dann in den Tee gelegt werden. Manche Blüten wie Hibiskusblüten haben eine solche herrliche rote Farbe, daß es ein Jammer wäre, sie nicht in einem Glas zu servieren.

Gekochte Speisen
(die übrigen 25 Prozent)

Gekochte Speisen sind nie die Hauptsache bei unseren Mahlzeiten. Jedoch führen wir hier einige der gekochten Speisen auf, die wir bei unserer 75prozentigen Rohkost-Ernährung verwenden.

Fisch Leicht gegrillt mit Zitronensaft und Kräutern. Gelegentlich essen wir den Fisch auch roh, nach japanischer Art, mit Zitronensaft und fein geriebenem Rettich, Rüben oder Meerrettich.

Lammleber Ein ausgezeichneter Vitaminspender und gut für den heranwachsenden Menschen. Wir braten kleine Stücke mit Zwiebelringen und kleingeschnittenen Pilzen in etwas Olivenöl.

Wild und Freilandgeflügel Einfach mit Kräutern bei niedriger Hitze im Ofen backen. Gelegentlich füllen wir das Geflügel mit einer Mischung aus Haferflocken, Zwiebeln und Kräutern, um den Bratensaft aufzusaugen.

Frische Früchte des Meeres (Hummer, Krebse, Krabben, Garnelen, Jakobsmuscheln, Austern) Sehr günstig wegen ihrer Spurenelemente. Wir kochen sie leicht, in so wenig Wasser wie möglich, und servieren sie als köstlichen Salat aus Meeresfrüchten.

Laver-Brot Laver ist eine eßbare Meerespflanze. Man mischt Laver mit Haferflocken und zerkleinerten Frühlingszwiebeln und würzt mit Tamari. Man formt kleine Plätzchen, die in wenig Olivenöl gebraten werden.

Freilandeier Gelegentlich verwenden wir rohes Eigelb in Protein- und energiespendenden Getränken; sonst kochen wir sie so kurz wie möglich und verwenden sie in Salaten.

Kartoffeln Am besten sind sie im Ofen gebacken. Für Kartoffelsalat legen wir sie, gut gebürstet, für etwa 40 Minuten in den Ofen. Dann nehmen wir sie heraus, entfernen das Innere und mischen es mit Schnittlauch und einer Joghurtsoße; oder wir füllen die Schalen mit dem feingeschnittenen Salat. Als Variation kann man sie auch mit Käse überbacken.

Naturreis, Hirse oder Buchweizen Man kocht sie nur in so viel Wasser, wie sie aufnehmen können. Dann mischen wir sie mit Salaten oder braten sie kurz mit Gemüsen.

Getoastete Leckereien (Nüsse, Samen, Keimlinge) Das Toasten ziehen wir allen anderen Garungsmethoden vor. Nüsse und Samen legen wir in einer dünnen Schicht in eine flache, hitzebeständige Schale und grillen sie ein bis zwei Minuten unter gelegentlichem Schütteln, bis sie von allen Seiten goldbraun sind. Kürbis-, Sonnenblumen- und Sesamkerne springen auf wie Popcorn, und man kann sie mit Knoblauchpulver oder Gemüsebouillonpulver würzen. Weizen, Gerste und Bohnensprossen bäckt man auf einem Blech im mittelheißen Ofen; sie brauchen 15 bis 20 Minuten, um knusprig zu werden. Wir verwenden sie als Croutons oder streuen sie feingemahlen über Milchgetränke.

Geröstete Gewürze Das volle Aroma der Gewürze entfaltet sich, wenn man sie trocken oder in Öl röstet. Man erhitzt sie, trocken oder in etwas Öl, in einer kleinen Pfanne, bis sie ihre Farbe wechseln und man das freiwerdende ätherische Öl riecht. Darauf werden sie im Mörser zerstoßen und sofort verwendet. Kümmel, Koriander, Mohn und Kreuzkümmelsamen schmecken geröstet besonders intensiv.

Suppen Sie sind an unfreundlichen Wintertagen besonders willkommen. Ob auf Gemüse- oder Fleischbasis, man nimmt mit der Suppe zumindest die meisten Mineralien auf.

Register